**Ansgar Römer**

Chinesische Medizin in der Gynäkologie und Geburtshilfe

# Ansgar Römer

# Chinesische Medizin in der Gynäkologie und Geburtshilfe

Das Praxishandbuch

2. Auflage

**DE GRUYTER**

*Autor*
**Dr. med. Ansgar Römer**
Facharzt für Gynäkologie und Geburtshilfe
Tätigkeitsschwerpunkt Chinesische Medizin
Yorckstraße 1 – LUSANUM
67061 Ludwigshafen/Rhein
ansgar.roemer@t-online.de

ISBN: 978-3-11-070439-6
e-ISBN (PDF): 978-3-11-070442-6
e-ISBN (EPUB): 978-3-11-070445-7

**Library of Congress Control Number: 2020950600**

**Bibliografische Information der Deutschen Nationalbibliothek**
Die Deutsche Nationalbibliothek verzeichnet diese Publikation in der Deutschen Nationalbibliographie; detaillierte bibliografische Daten sind im Internet über http://dnb.d-nb.de abrufbar.

© 2021 Walter de Gruyter GmbH, Berlin/Boston
Einbandabbildung: t.light/Gettyimages
Satz/Datenkonvertierung: L42 AG, Berlin
Druck und Bindung: CPI books GmbH, Leck

www.degruyter.com

Dieses Buch widme ich meiner Frau Ines in Dankbarkeit,
Achtung und liebevoller Wertschätzung.

Nur vier Jahre nach der Erstauflage des Praxishandbuches ist erfreulicherweise schon die 2. Auflage des Werkes erforderlich. Im Corona-Pandemie Sommer des Jahr 2020 ist am Weissensee in Kärnten die Überarbeitung und inhaltliche Erweiterung des Praxishandbuches der Chinesischen Medizin in der Gynäkologie und Geburtshilfe für Sie erfolgt.

Dabei wurde auch diesmal das Ziel verfolgt, kein Grundlagenlehrbuch oder andere Standardwerke zu ersetzen, sondern vielmehr ein Praxishandbuch im Sinne eines übersichtlichen Nachschlagewerks zur schnellen Information und eines effizienten Updates, speziell für die Therapeuten*Innen der Chinesischen Medizin in der Gynäkologie und Geburtshilfe anzubieten. Spezielle Aspekte der Diagnostik der Chinesischen Medizin in der Gynäkologie und Geburtshilfe wurden ebenso neu aufgenommen, wie die Aspekte der Physiologie und Pathophysiologie, sowie der Therapieprinzipien und Behandlungsmethoden.

Immer mit dem Ziel, dass TherapeutenInnen in der täglichen Praxis schnell, effektiv und sicher die erforderlichen und richtigen Therapiekonzepte für die jeweilige Behandlungssituation finden, eine solide Grundlagenkenntnis ist dabei selbstredend vorausgesetzt.

„Die Bewegung des Lebens ist Lernen." (Chin. Weisheit)

Für dieses immerwährende Lernen soll dieses Praxishandbuch Ihr täglicher Helfer und Begleiter sein. Daher widme ich dieses Handbuch der Chinesischen Medizin in der Gynäkologie und Geburtshilfe allen Kollegen*Innen, die wertschätzend, vertrauensvoll und mit Ehrfurcht mit dem Schatz der Chinesischen Medizin in unserem Fachgebiet umgehen. Möge das Buch dazu beitragen, das Wissen respekt- und verantwortungsvoll zu bewahren, sowie in der Umsetzung im Sinne und zum Wohle der uns in der Behandlung anvertrauten Frauen anzuwenden.

Ich möchte mich auch bei allen Kollegen*Innen aus der Medizinischen Fortbildungsgesellschaft *Pro Medico* bedanken, für Ihre immerwährende Unterstützung und hilfreiche fachliche Unterstützung auch bei der Umsetzung dieser 2. Auflage. Mein Dank gilt dabei Ines Balke, Angela Braun-Tesch, Ines Glück, Christine Herfel, Dorothee Kutz, Iris Labatz, Sabine Männchen, Anja Pabian, Marion Sartowski, Birgit Schaffrath, Ulrike Schmidt, Tine Ullrich, Annette Weisky und Karl Zähres.

Mein besonderer Dank gilt wieder dem Verlag Walter de Gruyter für die erneute Unterstützung und Realisierung der 2. Auflage. Insbesondere Jessika Kischke, Ute Skambraks und Simone Witzel, denn ohne die professionelle und liebevolle Unterstützung in allen Punkten, wäre nicht wieder so ein gelungenes Werk entstanden.

https://doi.org/10.1515/9783110704426-201

Ich würde mich freuen, wenn die Neuauflage des Praxishandbuches dazu beiträgt, dass Sie für die Frauen viele Therapieerfolg mit der Anwendung der Chinesischen Medizin in der Gynäkologie und Geburtshilfe erzielen, wünsche Ihnen viel Freude bei der Arbeit und mit der Lektüre.

Ludwigshafen/Rh, im Frühjahr 2021
Dr. med. Ansgar Römer

Inhalt

- Dr. med. Ansgar Römer, geboren 1961, verheiratet mit freiberuflich und klinisch tätiger Hebamme, ein Sohn, in privatärztlicher Praxis in der Metropolregion Rhein-Neckar tätig,
- Facharzt für Frauenheilkunde und Geburtshilfe, Tätigkeitsschwerpunkt Chinesische Medizin, Zusatzbezeichnungen: Naturheilverfahren, Homöopathie, Akupunktur,
- Weiterbildungsermächtigter, Fachprüfer und Gutachter der Ärztekammer,
- seit 2014 Mitglied im Vorstand der AG Geburtshilfe der DGGG und Sektionsleiter der Sektion Integrative Medizin,
- seit 2012 wissenschaftliche Leitung und Congresspräsident der jährlichen Congressveranstaltungen Geburtshilfe im Dialog, Frauenheilkunde im Dialog und TCM im Dialog, Congress Centrum Mannheim Rosengarten,
- 1995–2003 tätig an der Universitätsfrauenklinik Mannheim (Prof. Dr. F. Melchert),
- Leitung der geburtshilflich-gynäkologischen Akupunkturambulanz, der 1. Akupunkturambulanz einer Universitätsklinik in Deutschland,
- seit 1985 Beschäftigung mit der Chinesischen Medizin und Akupunktur,
- 1989 Diplom bei der Deutschen Akupunktur Gesellschaft und der Academy of Chinese Acupuncture Colombo, Sri Lanka,
- langjähriger Studienaufenthalt in der VR China an verschiedenen Ausbildungszentren der Traditionellen Chinesischen Medizin und geburtshilflich-gynäkologischen Abteilungen,
- 1989–1991 Studienaufenthalt an der Universität Wien und Mitarbeit am Ludwig-Boltzmann-Institut für Akupunktur (Prof. Dr. J. Bischko),
- 1990 Diplom der Österreichischen Gesellschaft für Akupunktur und Aurikulotherapie,
- Einführung der Akupunktur am Geburtshaus Wien (Nußdorf), Leitung: Dr. M. Adam,
- seit 1990 Leitung von Ausbildungen in Akupunktur und Chinesischer Medizin für Hebammen und Ärzte der Geburtshilfe und Frauenheilkunde im ganzen deutschsprachigen Raum,
- Mitbegründer und ärztlicher Ausbildungsleiter der Medizinischen Fortbildungsfachgesellschaft Pro Medico,
- Betreuung zahlreicher Akupunktur-Studienprojekte und Vorlesung in Komplementärer Frauenheilkunde und Geburtshilfe an der Universitätsklinik Mannheim,
- fachliche Beratung des Deutschen Hebammenverbands (DHV) und des Österreichischen Hebammengremiums (ÖHG) bei der Erarbeitung der Hebammen-Akupunktur-Ausbildungsrichtlinie, fachliche Beratung bei der Ausarbeitung der Richtlinien „Akupunktur" der Bundesärztekammer, des Berufsverbands der

Frauenärzte (BVF) und der Deutschen Gesellschaft für Gynäkologie und Geburtshilfe (DGGG),
–   wissenschaftliche Leitung der internationalen Symposien „Akupunktur und Chi-
    nesische Medizin in Geburtshilfe und Gynäkologie" der Universitätsfrauenklinik
    1997, 1999, 2003 sowie 2001 des Kongresses „Praktische Akupunktur in der Frau-
    enheilkunde", Heidelberg,
–   Leitung der AG Akupunktur in der Arbeitsgemeinschaft NATUM e. V. (Naturheil-
    verfahren, Akupunktur und Umweltmedizin) in der DGGG.

Die „Schätze" der Chinesischen Medizin sind die Substanzen. Disharmonien, Mangel oder Fülle können zu gesundheitlichen Störungen und Krankheiten führen.

Das Qi gehört zu den drei Schätzen. Sein Sitz wird dem mittleren San Jiao zugeschrieben, wo es durch die Milz (die Mitte) regeneriert wird. Die Übersetzung des Qi mit dem Begriff „Lebensenergie" ist unzureichend, da das Wort Qi zu den eigentlich unübersetzbaren Wörtern der Chinesischen Medizin gehört. Das chinesische Schriftzeichen setzt sich aus dem Zeichen für „Dampf" und dem Zeichen für „Reis" zusammen, was im übertragenen Sinne den Begriffen Yang und Yin sowie Funktion und Substanz entspricht. Das Qi steht für alle Lebensprozesse, der vollständige Stillstand oder der absolute Mangel steht für den Tod. Qi bedeutet aktive Prozesse, Umwandlung, Veränderung, Transformation. Qi bewegt den Körper wie den Geist, Qi reguliert die Körperkerntemperatur, hält die Organe an ihrem Platz und die Organ- und Körperfunktionen aufrecht, reguliert über das Wei-Qi (Abwehr-Qi) die körpereigene Abwehr der pathogenen Faktoren, transformiert die über Magen und Milz (Mitte) aufgenommene Nahrung in die verschiedenen Formen des Qi und produziert das Blut.

Die Hauptfunktionen des Qi: Bewegen, Wärmen, Erhalten, Abwehren und Umwandeln.

Das gesamte Qi des Körpers besteht aus dem sogenannten **vorgeburtlichen Qi** und dem **nachgeburtlichen Qi**.

Das **vorgeburtliche Qi** wird von den Eltern durch Vererbung übernommen. Es macht den wesentlichen Anteil des Ursprungs-Qi (Yuan-Qi) und der Essenz der Niere (Jing) aus. Das vorgeburtliche Qi wird zusammen mit dem Anteil des nachgeburtlichen Qi zum gesamten verfügbaren Qi des Körpers. Vorgeburtliches Qi kann nicht regeneriert werden und steht jedem Menschen nur in einer sehr individuellen Menge für den Lauf seines Lebens zur Verfügung. Der Verbrauch kann z. B. durch Akupunktur und Maßnahmen der Lebenspflege (Qi Gong, Tai Chi, Ernährung, ausreichenden Schlaf, geordnete Lebensführung usw.) der Chinesischen Medizin beeinflusst werden.

Das **nachgeburtliche Qi** kann im Laufe des Lebens immer wieder neu generiert werden. Der Produktionsort des Qi umfasst die Organe Milz, Magen und Lunge. Milz und Magen transformieren aus fester und flüssiger Nahrungsaufnahme das Nah-

https://doi.org/10.1515/9783110704426-001

Die Verteilung des Qi im Körper
Luft → Qi ← Nahrung

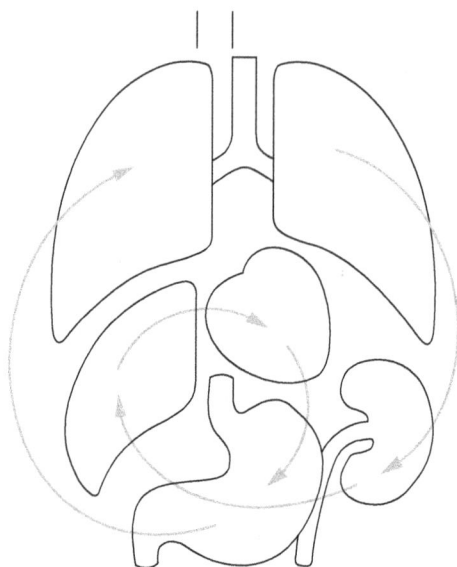

Abb. 1.1: Die Verteilung des Qi im Körper.

rungs-Qi (Gu Qi). Durch die Verbindung des Nahrungs-Qi des mittleren San Jiao mit dem Lungen-Qi des Thorax des oberen San Jiao entsteht das für den Körper verwertbare Sammel-Qi, eine Form des nachgeburtlichen Qi.

Das **Sammel-Qi** wird transformiert zum **Nähr-Qi** und **Abwehr-Qi**. Das Nähr-Qi fließt in den Meridianen und zu den Zang-Fu-Organen und bewirkt die Bildung des Bluts (Xue).

> **Merke:** Magen-Qi und Milz-Qi produzieren aus Nahrung das Nahrungs-Qi (Gu Qi). Daraus werden das Sammel-Qi (Zhong Qi), das Abwehr-Qi (Wei Qi) und das Nähr-Qi (Ying Qi) gebildet.

Das Abwehr-Qi bestimmt die Abwehrfunktion des Körpers und fließt außerhalb der Meridiane in den oberflächlichen Hautschichten zwischen Haut und Muskulatur.

Es reguliert die Schweißsekretion und Körpertemperatur und wird durch das Lungen-Qi reguliert.

Das gesamte Qi des Körpers besteht aus:
- vorgeburtlichem Qi, dem Ursprungs-Qi (Yuan-Qi) und der Nieren-Essenz (Jing),
  - Produktionsort: Niere,
  - Quelle der Produktion: ererbt,
- nachgeburtlichem Qi, dem Sammel-Qi, Nähr-Qi (Gu Qi) und Abwehr-Qi (Wei Qi),
  - Produktionsort: Milz, Magen, Lunge,
  - Quelle der Produktion: Nahrungsaufnahme, Atmung, Unterstützung durch Bereitstellung des Ursprungs-Qi der Niere.

**Qi bewegt:** Jedes Qi eines Organs hat eine bestimmte Funktion und Flussrichtung.

---

**Beispiel:** Das Magen-Qi ist physiologisch abwärts gerichtet, da die Nahrung Richtung Darm transportiert werden muss. Durch die Abwärtsbewegung des Zwerchfells werden die Einatmung und Sauerstoffaufnahme bewirkt, somit ist das Lungen-Qi nach unten gerichtet. Qi bewegt Blut (Xue), und nur durch die bewegende Funktion des Qi wird der Transport des Blutes gewährleistet.

---

**Qi wärmt:** Das Milz-Qi wärmt und transformiert dadurch die Nahrung in wärmendes Nahrungs-Qi. Das Nieren-Qi (Ursprungs-Qi) ist die Quelle jeglicher Wärmeproduktion. Das Abwehr-Qi (Wei-Qi) wärmt den Körper und schützt vor Wärmeverlust.

**Qi erhält:** Das Milz-Qi ist aufwärts gerichtet, hält die Organe an ihrem Platz und das Blut (Xue) in den Gefäßen. Das Nieren-Qi und das Blasen-Qi halten den Urin in der Harnblase. Qi erhält die Schwangerschaft.

**Qi wehrt ab:** Das Wei-Qi (Abwehr-Qi) schützt in der Körperoberfläche vor dem Eindringen von pathogenen Faktoren in den Körper.

**Qi wandelt um:** Das Milz-Qi transformiert über Milz und Magen (Mitte) die Nahrung in lebenserhaltendes Nahrungs-Qi (Gu Qi).

Hier wird Qi nach einem zirkadianen Rhythmus in den Meridianen und Blutgefäßen betrachtet. Störungen des Qi-Flusses können ihre Ursache in pathogenen Faktoren, Mangel- oder Fülle-Zuständen des Qi haben. Eine Stagnation des Qi geht mit Spannungszuständen und Schmerzen einher. Die Stagnation kann lokal, im Meridian oder in den Zang-Fu-Organen auftreten.

Wichtige Akupunkturpunkte bei Qi-Stagnation: Di4, Gb34, Le3.

Rebellierendes oder gegenläufiges Qi ist durch eine Umkehr der physiologischen Flussrichtung des Qi gekennzeichnet. Der unphysiologische Fluss des Qi führt zu unterschiedlichen Dysfunktionen und Störungen der Organfunktionen.

---

**Beispiel:** Das physiologische Lungen-Qi ist abwärts gerichtet. Das gegenläufige Lungen-Qi führt zu Husten oder Atemnot.

---

Das rebellierende Magen-Qi (physiologische Richtung ist abwärts) führt zu Völlegefühl, Sodbrennen, Schluckauf und Erbrechen.

Wichtige Akupunkturpunkte bei rebellierendem Qi: Lu5 (Lunge), Ma36 (Magen).

### 1.1.3.3 Qi-Mangel

Der Qi-Mangel kann sich auf den gesamten Körper oder auf die Funktion bestimmter Organe auswirken. Ein Qi-Mangel bedeutet, dass die physiologischen Vorgänge nicht mehr funktionieren.

---

**Beispiel:** Milz-Qi-Mangel. Die Energie aus der Nahrung wird dem Körper nicht mehr zur Verfügung gestellt. Symptome wie Energiemangel, Antriebs- und Kraftlosigkeit, Schwäche, Müdigkeit und Blässe sind kennzeichnend.

---

Der organbedingte Lungen-Qi-Mangel führt zu Symptomen wie Kurzatmigkeit, Dyspnoe, Abwehrschwäche und spontanem Schwitzen bei geringsten Anstrengungen.

Wichtige Akupunkturpunkte bei Mangel an Qi: Ma36, MP6, Bl20, Ren Mai6, Ren Mai12.

**Merke:** Der Zustand einer Qi-Fülle ist der Chinesischen Medizin nicht bekannt. Ein „Zuviel" an Qi gibt es nicht, da jeder Mensch und die Funktionen der Organe einen unterschiedlichen individuellen Bedarf an Qi voraussetzen.

## 1.2 Blut (Xue)

Magen-Qi und Milz-Qi produzieren aus der Nahrung das Nahrungs-Qi (Gu Qi). Daraus werden das Sammel-Qi (Zhong-Qi) und das Nähr-Qi (Ying Qi) gebildet.

Das Nähr-Qi und die Körperflüssigkeiten (Jin Xe) werden unter dem Einfluss der Milzfunktion in Blut (Xue) umgewandelt. Ohne ausreichendes Nahrungs-Qi (Gu Qi) ist daher keine zufrieden stellende Bildung von Nähr-Qi und Blut möglich.

Die Essenz der Niere (Jing) unterstützt die Umwandlung von Nähr-Qi und Körperflüssigkeiten in Blut. Ist ausreichend Blut (Xue = Yin) vorhanden, kann daraus selbst Essenz entstehen bzw. der Verbrauch von Essenz reduziert werden.

Blut ist eine „Yin-Substanz" und übernimmt nährende und befeuchtende Funktionen für das Gewebe und die Aktivität der Organe. Xue fließt in den Meridianen und Blutgefäßen und wird durch die Milzfunktion in den Meridianen und Gefäßen gehalten.

Blut und Qi stehen in enger Beziehung zueinander. Qi bewegt (Yang-Funktion) das Blut. Die Bildung und Zirkulation des Blutes hängen also vom Qi ab. Der Stillstand des Qi verursacht einen Stillstand von Blut.

Blut wiederum nährt (Yin-Funktion) das Qi. Somit hängen die Qi-Bildung und Verteilung vom Blut ab. Klinisch wird aus einem andauernden Qi-Mangel oft auch ein Blut-Mangel. Umgekehrt führt und unterhält ein chronischer Blut-Mangel einen Mangel an Qi. Ferner stellt Blut die grundlegende Basis für die Nährung des Geistes (Shen) dar.

**Merke:** Qi regiert Blut; Blut ist die nährende Mutter des Qi.

### 1.2.1 Störungen des Blutes

#### 1.2.1.1 Blut-Mangel

Da das Blut die Aufgabe hat, Gewebe und Organe zu befeuchten, ist das Leitsymptom des Blut-Mangels die Trockenheit. Allgemeiner Blut-Mangel zeigt sich in: blasser, trockener Haut und blassen, trockenen Lippen, trockenem und glanzlosem Haar, trockenen und brüchigen Fingernägeln, körperlicher Mattigkeit und Trägheit, Schwindel sowie Störungen des Geistes (Shen).

Das Muster des Blut-Mangels tritt als Herz-Blut- und Leber-Blut-Mangel auf, weil das Herz das Blut regiert und die Leber das Blut speichert, seinen Fluss und die Menstruation reguliert.
- Symptome des Leber-Blut-Mangels: verschwommenes Sehen, Taubheitsgefühl, Spasmen, brüchige Nägel, Hypo- oder Amenorrhö,
- Symptome des Herz-Blut-Mangels: Störungen der Herzfunktion und der Psyche, Palpitationen, Schlafstörungen.

Wichtige Akupunkturpunkte bei allgemeinem Blut-Mangel: Ma36, MP6, Bl20, Ren Mai4.

#### 1.2.1.2 Blut-Stagnation

Qi bewegt das Blut. Bei Qi- und/oder Blut-Mangel kann eine Blut-Stagnation entstehen.

Symptom der Blut-Stagnation sind Schmerzen, die stärker sind als Schmerzzustände bei Qi-Stagnation. Ferner finden sich lokale Tumore/Massen, dunkles und klumpiges Menstrualblut, dunkel-violette Stellen in der Haut, gestaute Zungengrundvenen.

Wichtige Akupunkturpunkte bei allgemeiner Blut-Stagnation: MP4, MP6, MP10, Bl17, Pe6, Le3.

### 1.2.1.3 Blut-Stase

Bei Blut-Stase sind die Symptome lokaler und intensiver als bei der Blut-Stagnation. Es finden sich lokale, starke, stechende oder bohrende Schmerzen. Dieses Muster tritt in Herz, Magen, Leber und im Chong Mai auf.

### 1.2.1.4 Blut-Hitze

Das Muster der Blut-Hitze findet sich im Zusammenhang mit Hauterkrankungen und bei Blutungen. Plötzlich auftretende oder übermäßig starke Blutungen, Petechien, Pruritus, starke Menstruationen können Zeichen von Blut-Hitze darstellen. Ferner sind oft ein gerötetes Gesicht, trockener Mund mit Durstgefühl, Gereiztheit und psychische Auffälligkeiten, dunkler Urin und Obstipation im Rahmen von Blut-Hitze zu beobachten.

> Wichtige Akupunkturpunkte bei Blut-Hitze: Di11, MP4, MP6, MP10, Bl17, Le2.

## 1.3 Essenz (Jing)

Die Essenz (Jing) gehört zu den drei Schätzen des Körpers und hat ihren Sitz im unteren San Jiao. Sie wird in den Nieren und in den Sondermeridianen (acht außergewöhnliche Meridiane) gespeichert und zählt wie die anderen Körpersäfte zu den Yin-Substanzen. In der Chinesischen Medizin beschreibt das Bild der Lebenskerze die Bedeutung und den Vorrat an Essenz.

Die Essenz und die Lebenskerze verfügen über einen materiellen (Wachs = Substanz Yin) und einen funktionellen (Flamme = Funktion Yang) Anteil. Jeder Mensch hat durch seine Eltern eine bestimmte Menge und Qualität der Essenz vererbt bekommen. Ist die Kerze abgebrannt und verbraucht, bedeutet dies den Tod. Je schneller und intensiver die Essenz verbraucht wird, desto kürzer ist unser Leben bzw. desto mehr Fehlfunktionen und Krankheiten können auftreten. Aus Sicht der Chinesischen Medizin führt eine „Lebenspflege" mit guter, regelmäßiger Ernährung, ausreichend Schlaf, ausgewogener Bewegung und körperlicher Aktivität und Harmonie im Zusammenleben zu einem sparsamen Verbrauch an nicht reaktivierbarem Jing.

Unsteter Lebenswandel mit nicht ausreichendem Schlaf, Nachtarbeit, unregelmäßige und schlechte Ernährung, körperliche Überanstrengung, emotionaler Dauerstress und der Konsum von Drogen bewirken einen schnellen Essenzverlust.

**Frauen** können zudem einen Jing-Verlust bei Aborten, Interruptionen, Schwangerschaften, Geburten, übermäßigen und zu häufigen Regelblutungen sowie beim Stillen erleiden.

**Männer** können einen Jing-Verlust bei zu häufigen Ejakulationen, sexueller Überaktivität und körperlichem und psychischem Dauerstress erfahren.

Die wesentlichen Funktionen des Jing:
- Die individuelle Entwicklung und Reifung des Menschen, der Zähne, der Pubertät und der Eintritt in die Geschlechtsreife, der Menopause, das Ergrauen des Kopfhaars, der Zahn- und Haarausfall im Alter sind durch das individuelle Jing bestimmt.
- Jede Transformation von Qi und anderen Substanzen wird durch das Jing induziert.
- Jing ist die Basis des Qi! Qi wird durch die Transformationen im mittleren und oberen San Jiao produziert. Diese Transformation findet nur unter Kontrolle des Jing statt.
- Das Mark (Knochen und Gehirn) wird durch das Jing produziert und kontrolliert. Störungen des Knochensystems (Osteoporose) und des Gehirns (Demenz, Alzheimer) sind bedingt durch das Jing.

Die Essenz (Jing) setzt sich zusammen, aus dem
- vorgeburtlichen Jing (Erbessenz = Xian Tian Zhi Jing),
- nachgeburtlichen Jing (Nähr-Qi = Ying Qi).

Das Jing ist gespeichert in den Nieren- und Sondermeridianen (acht außergewöhnliche Meridiane), insbesondere im Ren Mai, Du Mai und Chong Mai.

Das Nähr-Qi entsteht durch Transformation der Mitte (Magen und Milz). Dieses „operative Depot" kann zeitlebens die Essenz ergänzen und bewahren, jedoch nicht mehr ersetzen, denn das vorgeburtliche Jing wird im Laufe des Lebens beständig verbraucht.

Das Ursprungs-Qi (Yuan-Qi) ist der aktive (Yang-)Anteil des Jing, welcher die Transformationen induziert.

Die Essenz bildet die Grundlage von Wachstum, Reifung, Entwicklung und individueller, konstitutioneller Stärke des Menschen.

Störungen zeigen sich als chronische Störungen der geistigen und somatischen Entwicklung, betreffen die Konstitution, die Fortpflanzungsfähigkeit und die Funktion sowie Konsistenz von Knochen und Gehirn.

Wichtige Akupunkturpunkte, um Jing zu nähren: Bl11, Bl23, Ni3, Ni6, Gb39, Ren Mai4, Du Mai4.

## 1.4 Geist (Shen)

Zu den drei Schätzen des Menschen gehören die Fähigkeiten des Geistes (Shen). Der Shen hat seinen Sitz im Herzen im oberen San Jiao und ist Ausdruck individueller Persönlichkeit und Fähigkeiten. Die Sprache wird dem Geist zugerechnet, da sich über die Sprache der Geist ausdrücken kann. Der Geist steht für das Denken, die Intelligenz, die Konzentration, den vitalen und lebendigen Eindruck, leuchtende Augen und Esprit.

Ein schwacher Shen geht mit fehlendem Glanz der Augen, gequältem Gesichtsausdruck, innerer Unruhe, wirrem oder verlangsamtem Reden, Konzentrationslosigkeit sowie Gedächnis- und Schlafstörungen einher.

Der Shen wird in der Nacht im Herzen mit Qi und Blut genährt und ist daher Grundlage für die Funktionen des Shen. Ein Fehlen dieser Nährung (Qi- und Blut-Mangel) führt zu Schlafstörungen und psychischen Auffälligkeiten. Die Leistungsfähigkeit ist eingeschränkt, chronische Erschöpfung, depressive Verstimmungen und Antriebsstörungen gehören ebenso zu den Zeichen einer Geistesstörung.

Der „Shen" ist ein Überbegriff für die geistigen Aspekte der verschiedenen Funktionskreise:
- Hun = die Wanderseele; Leber (Holz),
- Shen = der Geist; Herz (Feuer),
- Yi = der Verstand; Milz (Erde),
- Po = die Körperseele; Lunge (Metall),
- Zhi = der Wille; Niere (Wasser).

**Merke:** In der Anamnese ist es immer sinnvoll und zielführend, nach dem Schlaf zu fragen!

Wichtige Akupunkturpunkte bei Shen-Störungen: Ma36, MP6, He3, He7, Bl15, BL17, Pe6, Ren Mai17.

## 1.5 Die Körperflüssigkeiten – die Säfte (Jin Ye)

Körpersäfte entstehen durch die Transformation aus der zugeführten Nahrung mithilfe der Funktion der Milz. Die Körperflüssigkeiten kommen im Blut und Gewebe vor.

Unter dem Begriff Jin Ye werden alle Säfte des Körpers zusammengefasst.

Die Körperflüssigkeiten werden unterschieden in die **Ye-** (Säfte) und die **Jin-Flüssigkeiten**.

### 1.5.1 Ye-Flüssigkeiten

Die Ye-Flüssigkeiten werden als trübe, dickflüssig und von zäher Konsistenz beschrieben. Ihre Funktion ist die eines befeuchtenden Gleitmittels, es soll Gelenkflächen schmieren, die Körperöffnungen befeuchten, das Jing und Mark ergänzen und das Gehirn stärken.

1.5.2 Jin-Flüssigkeiten

Diese Flüssigkeiten gehören zum klaren, dünnflüssigen und wässrigen Typ mit niedriger Viskosität. Da diese Flüssigkeiten schneller fließen, tragen sie zum regelgerechten Fluss von Qi und Blut bei. Sie durchtränken Muskeln und Haut und haben so eine nährende, wärmende und befeuchtende Funktion.

Bei den Jin-Flüssigkeiten werden unterschieden:
- Schweiß – als Flüssigkeit des Herzens,
- Tränen – als Flüssigkeit der Leber,
- wässriger Speichel – als Flüssigkeit der Milz,
- dickflüssiger Speichel – als Flüssigkeit der Niere,
- Nasenschleim – als Flüssigkeit der Lunge.

Schweiß, Urin und Speichel werden von den Körpersäften gebildet. Das Blut ist ebenfalls ein Teil der Jin-Flüssigkeiten. Ihre Funktion in Bezug zum Blut ist die Blutverdünnung. Die Jin-Flüssigkeiten wirken der Entstehung einer Blut-Stase entgegen.

Symptome eines Mangels an Körperflüssigkeiten: Durst, trockene Schleimhäute und Haut, trockener Stuhl, wenig Urin, Schweiß und Speichel.

## 1.6 Diagnostik

### 1.6.1 Puls

Wichtige diagnostische Methode, die Auskunft gibt über die energetische Gesamtsituation sowie über den energetischen Zustand einzelner Organe.

Der Puls wird an beiden Aa. Radiales gefühlt. An jeder Hand gibt es drei Taststellen für je einen Finger (s. Abb. 1.2).

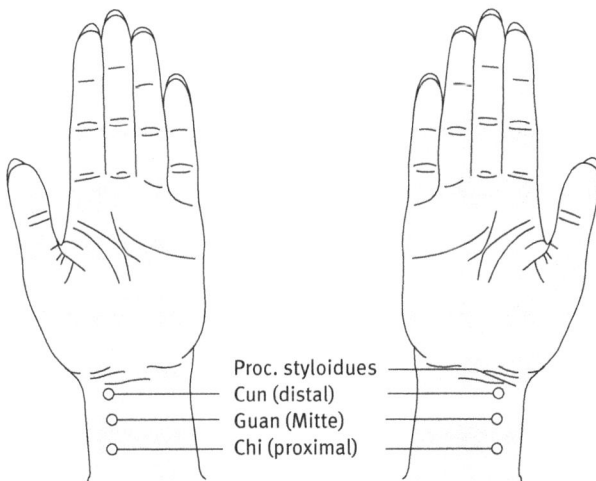

Proc. styloidues
Cun (distal)
Guan (Mitte)
Chi (proximal)

Abb. 1.2: Pulsdiagnostik.

Anatomisch orientiert man sich am Proc. Styloideus. Die Stelle der Arteria radialis direkt daneben entspricht der mittleren Pulsposition. Der Puls wird auf verschiedenen Ebenen gefühlt:

| Ebenen | Zuordnung | Technik |
|---|---|---|
| oberflächlich | Qi Yang | leicht |
| Mitte | Blut | mittelstark |
| tief | Yin | stark |

### Wichtige Pulsbilder

1. Oberflächlicher Puls, voll: Fülle, außen
2. Tiefer Puls, voll: innere Fülle, leer: innere Leere
3. Langsamer Puls: Kälte
4. Schneller Puls: Hitze
5. Drahtiger Puls: Leber-Pathologie/Schmerz
6. Schlüpfriger Puls: Feuchtigkeit/Schleim/Schwangerschaft

**Merke:** Pulstaststellen links: Herz, Leber, Niere (HeLeNi); Pulstaststellen rechts: Lunge, Milz-Pankreas, Niere (LuMpN)

### 1.6.2 Zunge

Die Zungendiagnose ist ein weiteres sehr wichtiges diagnostisches Verfahren – allerdings muss es wie alle anderen diagnostischen Verfahren immer im Gesamtkontext gesehen und relativiert werden. Die Zunge hat eine direkte Verbindung zum Inneren, sie zeigt nur die Veränderungen der inneren Organe an, nicht jedoch die Meridian-Pathologien.

### Die Verbindung zu den inneren Organen

Die Zunge hat eine besonders enge Verbindung zu Milz und Magen. Der Magen wird als Ursprung der Flüssigkeiten angesehen und seine Fähigkeit, Flüssigkeiten zu produzieren, lässt sich direkt an der Feuchtigkeit der Zunge ablesen. Er produziert außerdem den Belag. Die Zunge ist der Öffner des Herzens. Das Herz kontrolliert die Fähigkeit, flüssig zu sprechen. Das Herz-Qi versorgt die Zunge mit Blut.

### Bedingungen für eine korrekte Diagnose

– Zunge entspannt heraus strecken.
– Als Erstes die Zungenfarbe notieren, da sich die Zunge nach einer Weile Rot verfärbt.

– Tageslicht führt zu den objektivsten Resultaten.
– Nahrungsmittel, Nikotin (gelber Belag, nicht unbedingt Hitze), Rotwein (keine Blut-Stase) sowie Medikamente (z. B. Weißverfärbung nach Antibiose) können die Farbe des Belages verändern.

**Vorgehen**

1. Zungenfarbe (schnelle Veränderung): rosig. rot, blass, bläulich, purpurn
2. Zungenform: spitzig, Zahneindrücke, Risse, Furchen, Dellen
3. Zungenbelag: weiß/gelb, dick/dünn

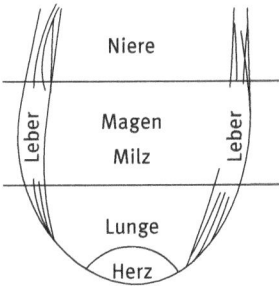

Abb. 1.3: Zungentopografie.

**Zungenfarbe**

Die Zungenfarbe ist einer der wichtigsten Aspekte der Zungendiagnostik.

| Farbe | Muster | Detail |
| --- | --- | --- |
| Rot | Hitze | Belag<br>eventuell kleine Zunge, kein Belag<br>Je nach Lokalisation |
| Blass | Qi-Mangel | Zahnabdrücke bei Milz-Qi-Mangel |
| | Yang-Mangel | geschwollene, feuchte Zunge |
| | Blut-Mangel | eher trockene Zunge |
| | Kälte | weißer Belag |
| bläulich | Blut-Stau | |

## Zungenform

Die Zungenform ist der zweitwichtigste Aspekt.

| Form | Muster |
|---|---|
| Dick, geschwollen | Fülle |
| Dünn | Mangel |
| Steif | Innerer Wind und/oder Schleim |
| Abweichend | Wind |

## Belag

| | |
|---|---|
| Gelb | Hitze |
| weiß | Kälte |
| dünn | Normal (äußere Syndrome) |
| dick | Fülle, äußerer pathogener Faktor |
| Fehlend | Yin-Mangel |
| trocken | Trockenheit, Hitze, Blut- oder Yin-Mangel |
| Feucht | Kälte, Yang-Mangel |
| Schlüpfrig, klebrig | Feuchtigkeit, Schleim |
| Zungenvenen deutlich blau und gefüllt | Blut-Stagnation |

**Merke:** Die Veränderungen an der Zunge können bei einer akuten Erkrankung um 1–2 Tage verzögert auftreten.

**Beispiel:** Akute Erkältung – Zunge: dickerweißer Belag erst nach 1–2 Tagen; Gelbfärbung des Belages (durch Umwandlung in Hitze) erst mit dem 3.–5. Tag.

In der Akupunktur der Chinesischen Medizin sind 72 Meridiane bekannt, von denen die zwölf Hauptmeridiane, der Ren Mai und der Du Mai eigene Punkte besitzen. Insgesamt sind die 361 Hauptakupunkturpunkte auf diese Meridiane verteilt. Darüber hinaus gibt es noch außerordentliche Akupunkturpunkte (Extrapunkte) und sogenannte Ah-Shi-Punkte.

Die 361 Akupunkturpunkte lassen sich verschiedenen Punktegruppen zuordnen. Zu den wesentlichen Punktegruppen gehören die fünf antiken Punkte, die Yuan-(Quell-)Punkte, die Luo-(Durchgangs-)Punkte, die Xi-(Akut-)Punkte, die Shu-(Zustimmungs-)Punkte, die Mu-(Alarm-)Punkte und die Kreuzungspunkte. (Übersicht der Punktegruppen, s. ab S. 25).

Es gibt sechs Arten von Meridianen, die sich in drei oberflächliche und drei tiefe (in Bezug zur Hautoberfläche) Meridiane einteilen lassen.

Zu den drei oberflächlichen Meridiansystemen gehören:
- 12 Hauptregionen (Pi Bu),
- 12 tendinomuskuläre Meridiane (Jing Jin),
- 12 divergente Meridiane (Jing Bie).

Zu den drei tiefen Meridiansystemen gehören:
- 16 Netzgefäße (Luo Mai),
- 12 Hauptmeridiane (Jing Zheng),
- 8 außerordentliche Gefäße (Qi Jing Ba Mai).

In der Gynäkologie werden – neben den Hauptmeridianen und den Luo (Netzgefäßen) – die acht außerordentlichen Gefäße verwendet.

## 2.1 Hauptmeridiane (Jing Zheng)

Zu jedem Zang-Fu-Organ gehört in der Akupunktur ein Hauptmeridian. Diese Hauptmeridiane verlaufen an der Körperoberfläche. Auf diesen befinden sich die Akupunkturpunkte. Es gibt sechs Yin-(Innen-) und sechs Yang-(Außen-)Meridiane.

Meridiane am Arm:
- Lunge (Yin) – Dickdarm (Yang), Element: Metall,
- Perikard (Yin) – Drei-Erwärmer (Yang), Element: Feuer,
- Herz (Yin) – Dünndarm (Yang), Element: Feuer.

Meridiane am Bein:
- Milz (Yin) – Magen (Yang), Element: Erde,
- Leber (Yin) – Gallenblase (Yang), Element: Holz,
- Niere (Yin) – Blase (Yang), Element: Wasser.

https://doi.org/10.1515/9783110704426-002

In China haben alle Akupunkturpunkte Eigennamen und werden nicht mit Ziffern bezeichnet (z. B. Di4). Der Eigenname gibt einen direkten Hinweis auf die Lokalisation oder Funktion, zum Beispiel:
–   Shen Men (He7): Tor des Himmel, beruhigende Wirkung,
–   Zusanli (Ma36): drei Dörfer weit gehen, bewegende, stärkende Wirkung,
–   Zulinqi (Gb41): dort, wo am Fuß die Tränen auftreffen.

Im Westen werden die Akupunkturpunkte mit Meridiannamen und Ziffern versehen, was eine direkte Zuordnung zu dem Meridian und Element zulässt, aber keinen Hinweis auf die spezielle Verwendung gibt.

Die zwölf Hauptmeridiane zeigen neben dem oberflächlichen Verlauf noch tiefe Verläufe mit Verbindungen zu den zugehörigen Organen, was ihre Wirksamkeit im Körperinneren und in Bezug auf die Organe erklärt.

## 2.2 Netzgefäße (Luo Mai)

In jedem Element (Funktionskreis) gibt es jeweils einen Yin- und einen Yang-Meridian. Diese beiden Meridiane innerhalb eines Funktionskreises werden auch als gekoppelte Meridiane (z. B. Lunge – Dickdarm = Element Metall) bezeichnet. Zwischen den gekoppelten Meridianen besteht eine kurze Verbindungsachse, die einen energetischen Ausgleich zwischen den beiden Meridianen ermöglicht. Diese Verbindungsgefäße (Netzgefäße = Luo Mai) beginnen an einem speziellen Punkt des einen Meridians und enden an einem speziellen Punkt auf dem anderen Meridian.

### 2.2.1 Bedeutung und Verwendung der Netzgefäße

Besteht bei den Meridianen in einem Funktionskreis ein Ungleichgewicht, können die Netzgefäße verwendet werden, um einen schnellen Ausgleich zu erzielen.

---

**Beispiel:** Im Element Metall befinden sich die Meridiane Lunge und Dickdarm in einem Ungleichgewicht, was zu einer Störung führt.

---

–   Lu7 (Luo-Durchgangspunkt der Lunge) und Di4 (Yuan-Quellpunkt des Dickdarms),
–   Lu9 (Yuan-Quellpunkt der Lunge) und Di6 (Luo-Durchgangspunkt des Dickdarm).

Nicht alle Luo- und Yuan-Punkte sind von therapeutischer Bedeutung. Manche gelten als wichtig und therapeutisch wirkungsvoll.

Therapeutische Bedeutung: Neue, akute Erkrankungen manifestieren sich vor allem in den Hauptmeridianen, chronische Erkrankungen hingegen zeigen die Tendenz, sich in den Netzgefäßen (Luo Mai) festzusetzen. Daher sollte bei Therapieresistenz in der Behandlung mit Hauptmeridianen an die Verwendung der Luo-Netzgefäße gedacht werden.

Jeder Hauptmeridian verfügt über ein zugehöriges Luo-Gefäß (12), ebenso der Ren Mai und der Du Mai (2), Magen- und Milz-Meridian haben ein zusätzliches „großes" Netzgefäß (2), so dass sich insgesamt 16 Netzgefäße ergeben (s. Tab. 2.2, S. 29).

## 2.3 Außerordentliche Gefäße – Sondermeridiane (Qi Jing Ba Mai)

Das Qi zirkuliert in den Hauptmeridianen des Körpers und versorgt den Körper und die Organe so mit Qi und Blut. Die Essenz (Jing) wird in den Nieren und Sondermeridianen (acht außergewöhnlichen Meridianen) gespeichert. Bei einem Mangelzustand kann auf die „Stauseen" und Reserven aus den außerordentlichen Gefäßen zurückgegriffen und gespeicherte Essenz mobilisiert werden.

Ab der Kindheit werden Qi und Blut aufgebaut. Ein „Überschuss" wird in den außerordentlichen Meridianen gespeichert. Mit ungefähr $2 \times 7$ Jahren = 14 Jahren sind die außerordentlichen Meridiane so gut gefüllt, dass Ren Mai und Chong Mai dem Uterus diese Energie und das Blut zur Verfügung stellen können und somit die Menstruation beginnt.

### 2.3.1 Bedeutung und Verwendung der außergewöhnlichen Meridiane

Mit der Verwendung der außergewöhnlichen Meridiane werden die tiefsten Energiespeicher des Körpers genutzt. Da die Wirkung ausgesprochen bedeutsam sein kann, werden diese Meridiane auch als **„Wundermeridiane"** bezeichnet.

Die außerordentlichen Meridiane schützen die inneren Organe, können die Funktionen der Organe stärken und diese nähren, haben tiefgreifende energetische Wirkungen und kontrollieren die mentalen und physischen Zyklen der Entwicklung. Wenn sich die Hauptmeridiane über längere Zeit in einem Mangelzustand befinden, kann dieser Zustand auch auf die außergewöhnlichen Gefäße übergehen. Im Gegensatz zu den Hauptmeridianen, die immer paarweise am Körper verlaufen, gibt es die außerordentlichen Gefäße stets nur einmal, weswegen sie auch als Extra-Meridiane bezeichnet werden.

Von den acht außergewöhnlichen Meridianen verfügen nur Ren Mai und Du Mai über eigene Akupunkturpunkte. Alle anderen Sondermeridiane „leihen" sich Akupunkturpunkte auf anderen Hauptmeridianen. Bei Verwendung von Punkten des Ren Mai (z. B. Ren Mai6) und Du Mai (z. B. Du Mai4) werden die Meridiane wie „normale" Hauptmeridiane eingesetzt. Erst durch die Verwendung der sogenannten Kardinalpunkte, die Sondermeridiane „einschalten", werden Ren Mai und Du Mai zu Sondermeridianen. Außer Jing zirkulieren auch Qi und das Abwehr-Qi (Wei-Qi) in den Sondermeridianen.

In der Gynäkologie und Geburtshilfe sind der Chong Mai (Meer des Blutes) und der Ren Mai (Konzeptionsgefäß) von besonderer Bedeutung, ebenso wie der Du Mai und der Dai Mai (Gürtelgefäß). Ihre zu betonende Relevanz besteht nicht nur in der Regulation von Qi und Blut, sondern sie erzielen eine hervorzuhebende tonisierende Wirkung, regulieren die Menstruation (s. Abb. 2.1), die Ovulation, die Empfängnis, nehmen Einfluss auf die Schwangerschaft und Geburt sowie die spätere Menopause.

Das Jing ist der Taktgeber für die Entwicklung und den Ablauf der Lebensphasen, deshalb üben die außergewöhnlichen Gefäße, in denen das Jing gespeichert wird und zirkuliert, einen besonderen Einfluss auf diese Phasen aus.

## 2.3.2 Die acht außerordentlichen Gefäße

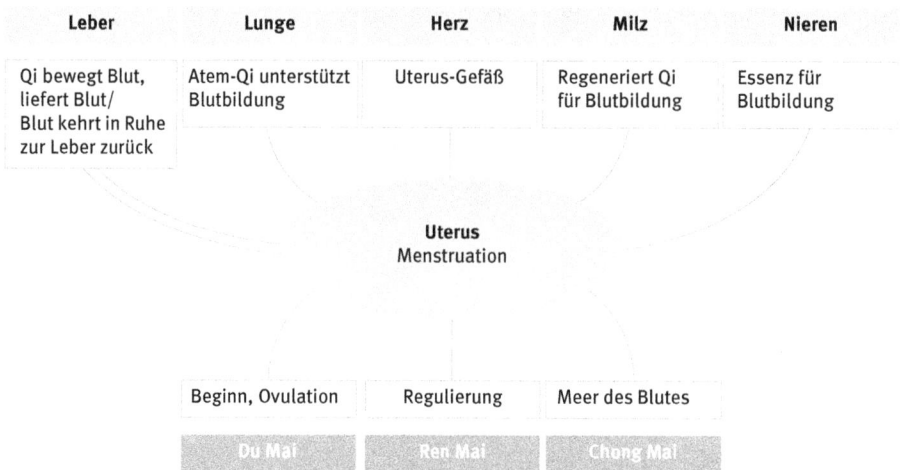

| Leber | Lunge | Herz | Milz | Nieren |
|---|---|---|---|---|
| Qi bewegt Blut, liefert Blut/ Blut kehrt in Ruhe zur Leber zurück | Atem-Qi unterstützt Blutbildung | Uterus-Gefäß | Regeneriert Qi für Blutbildung | Essenz für Blutbildung |

**Uterus**
Menstruation

| Beginn, Ovulation | Regulierung | Meer des Blutes |
|---|---|---|
| Du Mai | Ren Mai | Chong Mai |

Abb. 2.1: Wichtige Organfunktionen für die Physiologie der Menstruation.

- Ren Mai (Konzeptionsgefäß),
- Du Mai (Lenkergefäß),
- Chong Mai (Durchdringungsgefäß, „Meer des Blutes"),
- Dai Mai (Gürtelgefäß),
- Yin Qiao Mai (Yin-Fersengefäß),
- Yang Qiao Mai (Yang-Fersengefäß),
- Yin Wei Mai (Yin-Verbindungsgefäß),
- Yang Wei Mai (Yang-Verbindungsgefäß).

Die außerordentlichen Gefäße haben alle einen Bezug zur Niere oder Blase (Element Wasser), die Jing speichern. Jeweils zwei außerordentliche Gefäße werden zu einem Paar zusammengefasst, die sich in ihrer Wirkung und ihrem Wirkort ergänzen und gemeinsam verwendet werden.

| Kardinalpunkt (Öffnungspunkt) | Gefäß | Wirkung |
| --- | --- | --- |
| Lu7 | Ren Mai | Yin |
| Ni6 | Yin Qiao Mai | |
| Dü3 | Du Mai | Yang |
| Bl62 | Yang Qiao Mai | |
| MP4 | Chong Mai | Yin |
| Pe6 | Yin Wie Mai | |
| Gb41 | Dai Mai | Yang |
| E5 | Yang Wie Mai | |

- Als erster Punkt wird zum Einschalten des außergewöhnlichen Gefäßes der Kardinalpunkt (Öffnungspunkt) auf einer Seite des Körpers akupunktiert.
- Dann folgen entsprechend dem erforderlichen Therapiekonzept und Ziel (Behandlung nach den Syndromen und der 5-Elemente-Lehre) die zur Behandlung notwendigen Akupunkturpunkte der Hauptmeridiane (Die Punkte liegen nicht auf den außerordentlichen Gefäßen. Ausnahme: wenn Ren-Mai- und Du-Mai-Punkte als normale Hauptmeridianpunkte verwendet werden).
- Als letzter Punkt wird zum Abschluss der Kopplungspunkt auf der gegenüberliegenden Körperseite akupunktiert.
- Kardinal- und Kopplungspunkte werden nie sediert!
- Die Behandlung mit außerordentlichen Gefäßen erfolgt nur in einem gewissen individuell an die Behandlungsnotwendigkeit angepassten zeitlichen Abstand.

- gleichzeitige Probleme in mehreren Meridianen,
- komplizierte Behandlungszustände (mehrere Organe und Meridiane betroffen),
- Störung eines Organs und eines anderen Meridians,

- komplexe Energie-Muster, z. B. Hitze-Kälte- und Leere-Fülle-Muster,
- komplexe psychische Muster,
- neurologische Störungen,
- langandauernde, chronische Störungen, ggf. mit psychischen Problemen.

**Behandlungsbeispiel:** Zyklusregulierung mit dem außerordentlichen Gefäß des Chong Mai
- MP4 (einseitig) + Ni6 + Bl23 + Ren Mai4 + Pe6 (gegenseitig).

## 2.4 Die Bedeutung der außerordentlichen Gefäße in der Praxis für die Gynäkologie und Geburtshilfe

### 2.4.1 Ren Mai (Konzeptionsgefäß)

**Kardinal-(Öffnungs-)Punkt:** Lu7

**Kopplungspunkt:** Ni6

**Verlauf:** Der Ren Mai beginnt im kleinen Becken, zieht durch den Uterus, kommt bei Ren Mai1 an die Oberfläche, zieht in der Medianlinie bis zum Kinn und umkreist die Lippen.

**Funktion in der Gynäkologie:** Das Ren-Mai-Gefäß nährt das Yin und Blut sowie das Nieren-Yin und die Essenz. Es gilt als das „ Sammelbecken aller Yin" und reguliert den Uterus und die Menstruation, fördert die Empfängnis, stabilisiert die Schwangerschaft, stärkt zur Geburt, fördert die Bildung von Muttermilch, kräftigt für das Wochenbett, wichtig bei chronischen Erkrankungen sowie Mangelzuständen. Es stabilisiert in der Menopause.

**Bezug zu den Punkten:** Ren Mai1, Ren Mai2, Ren Mai4, Ren Mai6, Ren Mai8, Ren Mai10, Ren Mai12, Ren Mai14, Ren Mai16, Ren Mai17, Ren Mai22, Ren Mai23, Ren Mai24.

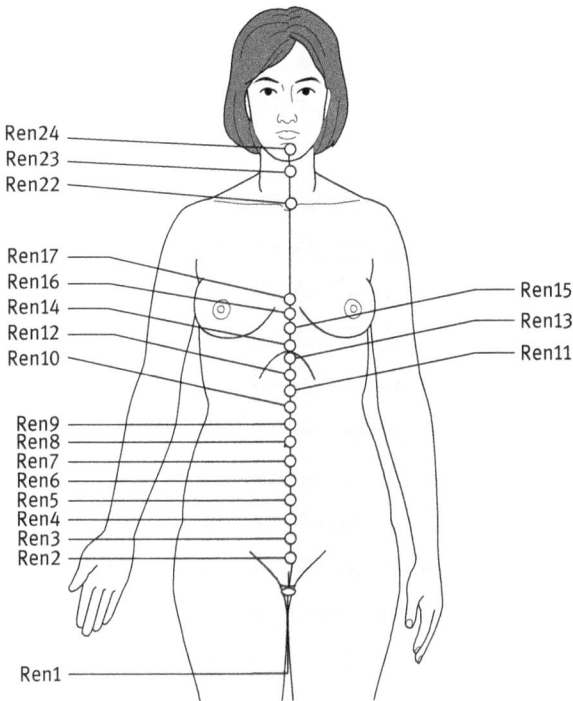

Ren24
Ren23
Ren22

Ren17
Ren16
Ren14
Ren12
Ren10

Ren15
Ren13
Ren11

Ren9
Ren8
Ren7
Ren6
Ren5
Ren4
Ren3
Ren2

Ren1

Abb. 2.2: Ren Mai.

### 2.4.2 Du Mai (Lenkergefäß)

**Kardinal-(Öffnungs-)Punkt:** Dü3

**Kopplungspunkt:** Bl62

**Verlauf:** Der Du Mai entspringt im kleinen Becken, tritt bei Du Mai1 an die Oberfläche, zieht in der Medianlinie nach oben über den Kopf nach vorne und endet im Bereich der Lippe, wo er eine Verbindung zum Ren-Mai-Gefäß und Magen-Meridian aufweist.

**Funktion in der Gynäkologie:** bei allen ausgeprägten Zuständen eines Yang-Mangels und der körperlichen Vitalität (Lebensfeuer = Ming Men – Tor der Vitalität – Du Mai4), bei akuten und chronischen Rückenbeschwerden, insbesondere der Lumbalregion. Er erzielt eine starke Wirkung bei emotionalen und mentalen Problemen, auf den Geist (Shen), bei Anovulationen (Yang zur Auslösung fehlt) und bei verlängertem Zyklus (Yang zur Auslösung der Menstruation fehlt). Der Du Mai hat Verbindungen zu dem Uterus, der Niere, dem Herzen und Gehirn.

**Bezug zu den Punkten:** Du Mai1, Du Mai2, Du Mai3, Du Mai4, Du Mai8, Du Mai9, Bl12, Du Mai14, Du Mai15, Du Mai16, Du Mai17, Du Mai20.

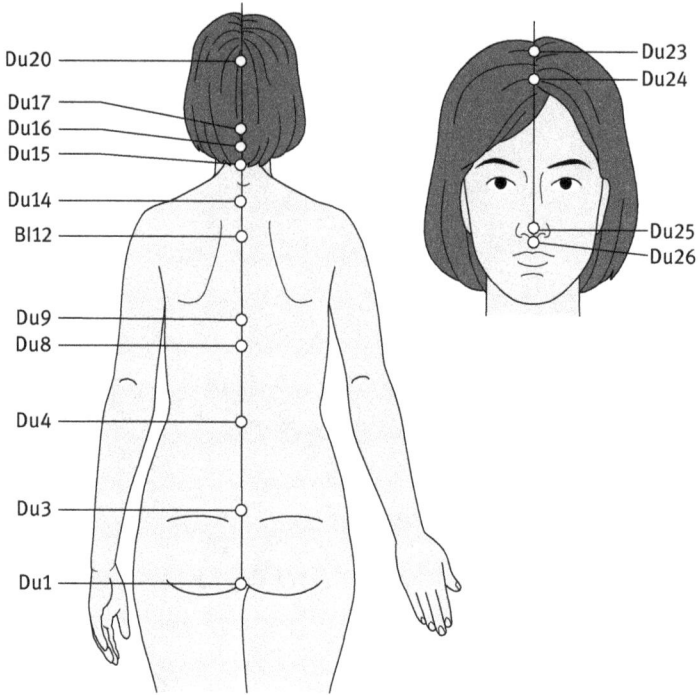

Abb. 2.3: Du Mai.

### 2.4.3 Chong Mai (Durchdringungsgefäß) „Meer des Blutes"

**Kardinal-(Öffnungs-)Punkt:** MP4

**Kopplungspunkt:** Pe6

**Verlauf:** Der Chong Mai entspringt im kleinen Becken (wie Ren Mai und Du Mai), zieht durch den Uterus zu den Genitalien und zweigt sich in zwei Äste auf.
1. Ast: Verlauf von Ren Mai1 und von dort an der Wirbelsäule entlang nach oben,
2. Ast: tritt beim Punkt Ma30 an die Oberfläche und teilt sich in zwei Äste auf,
    a) aufsteigender Ast: Vereinigung mit dem Nieren-Meridian (Ni11–Ni21), über die Brust, ins Gesicht, umkreist die Lippen,
    b) absteigender Ast: Vereinigung mit dem Nieren-Meridian am Bein.

**Funktion in der Gynäkologie:** Der Chong Mai als das „Meer des Blutes" ist einer der wesentlichen Meridiane bei allen gynäkologischen und geburtshilflichen Störungen und Erkrankungen, insbesondere bei ausgeprägtem und chronischem Verlauf. Er stärkt das Yin, die Niere und die Essenz, reguliert den Uterus und die Menstruation, fördert die Empfängnis, stabilisiert die Schwangerschaft, stärkt zur Geburt, fördert die Bildung von Muttermilch und kräftigt für das Wochenbett und bei chronischen Erkrankungen und Mangelzuständen. Er stabilisiert in der Menopause.

    **Bezug zu den Punkten:** Ma30, Ni11, Ni13, Ni14, Ni16, Ni21.

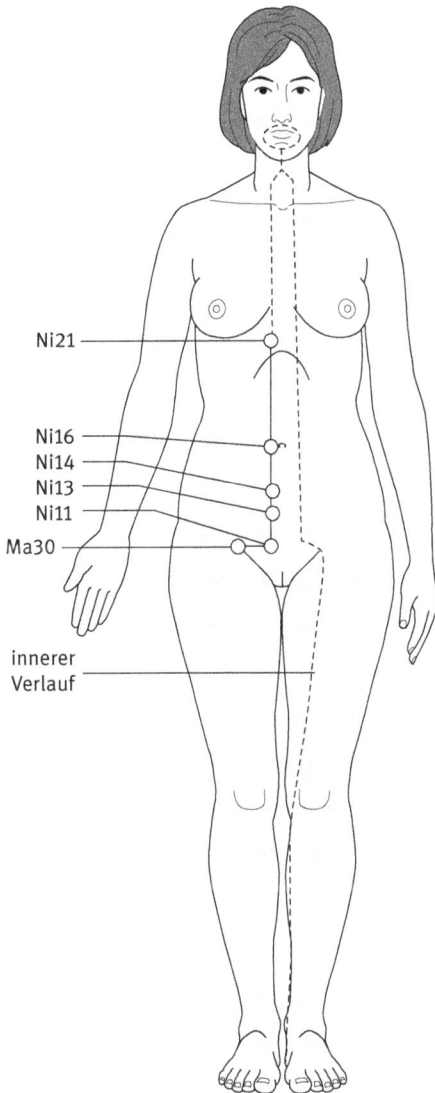

Abb. 2.4: Chong Mai.

2.4.4 Dai Mai (Gürtelgefäß)

**Kardinal-(Öffnungs-)Punkt:** Gb41

**Kopplungspunkt:** 3E5

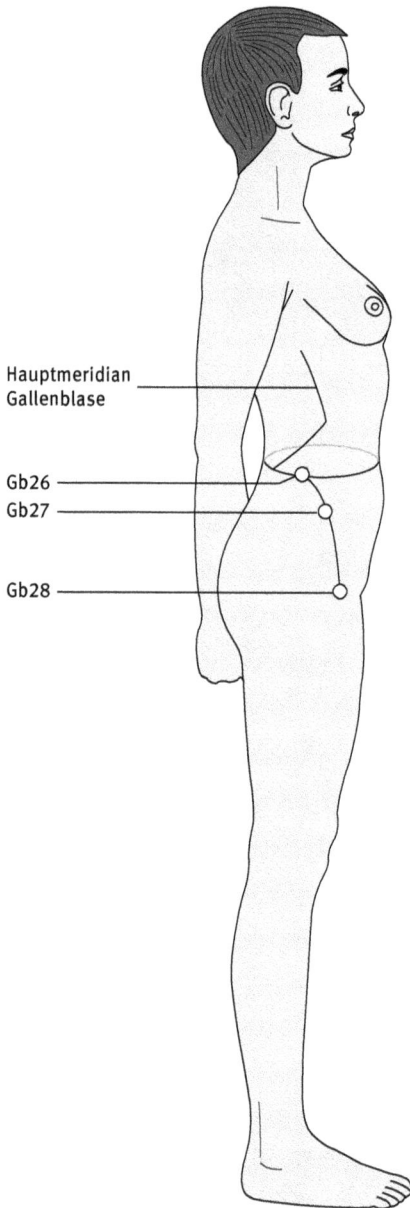

Hauptmeridian
Gallenblase

Gb26

Gb27

Gb28

Abb. 2.5: **Dai Mai.**

**Verlauf:** Der Dai Mai ist der einzige Meridian, der nicht von oben nach unten (wie die Yang-Meridiane) oder von unten nach oben (wie die Yin-Meridiane), sondern gürtelförmig um den Körper verläuft. Er entspringt auf Höhe des 2. LWK, zieht von dort zum Punkt Gb26 und umkreist die Taille wie ein Gürtel (Gb27, Gb28).

**Funktion in der Gynäkologie:** Eine wesentliche Aufgabe des Dai Mai liegt in dem Halten der Essenz. Durch seinen horizontalen Verlauf zeigt er segmental Wirkungen auf alle Meridiane, die über das Abdomen verlaufen. Das Dai-Mai-Gefäß wird zur Regulation des Zyklus, bei Dysmenorrhö und Leukorrhö eingesetzt. Nach Hysterektomien treten gelegentlich Beschwerden im Verlauf des Dai Mai auf. In diesen Fällen ist das Gürtelgefäß geschädigt und eine Regulation des Dai Mai kann die Beschwerdesymptomatik verbessern. Er erzielt Wirkungen bei schmerzhaften Herpes-Zoster-Beschwerden und Intercostalneuralgie.

**Bezug zu den Punkten:** des Hauptmeridians der Gallenblase, insbesondere Gb26, Gb27, Gb28.

## 2.4.5 Yin Qiao Mai (Yin-Fersengefäß)

**Kardinal-(Öffnungs-)Punkt:** Ni6

**Kopplungspunkt:** Lu7

**Verlauf:** Das Yin Qiao Mai beginnt am Punkt Ni2, zieht zu Ni6 und Ni8, verläuft an der Innenseite des Beins in den Genitalbereich, zieht über den Bauch- und Brustraum zu Ma12 über MP9 und zu Bl1, wo er sich mit Blasen- und Yang Qiao Mai verbindet.

**Funktion in der Gynäkologie:** Die Funktion in der Gynäkologie besteht darin, einen Yin-Überschuss (Fülle-Muster) zu absorbieren.

**Bezug zu den Punkten:** Ma9, Ma12, Bl1, Ni2, Ni6, Ni8.

**Kardinal-(Öffnungs-)Punkt:** Pe6

**Kopplungspunkt:** MP4

**Verlauf:** Der Ursprung des Yin Wei Mai liegt im Hauptmeridian der Nieren und beginnt am Punkt Ni9. Von dort zieht er über den Oberschenkel zum Punkt MP13 und verbindet sich mit dem Milz-Meridian bei den Punkten MP15 und MP16. Er zieht dann seitlich über die Rippen zum Punkt Le14 über die Brust zu Ren Mai22, um am Ren Mai23 zu enden.

**Funktion in der Gynäkologie:** Das Yin-Wei-Mai-Gefäß ist besonders geeignet, um das Blut (Xue) zu nähren und den Geist zu beruhigen (z. B. in der Menopause).

**Bezug zu den Punkten:** MP13, MP15, MP16, Ni9, Le14, Ren Mai22, Ren Mai23.

**Kardinal-(Öffnungs-)Punkt:** Bl62

**Kopplungspunkt:** Dü3

**Funktion in der Gynäkologie:** keine besondere Bedeutung in der Gynäkologie.

**Kardinal-(Öffnungs-)Punkt:** 3E5

**Kopplungspunkt:** Gb41

**Funktion in der Gynäkologie:** keine besondere Bedeutung in der Gynäkologie.

## 2.5 Die Steuerungspunkte der Akupunktur

Die Steuerungspunkte stellen Akupunkturpunkte mit einem besonderen und spezifischen Wirkspektrum dar.

### Die wesentlichen Steuerungspunkte

| Bezeichnung | Deutsche Bezeichnung |
|---|---|
| 5 Shu-Punkte | 5 antike (Transport-)Punkte |
| Yuan-Punkt | Quellpunkt des Meridians |
| Luo-Punkt | Durchgangspunkt des Meridians |
| Xi-Punkt | Akutpunkt des Meridians |
| Mu-Punkt | Alarmpunkt des Organs |
| Shu-Punkt | Zustimmungspunkt des Organs |
| He-(Ho-)Punkt | Einflussreicher Punkt, Meerpunkt, 5. antiker Punkt |
| Gruppen-Luo-Punkt | Gruppen-(Kreuzungs-)Punkte |
| Kardinalpunkte | Öffnungspunkte der Sondermeridiane |
| Chinesische Meisterpunkte | Zusammenkunftspunkte der Organ- oder Gewebssysteme |

## 2.6 Die fünf Shu-Punkte – fünf antike Punkte

Zu den fünf antiken Punkten zählen die fünf Anfangs- oder Endpunkte eines Meridians. Sie liegen immer am Ende der Extremitäten zwischen den Fingern und dem Ellenbogen bzw. zwischen den Zehen und den Knien.

Der Verlauf des Qi im Meridian wird nach der Vorstellung der Chinesischen Medizin als der Fluss vom **Brunnen** über die **Quelle**, den **Bach**, den **Fluss** zum **Meer** charakterisiert. Dabei wird der Ursprung des Qi mit dem distal gelegenen Brunnenpunkt beschrieben und die Einmündung in den tiefen Verlauf des Meridian mit dem Meerpunkt am Ellenbogen oder Knie.

| Antiker Punkt | Name | Lokalisation |
|---|---|---|
| 1. Antiker Punkt | Brunnen-(Jing-)Punkt | Anfangs- oder Endpunkt des Meridians |
| 2. Antiker Punkt | Quelle-(Ying-)Punkt | zweiter oder vorletzter Punkt des Meridians |
| 3. Antiker Punkt | Bach-(Shu-)Punkt | drittletzter oder vorvorletzter Punkt des Meridians |
| 4. Antiker Punkt | Fluss-(Jing-)Punkt | unterschiedliche Lokalisation zwischen dem 3. und 5. antiken Punkt |
| 5. Antiker Punkt | Meer-He-(Ho-)Punkt | immer in der Ellenbeuge oder am Knie |

Tabelle der fünf Shu-(Transport-)Punkte – fünf antiken Punkte

| | Lu | Di | Ma | MP | He | Dü | Bl | Ni | Pe | 3E | Gb | Le |
|---|---|---|---|---|---|---|---|---|---|---|---|---|
| Brunnen (Jing) | Lu11 | Di1 | Ma45 | MP1 | He9 | Dü1 | Bl67 | Ni1 | Pe9 | 3E1 | Gb44 | Le1 |
| Quelle (Ying) | Lu10 | Di2 | Ma44 | MP2 | He8 | Dü2 | Bl66 | Ni2 | Pe8 | 3E2 | Gb43 | Le2 |
| Bach (Shu) | Lu9 | Di3 | Ma43 | MP3 | He7 | Dü3 | Bl65 | Ni3 | Pe7 | 3E3 | Gb41 | Le3 |
| Fluss (Jing) | Lu8 | Di5 | Ma41 | MP5 | He4 | Dü5 | Bl60 | Ni7 | Pe5 | 3E6 | Gb38 | Le4 |
| Meer (He) | Lu5 | Di11 | Ma36 | MP9 | He3 | Dü8 | Bl40 | Ni10 | Pe3 | 3E10 | Gb34 | Le8 |

Anmerkung: Fett markierte Punkte sind allgemein wichtige Akupunkturpunkte.

- **Brunnen-(Ying-)Punkte:** Ausgangspunkt des Qi (Quelle). Wechsel von Yin zu Yang und umgekehrt. Beseitigen extreme pathogene Faktoren und Fülle. Werden als Notfallpunkte und bei extremen psychischen Störungen eingesetzt. **Wichtige Punkte:** Lu11, He9, Dü1, Bl67, Ni1, Pe9.
- **Quellen-(Ying-)Punkte:** keine besondere Bedeutung für die tägliche Praxis. Punkte, die traditionell Hitze ausleiten können.
- **Bach-(Shu-)Punkte:** keine besondere Bedeutung für die tägliche Praxis, wenn Punkte, die das Eindringen pathogener Faktoren verhindern und Kälte und Feuchtigkeit bei Bi-Syndromen ausleiten können.
- **Fluss-(Jing-)Punkte:** keine besondere Bedeutung für die tägliche Praxis, wenn Punkte, die auf den Yin-Meridianen Wirkungen bei Erkrankungen der oberen Atemwege zeigen sollen.
- **Meer-(He-/Ho-)Punkte:** Bedeutung für die tägliche Praxis als Punkte, die direkt wie die Mu- (Alarm-) oder Shu-(Zustimmungs-)Punkte auf die Organe und erweiterte Organfunktionen wirken, insbesondere bei chronischen Störungen. Punkte, um Hitze auszuleiten, z. B. Di11, MP9, Bl40, Ni10, Le8 (z. B. Feuchte – Hitze). **Wichtige Punkte:** Di 11 (Dickdarm/Haut), Ma36 (Magen/Darm), MP9 (Milz), Ni10 (Niere), Gb34 (Gallenblase), Le8 (Leber).

Hinweise für die praktische Anwendung

Die Anwendung der antiken Punkte wird in ihrer Bedeutung im Rahmen der modernen Akupunktur sehr kontrovers diskutiert. Aus der Historie wurden Akupunkturwirkungen mit den antiken Punkten erklärt. In der täglichen Praxis spielt die Behandlung unter Berücksichtigung der antiken Punkte eine untergeordnete Rolle.

Bestimmte Punkte aus dem Bereich der antiken Punkte haben in der Praxis eine wichtige therapeutische Bedeutung, z. B. die Punktegruppe der Meer-(He-Ho-)Punkte oder bestimmte Brunnen-(Jing-)Punkte die bei akuten Störungen, extremen Hitze-Mustern oder als Notfallpunkte zur Wiederbelebung zum Einsatz kommen.

## 2.7 Die Yuan-(Quell-)Punkte

Die Yuan-(Quell-)Punkte gehören zu den klassischen Akupunkturpunkten, stehen mit dem Ursprungs-Qi in Verbindung und haben Bezug zu den Organen und den dazugehörigen Meridianen (s. Tab. 2.1). Sie liegen im Bereich der Hand- und Fußgelenke. Die Hauptaufgabe besteht darin, zusammen mit den Luo-(Durchgangs-)Punkten, die Wirkung im Meridian zu verstärken und einen Ausgleich zwischen den gekoppelten Meridianen herzustellen. Dazu werden der Yuan-(Quell-)Punkt des betroffenen Meridians und der Luo-(Durchgangs-)Punkt des gekoppelten Meridians akupunktiert.

In der Praxis werden sie hauptsächlich zur Stärkung der Yin-Organe bei chronischen Störungen verwendet, da die Yuan-(Quell-)Punkte der Yin-(Zang-)Organe wichtiger sein sollen als die der Yang-(Fu-)Organe.

**Merke:** Die Funktion der Yuan-(Quell-)Punkte besteht in der Stärkung der Yin-Organe bei chronischen Störungen.

**Therapiebeispiel: He7** Yuan-(Quell-)Punkt des Herzens + **Bl15** Shu(-Zustimmungspunkt) des Herzens, bei chronischen Erkrankungen des Herzens.

Tab. 2.1: Yuan-(Quell-)Punkte.

| Yuan-(Quell-)Punkt | Organ |
| --- | --- |
| Lu9 | Lunge |
| MP3 | Milz |
| He7 | Herz |
| Ni3 | Niere |
| Pe7 | Perikard |
| Le3 | Leber |

**Funktion in der Gynäkologie:** keine wesentliche Bedeutung in der Gynäkologie, wenn, dann kommt den Punkten MP3, He7, Ni3 und Le3 eine Bedeutung zu, um diese Yin-Organe zu stärken.

## 2.8 Die Luo-(Durchgangs-)Punkte

Die Luo-(Durchgangs-)Punkte gehören ebenso zu den klassischen Akupunkturpunkten und verbinden über das Luo transversale die gekoppelten Yin- und Yang-Meridiane der Extremitäten. Der Luo-(Durchgangs-)Punkt stellt eine Verbindung zum gekoppelten Meridian dar, nicht zu spezifischen Punkten. Ferner besteht eine Verbindung zum inneren Organ des jeweiligen Meridians.

Die Luo-(Durchgangs-)Punkte haben auch eine Beziehung zu den Netzgefäßen. Ein Netzgefäß entspricht dem Qi-Verlauf, der von den Luo-(Durchgangs-)Punkten ausgeht. Das Areal, das den Netzgefäßen entspricht, ist das Gebiet im Körper, das zwischen den Hauptmeridianen und der Haut, also zwischen Muskulatur und Oberfläche, liegt.

Dieser Bereich ist für eine Qi- und Blut-Stagnation anfällig. Diese Schicht wird mit dem Abwehr-Qi, dem Qi und dem Blut in Verbindung gebracht. Daraus erklären sich auch die Wirkungen. Die Luo-(Durchgangs-)Punkte werden mit den Yuan-(Quell-)Punkten kombiniert, um einen Ausgleich zwischen den gekoppelten Meridianen zu erreichen. Sie können aber auch mit dem Yuan-(Quell-)Punkt des gekoppelten Meridians verwendet werden, um die Wirkung dieses Punktes zu verstärken. Werden sie isoliert angewandt, wirken sie auf die Netzgefäße (Raum zwischen Hauptmeridianen und Haut) oder den Versorgungsbereich der Netzgefäße.

### Zusammenfassung

Es gibt drei Arten, den Luo-(Durchgangs-)Punkt zu verwenden:
– in Kombination mit dem Yuan-(Quell-)Punkt des gekoppelten Meridians.

Wird der Punkt allein verwendet, wirkt er
– auf die Netzleitbahn,
– auf das Versorgungsgebiet der Netzleitbahn.

Anwendungsmöglichkeiten:
– in Verbindung mit dem Yuan-(Quell-)Punkt (s. Tab. 2.2),
– zum Ausgleich mit dem gekoppelten Meridian,
– mit Wirkung auf die Netzgefäße (Bereich zwischen Hauptmeridian und Haut), um auf die oberflächlichen Schichten bei einer Meridian-Störung einzuwirken, z. B. bei tendinomuskulären Beschwerden,
– bei Qi- und Blut-Stagnation im Bereich der Netzgefäße (oberflächliche Schicht),
– mit Wirkung auf das Versorgungsgebiet der Netzgefäße,
– entsprechend ihrer spezifischen Wirkung als Akupunkturpunkt (z. B. Ma40, bei Schleim).

**Merke:** Die wesentlichen Funktionen der Luo-(Durchgangs-)Punkte bestehen in der gleichzeitigen Wirkung auf den eigenen und gekoppelten Meridian. Ferner verstärkt der Luo- (Durchgangs-) Punkt die Wirkung des Yuan-(Quell-)Punkts des gekoppelten Meridians, wirkt auf die oberflächlichen Netzgefäße bei Qi- und Blut-Stagnation in diesem Bereich und ist wirksam bei tendinomuskulären Beschwerden.

Therapiebeispiel

Der **Lu7 Luo-(Durchgangs-)Punkt** wirkt auf den eigenen Meridian (Lunge) und gleichzeitig auf den gekoppelten Meridian (Dickdarm), was die Wirkung des Punktes Lu7 für den Kopfbereich erklärt, obwohl sich dieser Bereich nicht im Versorgungsgebiet des Lungen-Meridians befindet.

Lu9, der Yuan-(Quell-)Punkt des Lungen-Meridians, wird zur Stärkung des Lungen-Qi verwendet. **Di6, der Luo-(Durchgangs-)Punkt** verstärkt die Wirkung des Punktes Lu9, des Yuan-(Quell-)Punkts des gekoppelten Meridians, wenn diese Punkte in Kombination akupunktiert werden.

Tab. 2.2. Yuan-(Quell-)Punkte.

| Luo-(Durchgangs-)Punkt | Wirkung auf gekoppelten Meridian | Yuan-(Quell-)Punkte |
|---|---|---|
| Lu7 | Dickdarm | Di4 |
| Di6 | Lunge | Lu9 |
| Ma40 | Milz | MP3 |
| MP4 | Magen | Ma42 |
| He5 | Dünndarm | Dü4 |
| Dü7 | Herz | He7 |
| Bl58 | Niere | Ni3 |
| Ni4 | Blase | Bl64 |
| Pe6 | Drei-Erwärmer | 3E4 |
| E5 | Perikard | Pe7 |
| Gb37 | Leber | Le3 |
| Le5 | Gallenblase | Gb40 |

**Funktion in der Gynäkologie:** keine wesentliche Bedeutung in der Gynäkologie, wenn, dann kommt den Punkten Lu7, Ma40, Le5 am ehesten praktische Bedeutung zu.

## 2.9 Die Xi-(Akut-)Punkte

Es handelt sich um Akupunkturpunkte, in deren Bereich sich das Qi sammelt. Sie werden bei akuten Meridian-Störungen und Schmerzen (Qi-Stagnation) angewandt. Da es sich bei den akuten Beschwerden in der Regel um Fülle-Zustände handelt, wird eine sedierende Technik an den Punkten empfohlen.

**Funktion in der Gynäkologie:** keine wesentliche Bedeutung in der Gynäkologie, wenn, dann kommt den Punkten MP8, Bl63, Ni5, Le6 am ehesten praktische Bedeutung zu.

| Obere Extremität | Anwendung bei akuten Störungen | Untere Extremität | Anwendung bei akuten Störungen |
| --- | --- | --- | --- |
| Lu6 | Asthma | Ma34 | Epigastrium, Knie |
| Di7 | Meridianblockaden | MP8 | Dys- u. Hypermenorrhö |
| He6 | Herzschmerzen | Bl63 | Zystitis |
| Dü6 | Schulterschmerzen | Ni5 | Dysmenorrhö |
| Pe4 | Thoraxschmerzen | Gb36 | Meridianblockaden |
| E7 | Meridianblockaden | Le6 | Dys- u. Hypermenorrhö |

## 2.10 Die Mu-(Alarm-)Punkte

Die Mu-(Alarm-)Punkte (chin. Mu = „Sammeln") liegen alle im Bereich des Abdomens (Tab. 2.3). Sie dienen der Diagnostik und Therapie und werden bei Störungen der inneren Organe druckempfindlich. Die Alarmpunkte können sich auf dem eigenen Meridian, einem anderen Meridian oder auf dem Ren Mai befinden. Sie sind besonders wichtig für die Behandlung akuter Störungen der Hohl-(Fu-)Organe. In der Therapie chronischer Störungen der Fu-Organe werden sie in Kombination mit den Shu-(Zustimmungs-)Punkten und/oder He-(Ho-)Punkten eingesetzt.

Tab. 2.3: Die Mu-(Alarm-)Punkte.

| Mu-(Alarm-)Punkt | Organ |
| --- | --- |
| Lu1 | Lunge |
| Ma25 | Dickdarm |
| Gb24 | Gallenblase |
| Gb25 | Niere |
| Le13 | Milz |
| Le14 | Leber |
| Ren Mai3 | Blase |
| Ren Mai4 | Dünndarm |

Tab. 2.3: (fortgesetzt)

| Mu-(Alarm-)Punkt | Organ |
| --- | --- |
| Ren Mai5 | Drei-Erwärmer |
| Ren Mai7 | Unterer Erwärmer |
| Ren Mai12 | Magen, Mittlerer Erwärmer |
| Ren Mai14 | Herz |
| Ren Mai17 | Perikard, Oberer Erwärmer |

## 2.11 Die Shu-(Zustimmungs-)Punkte

Die Shu-(Zustimmungs-)Punkte liegen alle dorsal auf dem Rücken auf dem 1. Ast des Blasen-Meridians, 1,5 Cun parallel zur Mittellinie (Du Mai) (Tab. 2.4). Nach traditioneller Vorstellung befördern diese Punkte das Qi zu den Organen. Da sie die Organsysteme auf segmentaler Ebene direkt beeinflussen, sind die Shu-(Zustimmungs-)Punkte bei Organerkrankungen indiziert. Die Punkte können bei Organstörungen druckempfindlich werden. Besonders bei Leere-Mustern der Organe und chronischen Störungen sind die Zustimmungspunkte wichtig und werden dann auch mit Moxibustion therapiert.

Bei chronischen Organstörungen werden die Punkte mit dem Mu-(Alarm-)Punkt und dem He-(Ho-)Punkt in der Therapie kombiniert. Nach traditioneller Lehre ist die Kombination mit dem jeweiligen Yuan-(Quell-)Punkt des Organs sinnvoll.

Tab. 2.4: Die Shu-(Zustimmungs-)Punkte.

| Shu-(Zustimmungs-)Punkt | Dornfortsatzunterkante | Organ |
| --- | --- | --- |
| Bl13 | Th 3 | Lunge |
| Bl14 | Th 4 | Perikard |
| Bl15 | Th 5 | Herz |
| Bl17 | Th 7 | Zwerchfell |
| Bl18 | Th 9 | Leber |
| Bl19 | Th 10 | Gallenblase |
| Bl20 | h 11 | Milz |
| Bl21 | Th 12 | Magen |
| Bl22 | L 1 | Drei-Erwärmer |
| Bl23 | L 2 | Niere |
| Bl25 | L 4 | Dickdarm |
| Bl27 | Höhe 1. Sacralloch | Dünndarm |
| Bl28 | Höhe 2. Sacralloch | Blase |

## 2.12 Die He-(Ho-)Punkte

Die He-(Ho-)Meerpunkte, als 5. antike Punkte, liegen alle im Bereich der Ellenbeuge oder des Knies (Tab. 2.5). Nach traditioneller Vorstellung geht der Qi-Fluss des Meridians hier vom oberflächlichen distalen in den tiefen proximalen Verlauf zu den Organen über.

Sie transportieren Qi zu den inneren Organen und sind bei der Behandlung von Erkrankungen innerer Organe (gerade bei chronischen Störungen) indiziert. Bei Störungen der Organe werden die He-(Ho-)Punkte zusammen mit den Mu-(Alarm-)Punkten und den Shu-(Zustimmungs-)Punkten kombiniert.

Tab. 2.5: Die He-(Ho-)Punkte.

| He-(Ho-)Punkte | Organ | Untere He-(Ho-)Punkte |
| --- | --- | --- |
| Lu5 | Lunge | |
| Di11 | Dickdarm | Ma37 |
| Ma36 | Magen | |
| MP9 | Milz | |
| He3 | Herz | |
| Dü8 | Dünndarm | Ma39 |
| Bl40 | Blase | |
| Ni10 | Niere | |
| Pe3 | Perikard | |
| E10 | Drei-Erwärmer | Bl39 |
| Gb34 | Gallenblase | |
| Le8 | Leber | |

In Ergänzung zu den He-(Ho-)Punkten verfügen die Yang-Meridiane des Arms über zusätzliche sogenannte untere He-(Ho-)Punkte. Auch die unteren He-(Ho-)Punkte werden bei Erkrankungen des entsprechenden Hohl-(Fu-)Organs zusammen mit dem Mu-(Alarm-)Punkt eingesetzt.

## 2.13 Die Gruppen-Luo-(Kreuzungs-)Punkte

Die Gruppen-Luo-Punkte sind therapeutisch effektive Schnitt- und Annäherungspunkte mehrerer Meridiane der gleichen Energiequalität (Yin oder Yang) (Tab. 2.6). Von diesen Punkten können über einen Reiz mehrere Meridiane beeinflusst werden. Diese gruppenartig wirksamen Punkte eignen sich zum Ausgleich eines allgemein gestörten energetischen Gleichgewichts in den zusammenhängenden Meridianen.

Klassisches Beispiel ist der Punkt MP6 (Sanyinjiao), der Kreuzungspunkt der drei Yin-Meridiane des Beins. Die Akupunktur des Punktes MP6 bewirkt eine gleichzeitige Wirkung und Regulation in den Meridianen Leber und Niere. Daher ist dieser Gruppen-Luo-Punkt für die Gynäkologie und Geburtshilfe so bedeutsam.

Tab. 2.6. Die Gruppen-Luo-(Kreuzungs-)Punkte.

| Gruppen-Luo-(Kreuzungs-)Punkt | Kreuzung der Meridiane |
| --- | --- |
| Pe6 | Lu, Pe, He, |
| MP6 | MP, Le, Ni |
| E8 | Di, 3E, Dü |
| Gb39 | Ma, Gb, Bl |

**Funktion in der Gynäkologie:** Punkte mit ganz wesentlicher therapeutischer Bedeutung in der Gynäkologie und Geburtshilfe, insbesondere die Punkte MP6 und Pe6. Der Punkte MP6 und Pe6 kommen bei zahlreichen gynäkologisch-geburtshilflichen Indikationen zur Anwendung.

## 2.14 Die Kardinal-(Öffnungs-)Punkte

Die Kardinalpunkte liegen auf den Hauptmeridianen im Bereich der Hand- und Fußgelenke und schalten die außerordentlichen Gefäße (Sondermeridiane) ein (Tab. 2.7). Sie dienen zur Behandlung von Störungen in den außerordentlichen Gefäßen. Die Akupunktur mit Kardinalpunkten kann eine dreifache Wirkung haben, da eine Verbindung zwischen mehreren Meridianen hergestellt wird. Die Wirkung wird erzielt
– über den eingeschalteten außergewöhnlichen Meridian,
– über die individuelle Wirkung der verwendeten Akupunkturpunkte und Meridiane,
– über den gekoppelten Meridian.

Die Kardinalpunkte haben über die Einschaltung der außerordentlichen Meridiane eine wichtige Funktion bei vegetativen Dysbalancen sowie bei chronischen Beschwerden und Leere-Mustern. Der außerordentliche Meridian deckt die Funktion mehrerer Meridiane ab. Die Behandlung mit Kardinalpunkten erfolgt insbesondere bei komplexen, chronischen Störungen und Erkrankungen, oft mit psychischer Beteiligung.

Die Behandlung mit Kardinalpunkten beginnt mit der einseitigen Akupunktur des entsprechenden Kardinalpunktes. Es folgen die Punkte (beidseitig) des beabsichtigten Therapiekonzeptes. Der letzte Akupunkturpunkt ist der „Kopplungspunkt". Kardinal- und Kopplungspunkt werden nur **einseitig** und **transversal** (kontralateral) genutzt! Auf welcher Körperseite der Kardinalpunkt beginnend akupunktiert wird, ist unbedeutend! Wichtig ist, dass der Kopplungspunkt auf der gegenüberliegenden Köperseite akupunktiert wird. Die übrigen Akupunkturpunkte des Therapiekonzepts werden wie immer beidseitig akupunktiert.

**Wichtiger Hinweis:** Bei der Therapie mit Kardinalpunkten ist es nicht von Bedeutung, dass auf einer bestimmten Körperseite mit der Akupunktur begonnen wird, z. B. in Abhängigkeit des Geschlechts der Patienten, wie in der Literatur oft angegeben!

Wird die Therapie z. B. mit dem Kardinalpunkt auf der rechten Körperhälfte begonnen, so ist der Kopplungspunkt auf der linken Körperhälfte jeweils einseitig zu akupunktieren.

**Funktion in der Gynäkologie:** Die Kardinalpunkte zur Einschaltung der außerordentlichen Gefäße haben ganz wesentliche therapeutische Bedeutung in der Gynäkologie und Geburtshilfe.

Dabei kommt insbesondere den Punkten Lu7 (Ren Mai), Dü3 (Du Mai), MP4 (Chong Mai), Gb41 (Dai Mai) bei zahlreichen gynäkologisch-geburtshilflichen Indikationen Relevanz zu. Vor allem der Punkt MP4 zur Einschaltung des Chong Mai „Meer des Blutes" ist in der Gynäkologie von herausragender Bedeutung.

Tab. 2.7: Die außerordentlichen Meridiane und deren Kardinal- und Kopplungspunkte.

| Kardinalpunkt | Außerordentlicher Meridian | Kopplungspunkt |
|---|---|---|
| Lu7 | Ren Mai | Ni6 |
| Dü3 | Du Mai | Bl62 |
| MP4 | Chong Mai | Pe6 |
| Gb41 | Dai Mai | 3E5 |
| Ni6 | Yin Qiao Mai | Lu7 |
| Pe6 | Yin Wei Mai | MP4 |
| Bl62 | Yang Qiao Mai | Dü3 |
| E5 | Yang Wei Mai | Gb41 |

## 2.15 Die Chinesischen Meister-(Hui-)Punkte (Acht einflussreiche Punkte)

Die hervorzuhebende Bedeutung dieser Punkte besteht darin, dass sie einen besonderen Einfluss auf ganze Organ-, Gewebs-, Energiesysteme sowie das Blutsystem ausüben (Tab. 2.8). In der traditionellen Vorstellung sammelt sich das Qi an diesen

Punkten, um beachtenswerte Wirkung auf die Organe, das Gewebe, die Energie und das Blut des Körpers zu erreichen.

Tab. 2.8: Die Chinesischen Meister-(Hui-)Punkte.

| Meister-(Hui-)Punkt | Wirkbeziehung |
| --- | --- |
| Ren Mai12 | Fu-(Hohl-)Yang-Organe, stärkt Magen und Milz |
| Le13 | Zang (Voll-)Yin-Organe, stärkt die Milz |
| Ren Mai17 | Atmung, stärkt Lunge, Herz, Sammel-Qi (Zongqi) |
| Lu9 | Blutgefäße, stärkt Lungen-Qi |
| Gb34 | Muskeln und Sehnen, stärkt Muskeln, Sehnen und Gelenke |
| Bl17 | Blut, stärkt die Bewegung des Blutes |
| Bl11 | Knochen, bei allen Knochenerkrankungen, Bi-Syndrome |
| Gb39 | Mark, stärkt das Yin, Knochenmark, Gehirn |

## 2.16 Die europäischen Meisterpunkte

Auf die europäischen Meisterpunkte soll nicht näher eingegangen werden, da sie nicht aus der Chinesischen Medizin heraus entstanden sind, sondern aus dem Bedürfnis der europäisch geprägten Schulmedizin, die Akupunkturanwendung symptomatisch der schulmedizinischen Vorgehensweise anzupassen, nach dem Prinzip: eine Diagnose = eine Standardtherapie (ein Punkt). Dieses Prinzip widerspricht aber dem Vorgehen und den therapeutischen Regeln der TCM. Die europäischen Meisterpunkte können daher als „indikationsbezogene Symptompunkte" bezeichnet werden.

**Einige Beispiele:** Pe6 = „Meisterpunkt gegen Übelkeit und Erbrechen", Gb30 = „Meisterpunkt der Ischalgie", Di4 = „ Meisterpunkt gegen Schmerzen", Dü3 = „Meisterpunkt der Spasmolyse", MP6 = „Meisterpunkt der Gynäkologie", Du Mai20 = „Meisterpunkt der Entspannung", Du Mai4 = „Meisterpunkt der sexuellen Aktivität".

## 2.17 Die klassischen Tonisierungs- und Sedierungspunkte

Die von der Chinesischen Medizin beschriebenen Tonisierungs- und Sedierungspunkte liegen alle zwischen den Akren und dem Ellenbogen bzw. Knie und gehören zu den sogenannten antiken Punkten der Akupunktur. Die Vorstellung ist, dass über die entsprechenden Punkte das zugeordnete Voll-(Zang-)- oder Hohl-(Fu-)Organ, je nach therapeutischer Notwendigkeit, tonisiert oder sediert werden kann. Nach heutiger Auffassung haben die antiken Tonisierungs- und Sedierungspunkte ihre praktische Bedeutung verloren, da sich die Auffassung durchgesetzt hat, dass von jedem Akupunkturpunkt eines Meridians entsprechend der angewendeten Technik eine Tonisierung oder Sedierung erzielt werden kann, ohne dass dazu ein bestimmter Punkt Verwendung finden muss.

| | He | Dü | Bl | Ni | Pe | 3E | Gb | Le | Lu | Di | Ma | MP |
|---|---|---|---|---|---|---|---|---|---|---|---|---|
| Tonisierungs-punkt | He9 | Dü3 | Bl67 | Ni7. | Pe9 | 3E5 | Gb43 | Le8 | Lu9 | Di11 | Ma41 | MP2 |
| Elementpunkt | He8 | Dü5 | Bl66 | Ni10 | Pe8 | 3E5 | Gb41 | Le1 | Lu8 | Di1 | Ma36 | MP3 |
| Sedierungspunkt | He7 | Dü8 | Bl65 | Ni1 | Pe7 | 3E10 | Gb38 | Le2 | Lu5 | Di2 | Ma45 | MP5 |

Aus traditioneller Sichtweise lässt sich die Bedeutung der antiken Punkte und der Tonisierungs- und Sedierungspunkte gut deuten. Aus kulturellen Gründen war es im alten China absolut unmöglich, dass sich Patientinnen zur Behandlung entkleideten.

Daher bestand nur die Möglichkeit, Diagnostik (Puls- und Zungendiagnostik) und Therapie bis zum Ellenbogen bzw. Knie durchzuführen. Somit liegen auffällig viele wichtige Akupunkturpunkte und eben auch die Tonisierungs- und Sedierungspunkte in diesem Bereich des Körpers. Grundsätzlich galt, dass der Tonisierungspunkt auf einem Meridian dem Element der „Mutter" und der Sedierungspunkt auf dem Meridian dem Element des „Sohns" entspricht, nach der Devise, die Mutter (der „Mutterpunkt") gibt und tonisiert, der Sohn (der „Sohnpunkt") nimmt und sediert.

**Funktion in der Gynäkologie:** keine wesentliche, praktische Bedeutung mehr in der Akupunktur und in der Gynäkologie, es kommen den Punkten Lu9, Di11, He7 sowie dem Punkt Bl67 am ehesten praktische Bedeutung zu.

## 2.18 Weitere Akupunkturpunkte

### 2.18.1 Ah-Shi-Punkte

Ah-Shi-Punkte sind individuelle Punkte außerhalb der Meridiane und ohne reproduzierbare Lokalisationsangabe und entsprechen somit nicht den beschriebenen Akupunkturpunkten. Ah-Shi-Punkte (übersetzt: „Das ist es", „Da tut es weh") treten in aller Regel bei akuten Störungen auf und sind an der Hautoberfläche bei der Palpation empfindlich zu ertasten. Bei Störungen des Bewegungsapparates können sie als „lokale" Punkte zusätzlich zu den typischen Meridianpunkten eingesetzt werden. Sie werden in der Literatur auch als „Triggerpunkte" bezeichnet.

2.18.2 Extrapunkte

Bei den Extrapunkten (Ex-P) herrscht in der Literatur eine große Begriffsvielfalt. Sie werden auch als sogenannte „Neupunkte" oder „Punkte außerhalb der Meridiane" (PaM) bezeichnet. Die neue chinesische Systematik führt 48 Extrapunkte auf.

**Beispiele:** Ex-Sishencong (Die vier Weisen), Ex-Yintang (Siegelhalle), Ex-Taiyang (Sonne), Ex-Zigong (Palast des Kindes/Uterus), Ex-Huatuojiaji (Punkte seitlich der Wirbelsäule nach Huatuo), ex-präaxillärer Brustpunkt (Punkt seitlich der Brust).

2.18.3 Regionäre Fernpunkte

Regionäre Fernpunkte sind Akupunkturpunkte, die auf bestimmte Körperregionen einen allgemeinen therapeutischen Einfluss nehmen. Sie werden in der Therapie oft den Punkten des eigentlichen Therapiekonzepts zugefügt (Tab. 2.9).

Tab. 2.9: Regionäre Fernpunkte.

| Wirkung auf Region | Akupunkturpunkt |
| --- | --- |
| Kopf | Di4 |
| Hals | Lu7 |
| Thorax/Epigastrium (oberer San Jiao) | Pe6 |
| Abdomen (mittlerer San Jiao) | Ma36 |
| Kleines Becken (unterer San Jiao) | MP6 |
| Rücken | Bl40 (akut) Bl60 (chronisch) |

2.18.4 Generelle Fernpunkte (Meridianfernpunkte)

Jedes Organ, jedes Element, jeder Meridian hat einen ganz wesentlichen Akupunkturpunkt, der unmittelbar mit dem Organ/Element/Meridian im therapeutischen Zusammenhang gesehen wird (Tab. 2.10).

Tab. 2.10: Generelle Fernpunkte.

| Organ/Meridian/Element | Akupunkturpunkt |
| --- | --- |
| Lunge (Metall-Yin) | Lu7 |
| Dickdarm (Metall-Yang) | Di4 |
| Magen (Erde-Yang) | Ma36 |
| Milz (Erde-Yin) | MP6 |
| Herz (Feuer-Yin) | He7 |
| Dünndarm (Feuer-Yang) | Dü3 |
| Blase (Wasser-Yang) | Bl60 |
| Niere (Wasser-Yin) | Ni3 |
| Perikard (Feuer-Yin) | Pe6 |
| Drei-Erwärmer (Feuer-Yang) | 3E5 |
| Gallenblase (Holz-Yang) | Gb34 |
| Leber (Holz-Yin) | Le3 |

## 2.19 Übersicht über die Steuerungspunkte der Akupunktur

| Meridian/Punkt | Lu | Di | Ma | MP | He | Dü | Bl | Ni | Pe | 3E | Gb | Le |
|---|---|---|---|---|---|---|---|---|---|---|---|---|
| Mu- (Alarm-) | Lu1 | Ma25 | Ren / Mai12 | Le13 | Ren / Mai14 | Ren / Mai4 | Ren / Mai3 | Gb25 | Ren / Mai / 17 | Ren / Mai5 | Gb24 | Le14 |
| Shu (Zustimmungs-) | Bl13 | Bl25 | Bl21 | Bl20 | Bl15 | Bl27 | Bl28 | Bl23 | Bl14 | Bl22 | Bl19 | Bl18 |
| Yuan-(Quell-) | Lu9 | Di4 | Ma42 | MP3 | He7 | Dü4 | Bl64 | Ni3 | Pe7 | 3E4 | Gb40 | Le3 |
| Luo-(Durchgangs-) | Lu7 | Di6 | Ma40 | MP4 | He5 | Dü7 | Bl58 | Ni4 | Pe6 | 3E5 | Gb37 | Le5 |
| He-(Ho-) | Lu5 | Di11 | Ma36 | MP9 | He3 | Dü8 | Bl40 | Ni10 | Pe3 | 3E10 | Gb34 | Le8 |
| Unterer He-(Ho) | | Ma37 | | | | Ma39 | | | | Bl39 | | |
| Kardinal- | Lu7 | | | MP4 | | Dü3 | Bl62 | Ni6 | Pe6 | 3E5 | Gb41 | |
| (Öffnungs-) | Ren | | | Chong | | Du | Yang Qiao | Yin Qiao | Yin Wei | Yang Wei | Dai | |
| Xi-(Akut-) | Lu6 | Di7 | Ma34 | MP8 | He6 | Dü6 | Bl63 | Ni5 | Pe4 | 3E7 | Gb36 | Le6 |
| Gruppen-Luo | | | | MP6 | | | | | Pe5 | 3E8 | Gb35 | |
| Tonisierung | Lu9 | Di11 | Ma41 | MP2 | He9 | Dü3 | Bl67 | Ni7 | Pe9 | 3E3 | Gb43 | Le8 |
| Sedierung | Lu5 | Di2 | Ma45 | MP5 | He7 | Dü8 | Bl65 | Ni1 | Pe7 | 3E10 | Gb38 | Le2 |
| Chinesischer | Lu9 | | | | | | Bl17 | | | | Gb34 | Le13 |
| Meisterpunkt | Blut-gefäß | | | | | | Blut | | | | Muskel | Zang |
| Ren Mai12 Fu | | | | | | | Bl11 | | | | Gb39 | |
| Ren-Mai17-Atmung | | | | | | | Knochen | | | | Mark | |

**Hinweis:** Abbildungen von Punkten und Meridianverläufen sind näherungsweise Darstellungen. Genaue Lokalisationen und Verläufe sollten einschlägigen Akupunkturpunkt-Atlanten entnommen werden!

## 3.1 Punkte des 1. Meridian-Umlaufs (Lu-Di-Ma-MP)

### 3.1.1 Lungen-Meridian

**Wichtigste allgemeine Wirkungen der Lungen-Meridian-Akupunkturpunkte:** wirken auf den Thorax, stimulieren, verteilen und regulieren das Lungen-Qi, beseitigen äußere pathogene Faktoren und stimulieren das Wei Qi.

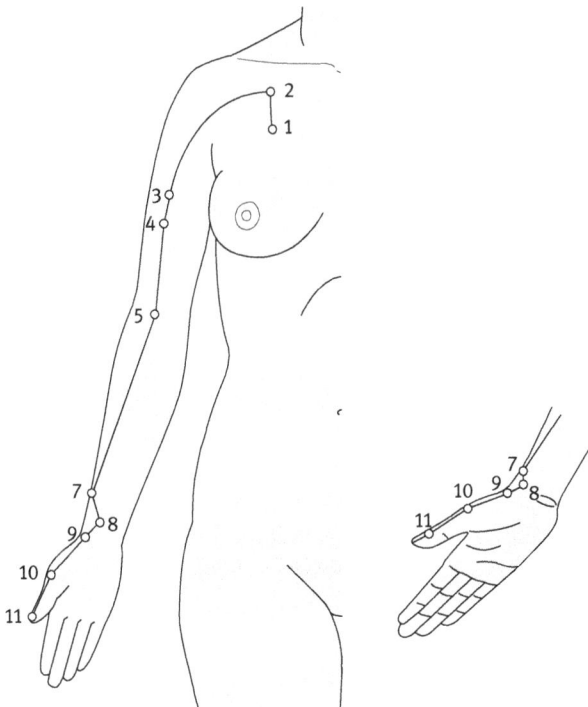

Abb. 3.1: Lu, Lunge.

https://doi.org/10.1515/9783110704426-003

### Lu1 (Zhongfu)

- **Element:** Metall,
- **Besonderheit:** Mu-Punkt (Alarmpunkt),
- **Lokalisation:** 6 Cun lateral der Medianlinie, 1 Cun unterhalb (kaudal) der Klavikula,
- **Stichtechnik:** schräg abwärts oder senkrecht, 0,5–1,0 cm, eventuell Hautfalte anheben,
- **Wirkungen:** verteilt, senkt ab und stärkt das Lungen-Qi, beseitigt Stagnationen durch Schleimansammlungen, beseitigt Fülle.

### Lu7 (Lieque)

- **Element:** Metall,
- **Besonderheit:** Luo-Punkt (Durchgangspunkt) zum Di-Meridian, Kardinalpunkt für den Ren-Mai-Meridian zusammen mit dem Punkt Ni6, regionärer Fernpunkt für den Hals,
- **Lokalisation:** an der Ellenbogenkante (Radius) des Unterarms, 1,5 Cun herzwärts (proximal) im Verlauf des Meridians vom Handgelenkspalt entfernt in einer V" förmigen Rinne zwischen den Sehnen. Lu7 liegt zwischen der 2. (Guan) und 3. (Chi) Pulstaststelle,
- **Stichtechnik:** schräg im Meridianverlauf; 0,75–1,25 cm, eventuell Hautfalte anheben. Cave: nicht auf der Knochenkante des Radius stechen!
- **Wirkungen:** akute und chronische Erkrankungen von Lunge und Atemwegen, befreit die Oberfläche von pathogenen Faktoren, reguliert und senkt das Lungen-Qi ab, stärkt das Wei-Qi, reguliert die Menstruation, nährt Yin und Blut, tonisiert die Niere, bewegt Qi im Oberen Erwärmer, Lu7 und Ni6 öffnen und regulieren den Ren Mai und tonisieren den Uterus.

### Lu9 (Taiyuan)

- **Element:** Metall,
- **Besonderheit:** Yuan-Punkt (Quellpunkt) des Lu-Meridians, traditioneller Tonisierungspunkt, Chinesischer Meisterpunkt der Blutgefäße,
- **Lokalisation:** am Handgelenksspalt daumenwärts (radial) außen, in der Mulde über der tastbaren A. radialis. Lu9 entspricht der 1. (Cun) Pulstaststelle. Hinweis: Die Pulsation der Nadel weist auf die korrekte Lokalisation,
- **Stichtechnik:** schräg 0,5–1,0 cm, eventuell Hautfalte anheben. Cave: nicht auf den Radiusknochen stechen! Keine sedierende Technik an diesem Punkt!
- **Wirkungen:** nährt Lungen-Yin, tonisiert Lungen-Qi, fördert den Fluss von Qi und Blut, beseitigt Stagnationen, beruhigt aufsteigendes Qi, beruhigt die Körperseele (Po), Wirkung eher bei Leere- und Yin-Mangel sowie bei chronischen Störungen.

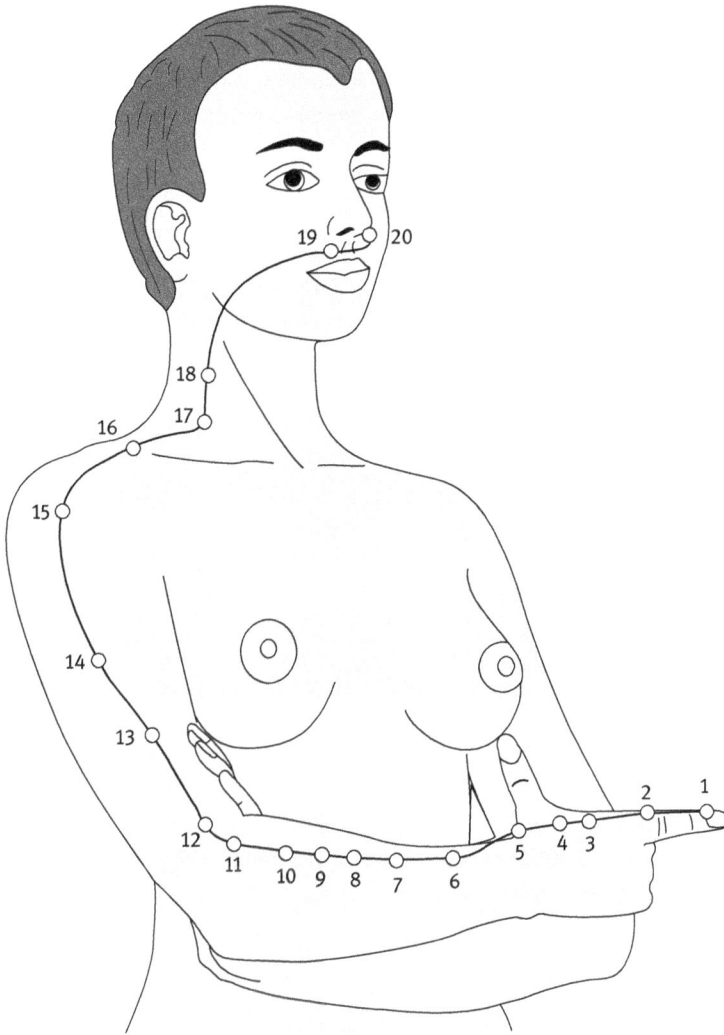

Abb. 3.2: Di, Dickdarm.

### 3.2.2 Dickdarm-Meridian

**Die wichtigsten allgemeinen Wirkungen der Dickdarm-Meridian-Akupunktur-punkte:** Wirken über den Meridian auf den Arm, die Schulter, den Hals und die vordere Kopfregion, beseitigen äußere pathogene Faktoren, insbesondere Wind und Hitze, beseitigen Stagnationen und bewegen Qi.

Di4 (Hegu)

- **Element:** Metall,
- **Besonderheit:** Yuan-Punkt (Quellpunkt) des Di-Meridians, der Analgesie-, Stoffwechsel-, Ausscheidungs- und immunstimulierender Punkt, regionärer Fernpunkt für den ventralen (vorderen) Kopfbereich,
- **Lokalisation:** Daumen parallel zum Zeigefinger legen. Dadurch stellt sich der Muskelbauch des M. interosseus dar, der durch den M. adductor pollicis hochgedrückt wird. Vom Ende der Falte zwischen Daumen und Zeigefinger im 90-Winkel auf dem höchsten Punkt des Muskels leicht schräg im Meridianverlauf,
- **Stichtechnik:** schräg 1,0–2,0 cm. Cave: Die Akupunktur des Punktes Di4 muss schmerzfrei erfolgen, andernfalls fehlerhafte Stichführung oder Lokalisation.
- **Wirkungen:** eleminiert („Ausscheider") äußere, pathogene Faktoren wie Wind, Hitze, Kälte, Feuchtigkeit, beseitigt Blockaden und fördert ganz besonders das Fließen von Qi im gesamten Körper,
- **Hinweis:** häufig verwendete, stark energetische Punktkombination: Di4 + Le3; unterdrückt aufsteigendes Qi und beruhigt den Geist.

Di10 (Shousanli)

- **Element:** Metall,
- **Besonderheit:** wichtiger Lokalpunkt! Hilfspunkt bei der Elektroakupunktur zu Di4,
- **Lokalisation:** auf dem Unterarm 2 Cun von Di11 daumenwärts im Meridianverlauf im M. extensor carpi longus,
- **Stichtechnik:** senkrecht, 1,5–2,0 cm,
- **Wirkungen:** beseitigt Stagnationen im Di-Meridian-Verlauf. Hilfspunkt bei stagnationsbedingten Schmerzen, bewegt Qi.

Di11 (Quchi)

- **Element:** Metall,
- **Besonderheit:** He-(Ho-)Punkt des Dickdarms, traditioneller Tonisierungspunkt,
- **Lokalisation:** bei 90° angewinkeltem Ellenbogen am lateralen (äußeren) Ende der Ellenbogenfalte in einer tastbaren, drucksensiblen Vertiefung, in Richtung des Epicondylus lateralis,
- **Stichtechnik:** senkrecht, 1,5–2,0 cm. Cave: nicht auf den Epicondylus stechen!
- **Wirkungen:** eliminiert Hitze, Wind und Feuchtigkeit, kühlt Blut, stärkt das Wei-Qi und das Lungen-Qi.

Di20 (Yingxiang)

- **Element:** Metall,
- **Besonderheit:** wichtiger lokaler Punkt,

- **Lokalisation:** am Unterrand des Nasenflügels in einer Vertiefung, auf halber horizontaler Strecke zur Nasolabialfalte,
- **Stichtechnik:** schräg 0,5 cm zur Nasenwurzel. Cave: Im Gesichtsbereich oberhalb des Unterkiefers ist auf besondere Hygiene zu achten! Gefahr von Sinusvenenthrombose bzw. zentral-entzündlichen Prozessen!
- **Wirkungen:** vertreibt äußere pathogene Faktoren – insbesondere Wind –, befreit die Nase, den Rachen und die Kehle, kühlt Wind-Hitze.

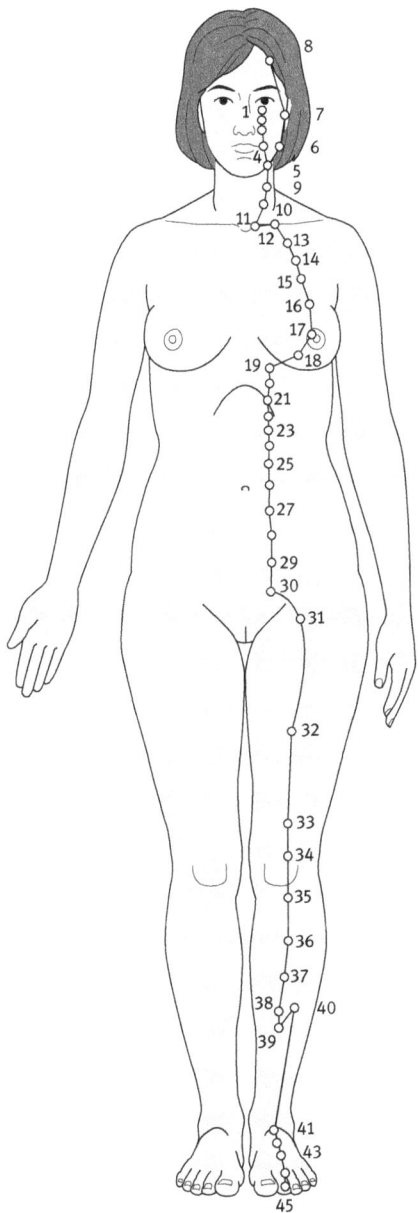

Abb. 3.3: Ma, Magen.

**Die wichtigsten allgemeinen Wirkungen der Magen-Meridian-Akupunktur-punkte:** stärken die Mitte, Qi, Wei-Qi und Blut, beseitigen Feuchtigkeit und Schleim, wirken auf das Abdomen, wirken auf die Regionen des Beins, des Abdomens, der Brust und des Gesichts.

### Ma8 (Touwei)

- **Element:** Erde,
- **Besonderheit:** wichtiger lokaler Punkt, Kreuzungspunkt mit dem Gb-Meridian,
- **Lokalisation:** 0,5–1,0 cm über dem vorderen, natürlichen Haaransatz im Stirn-schläfenwinkel (Geheimratsecke), im Ansatz des M. temporalis,
- **Stichtechnik:** schräg abwärts im Meridianverlauf, 0,5–1,0 cm,
- **Wirkungen:** vertreibt inneren und äußeren Wind, klärt Hitze, beseitigt Nässe und Schleim im Kopfbereich, stärkt die Augen, beseitigt Schmerz (Qi bewegend).

### Ma15 (Wuyi)

- **Element:** Erde,
- **Besonderheit:** wichtiger lokaler Punkt,
- **Lokalisation:** 4 Cun lateral der Medianlinie (Ren Mai) im 2. ICR,
- **Stichtechnik:** flach im Meridianverlauf nach unten (caudal) 1,0–1,5 cm; Kategorie: gefährlicher Punkt!
- **Wirkungen:** reguliert Qi-Fluss, beseitigt Stagnationen, klärt Hitze.

### Ma16 (Yingchuang)

- **Element:** Erde,
- **Besonderheit:** wichtiger lokaler Punkt,
- **Lokalisation:** 4 Cun lateral der Medianlinie (Ren Mai) im 3. ICR, am oberen Brustdrüsenansatz an der oberen Brustumschlagsfalte,
- **Stichtechnik:** flach im Meridianverlauf nach unten (caudal) 1,0–1,5 cm; Kategorie: gefährlicher Punkt!
- **Wirkungen:** reguliert Qi-Fluss, beseitigt Stagnationen, klärt Hitze.

### Ma17 (Ruzhong)

- **Element:** Erde,
- **Besonderheit:** Punkt entspricht der Mamille, wird nicht akupunktiert, dient nur als Lokalisationshilfe,
- **Lokalisation:** Mamille, 4. ICR.

### Ma18 (Rugen)

- **Element:** Erde,
- **Besonderheit:** wichtiger lokaler Punkt,
- **Lokalisation:** 4 Cun lateral der Medianlinie (Ren Mai) im 5. ICR, am unteren Brustdrüsenansatz an der unteren Brustumschlagsfalte,
- **Stichtechnik:** flach im Meridianverlauf nach kranial (oben) 1,0–1,5 cm; Kategorie: gefährlicher Punkt!
- **Wirkungen:** reguliert Qi- und Blut-Fluss, beseitigt Stagnationen, klärt Hitze.

### Ma21 (Liangmen)

- **Element:** Erde,
- **Besonderheit:** wichtiger lokaler Punkt für Beschwerden des Magens,
- **Lokalisation:** 4 Cun über dem Nabel und 2 Cun lateral der Medianlinie (Ren Mai) in gleicher Höhe wie der Punkt Ren Mai12,
- **Stichtechnik:** schräg abwärts (caudal) im Meridianverlauf 1,0–1,5 cm,
- **Wirkungen:** reguliert Qi-Fluss des Magens und mittleren San Jiao, beseitigt Stagnationen, stärkt Magen- und Milzfunktionen, wichtiger lokaler Punkt bei Magenfunktionsstörungen (Fülle-Zustände).

### Ma25 (Tianshu)

- **Element:** Erde,
- **Besonderheit:** Mu-(Alarm-)Punkt des Dickdarms,
- **Lokalisation:** 2 Cun lateral der Medianlinie (Ren Mai) auf gleicher Höhe wie der Nabel und der Punkt Ren Mai8,
- **Stichtechnik:** senkrecht oder schräg zum Nabel, 1,5–2,0 cm,
- **Wirkungen:** reguliert den Dickdarm, beseitigt Stagnationen, stärkt Milzfunktionen, beseitigt Kälte und Feuchtigkeit (Moxa), bewegt Blut.

### Ma27 (Daju)

- **Element:** Erde,
- **Besonderheit:** wichtiger Lokalpunkt im Unterbauch,
- **Lokalisation:** 2 Cun lateral der Medianlinie (Ren Mai) und 2 Cun unterhalb des Nabels,
- **Stichtechnik:** senkrecht, 1,5–2,0 cm,
- **Wirkungen:** reguliert und stärkt lokal das Qi, beseitigt Stagnationen, stabilisiert die Nierenfunktionen (Essenz-Jing), beseitigt Kälte und Feuchtigkeit (Moxa), bewegt Blut.

- **Element:** Erde,
- **Besonderheit:** wichtiger Lokalpunkt im Unterbauch und Urogenitaltrakt,
- **Lokalisation:** 2 Cun lateral der Medianlinie (Ren Mai) und 3 Cun unterhalb des Nabels, auf Höhe des Punktes Ren Mai4,
- **Stichtechnik:** senkrecht, 1,5–2,0 cm,
- **Wirkungen:** reguliert und stärkt lokal das Qi, bewegt Qi, beseitigt Stagnationen, stabilisiert die Nierenfunktionen (Essenz-Jing), beseitigt Kälte und Feuchtigkeit aus dem Uterus und unteren San Jiao (Moxa), öffnet die Wasserwege, beseitigt Feuchtigkeit (polyzystische Ovarien), bewegt Blut, reguliert die Menstruation, fördert die Fertilität besonders bei Qi- und Blut-Stagnationen, sowie bei Feuchtigkeit und Schleim.

- **Element:** Erde,
- **Besonderheit:** wichtiger Lokalpunkt im Unterbauch und Urogenitaltrakt,
- **Lokalisation:** 2 Cun lateral der Medianlinie (Ren Mai) und 4 Cun unterhalb des Nabel, auf Höhe des Punktes Ren Mai3,
- **Stichtechnik:** senkrecht, 1,5–2,0 cm,
- **Wirkungen:** reguliert und stärkt lokal das Qi, beseitigt Stagnationen, beseitigt Kälte und Feuchtigkeit (Moxa), stärkt und reguliert den unteren San Jiao, bewegt Blut im Uterus und reguliert die Menstruation.

- **Element:** Erde,
- **Besonderheit:** wichtiger Lokalpunkt im Unterbauch und Urogenitaltrakt, Kreuzungspunkt mit dem Chong-Mai-Meridian (Meer des Blutes), wichtiger Punkt des Chong Mai,
- **Lokalisation:** 2 Cun lateral der Medianlinie (Ren Mai) am Symphysenoberrand, auf Höhe des Punktes Ren Mai2,
- **Stichtechnik:** senkrecht, 1,0–1,5 cm,
- **Wirkungen:** stabilisiert und reguliert die Nierenfunktionen (Essenz-Jing), reguliert und bewegt Qi und Blut, den Chong-Mai-Meridian und die Menstruation, reguliert die unteren Körperöffnungen.

- **Element:** Erde,
- **Besonderheit:** Xi-(Akut-)Punkt, lokaler Punkt für das Knie,
- **Lokalisation:** 2 Cun über dem oberen lateralen Patellarand in einer tastbaren Vertiefung des M. quadriceps,

- **Stichtechnik:** senkrecht, 1,0–1,5 cm,
- **Wirkungen:** fördert das Absteigen des Magen-Qi, reguliert Magen und Darm, harmonisiert den mittleren San Jiao.

## Ma36 (Zusanli)

- **Element:** Erde,
- **Besonderheit:** He-(Ho-)Punkt des Magens, allgemein wichtiger Tonisierungspunkt, einer der wichtigsten Punkte in der Akupunktur mit breiter Wirkung und regionärer Fernpunkt für den mittleren San Jiao!
- häufige Punktekombination: Ma36 + MP6 + Ren Mai6 (Qi-Tonisierung),
- Ma36 + MP6 + Ren Mai12 (Wirkung auf den mittleren San Jiao (z. B. bei Übelkeit, Erbrechen),
- **Lokalisation:** im Liegen 3 Cun, im Sitzen 4 Cun unterhalb des Patellaunterrands, 1 Cun lateral der Tibiakante. Exakte Lokalisation wichtig!
- **Stichtechnik:** senkrecht, 1,5–2,5 cm. Cave: nicht auf die Tibiakante stechen!
- **Wirkungen:** stärkt und reguliert Magen und Milz, tonisiert und reguliert Qi und Blut, tonisiert Milz-Qi, nährt Blut, beseitigt Stagnationen, reguliert Bao Luo (Uterus-Leitbahn), tonisiert bei allen Leerezuständen von Qi und Yang, tonisiert die Niere, wehrt äußere pathogene Faktoren ab und stärkt das Wei Qi, vertreibt Nässe und transformiert Feuchtigkeit (Moxa), unterstützt die Beseitigung von Schleim, beruhigt den Geist (Shen).

## Ma37 (Shangjuxu)

- **Element:** Erde,
- **Besonderheit:** unterer He-(Ho-)Punkt des Dickdarms,
- **Lokalisation:** 3 Cun unter Ma36, 1 Cun lateral der Tibiakante,
- **Stichtechnik:** senkrecht, 1,5–2,0 cm,
- **Wirkungen:** reguliert den Dickdarm, beseitigt Stagnationen, reguliert den Qi-Fluss, entfernt Feuchte-Hitze, Testpunkt bei Appendizitis.

## Ma38 (Tiaokou)

- **Element:** Erde,
- **Besonderheit:** wichtiger Fernpunkt mit Wirkung auf die Schulter!
- **Lokalisation:** Halbierung der Strecke vom Patellaunterrand bis zum vorderen Sprunggelenkspalt auf Höhe des Malleolus lateralis, 1 Cun lateral der Tibiakante,
- **Stichtechnik:** senkrecht, 1,5–2,0 cm,
- **Wirkungen:** bewegt Qi und beseitigt Stagnationen im Meridianverlauf, Wirkung besonders auf die Schulterregion!

- **Element:** Erde,
- **Besonderheit:** unterer He-(Ho-)Punkt des Dünndarms,
- **Lokalisation:** 1 Cun unter Ma38,
- **Stichtechnik:** senkrecht, 1,5–2,0 cm,
- **Wirkungen:** bewegt Qi und beseitigt Stagnationen, Wirkung auf das Abdomen.

- **Element:** Erde,
- **Besonderheit:** Luo-(Durchgangs-)Punkt, der Punkt bei Schleimstörungen,
- **Lokalisation:** Hälfte des Unterschenkels (Hälfte der Strecke Patellaunterkante – vorderer Sprunggelenkspalt), auf Höhe des Punktes Ma38, 2 Cun lateral der Tibiakante,
- **Stichtechnik:** senkrecht, 1,5–2,5 cm,
- **Wirkungen:** transformiert Schleim und Feuchtigkeit, harmonisiert die Mitte (Magen und Milz), klärt und beruhigt den Geist (Shen) bei schleimbedingten Störungen, Wirkung auf den Thorax.

- **Element:** Erde,
- **Besonderheit:** wichtiger Punkt bei Hitzestörungen im Magen und Ma-Meridian,
- **Lokalisation:** unmittelbar am Ende der Schwimmhautfalte, in einer Mulde, zwischen der 2. und 3. Zehe,
- **Stichtechnik:** senkrecht, 0,5–1,25 cm ,
- **Wirkungen:** kühlt Hitze im Magen und Ma-Meridian, leitet Ma-Feuer aus, reguliert Ma-Qi, beseitigt Wind-Hitze aus dem Gesichtsbereich, beseitigt hitzebedingte Schmerzzustände.

- **Element:** Erde,
- **Besonderheit:** wichtiger Punkt bei Hitzestörungen im Kopfbereich des Ma-Meridians,
- **Lokalisation:** 0,5 cm neben dem lateralen Nagelfalzwinkel der 2. Zehe,
- **Stichtechnik:** schräg in den Meridianverlauf, 0,5 cm. Cave: nicht in den Nagelfalz stechen!
- **Wirkungen:** kühlt Hitze im Kopfbereich des Ma-Meridians, leitet pathogene Hitze und extremes Magen-Feuer aus, harmonisiert den Magen, klärt den Geist (Shen), belebt das Bewusstsein.

**Die wichtigsten allgemeinen Wirkungen der Milz-Meridian-Akupunkturpunkte:** stärken die Mitte, Qi, Wei-Qi und Blut, nähren das Yin und Blut, wirken auf den Uterus, beseitigen Feuchtigkeit und Schleim, wirken auf die Regionen der Innenseite des Beins und des Abdomens.

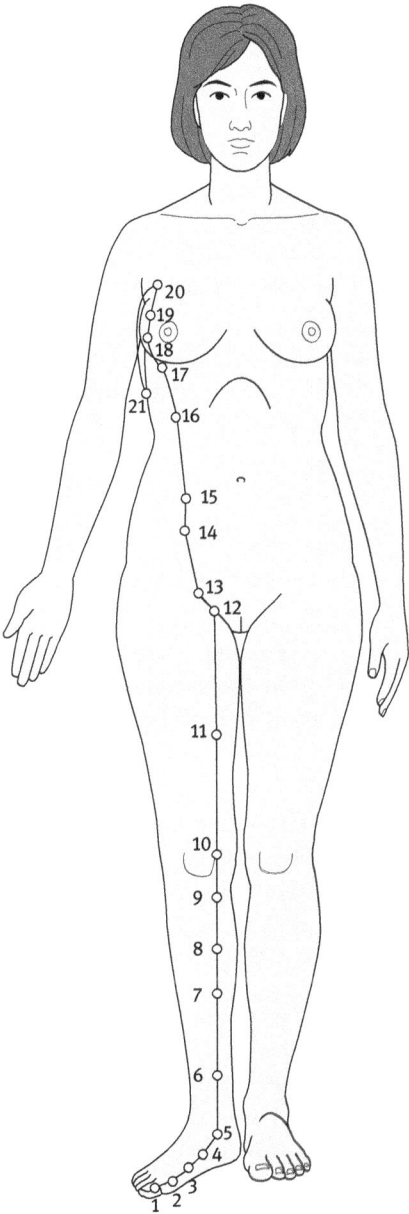

Abb. 3.4: MP, Milz/Pankreas.

- **Element:** Erde,
- **Besonderheit:** wichtiger Punkt zum Stillen von Blutungen,
- **Lokalisation:** an der medialen Seite, 0,5 cm neben dem lateralen Nagelfalzwinkel der Großzehe,
- **Stichtechnik:** schräg in den Meridianverlauf, 0,5 cm. Cave: nicht in den Nagelfalz stechen!
- **Wirkungen:** wichtiger Punkt zum Stillen von Blutungen (Moxa), reguliert Blut und stillt Blutungen, stärkt die Milz.

- **Element:** Erde,
- **Besonderheit:** wichtiger Punkt zum Stärken der Milz,
- **Lokalisation:** an der Innenseite des Fußes in einer tastbaren Vertiefung proximal des ersten Metatarsalknochenkopfs, am Übergang von der weißen zur roten Haut,
- **Stichtechnik:** schräg im Meridianverlauf, 0,5 cm,
- **Wirkungen:** tonisiert die Milz, stärkt das Milz-Yang (Moxa), harmonisiert den mittleren San Jiao, transformiert Feuchtigkeit und bewegt Qi.

- **Element:** Erde,
- **Besonderheit:** Luo-(Durchgangs-)Punkt zum Ma-Meridian, Kardinalpunkt des Chong-Mai-Meridians zusammen mit dem Punkt Pe6,
- **Lokalisation:** auf der Innenseite des Fußes, in einer tastbaren Vertiefung zehenwärts (distal) der Basis des ersten Mittelfußknochens (Os metatarsale I), am Übergang (Farbumschlag von roter zu weißer Haut) der Haut des Fußrückens zur Fußsohle,
- **Stichtechnik:** schräg im Meridianverlauf, 0,5–1,0 cm,
- **Wirkungen:** reguliert das Meer des Blutes (Chong Mai), kann die Menstruation bei Amenorrhö auslösen, reguliert den Qi- und Blutfluss, stärkt Milz und Magen, transformiert Feuchtigkeit, reguliert den Uterus und die Menstruation.

- **Element:** Erde,
- **Besonderheit:** Kreuzungspunkt der drei Yin-Meridiane des Fußes mit dem Ni-Meridian und dem Le-Meridian. Regionärer Fernpunkt für das kleine Becken. Der wichtigste geburtshilflich-gynäkologische Akupunkturpunkt! Wichtiger Hinweis: Der Punkt ist bei unkomplizierter Schwangerschaft *nicht* kontraindiziert, wie in der Literatur oft angegeben!

- **Lokalisation:** an der Innenseite des Unterschenkels, 3 Cun oberhalb der hervor-springenden Erhebung (= höchste Prominenz) des Innenknöchels, in einer tast-baren, meist druckdolenten Vertiefung, hinter der Schienbeinkante. Cave: nicht auf die Tibia stechen! Hinweis: Die drei Yin-Meridiane des Beines liegen im Areal des Punktes MP6 ganz nahe beieinander, entsprechend den Punkten Ni8 und Le5,
- **Stichtechnik:** senkrecht, 1,5–2,5 cm,
- **Wirkungen:** tonisiert die Milz, das Yin und das Blut, hebt Qi, kühlt Blut, regu-liert und stärkt Leber- und Nieren-Yin, bewegt Qi und Blut und beseitigt Stagna-tionen, transformiert Feuchtigkeit, unterstützt des glatten Fluss des Leber-Qi, be-sänftigt die Leber und beruhigt den Geist (Shen), reguliert den Uterus,
- häufige Punktkombinationen: MP6 + He7 (psychosomatische Störungen), MP6 + Ren Mai4 (Tonisierung des Yin), MP6 + Ni3 (Tonisierung der Niere und der Essenz), MP6 + Ren Mai3 (urogenitale Störungen).

## MP8 (Diji)

- **Element:** Erde,
- **Besonderheit:** Xi-(Akut-)Punkt, wichtiger Punkt bei Blutungen und Dysmenor-rhö,
- **Lokalisation:** 3 Cun distal des Punktes MP9 im Milz-Meridianverlauf,
- **Stichtechnik:** senkrecht, 1,0–1,5 cm,
- **Wirkungen:** reguliert Qi und Blut, beseitigt Stagnationen, stärkt die Milz, regu-liert den Uterus, beseitigt Feuchtigkeit, beendet Blutungsstörungen des Uterus.

## MP9 (Yinlingquan)

- **Element:** Erde,
- **Besonderheit:** He-(Ho-)Punkt der Milz, wichtiger Punkt bei Feuchtigkeit und Nässe,
- **Lokalisation:** auf der Innenseite des Beines, bei gebeugtem Knie, in einer deutli-chen druckdolenten Vertiefung unter dem Gelenkkopf (Condylus medialis tibia-lis), am Übergang zum Corpus des Schienbeines (Tibia). Auf der Außenseite des Unterschenkels liegt in gleicher Höhe der Punkt Gb34,
- **Stichtechnik:** senkrecht, 1,5–2,5 cm,
- **Wirkungen:** reguliert und stärkt die Milz, beseitigt wirkungsvoll Feuchtigkeit und Nässe, öffnet die Wasserwege, fördert die Diurese, reguliert den unteren San Jiao, beseitigt Feuchte-Hitze und Feuchte-Kälte.

MP10 (Xuehai)
- **Element:** Erde,
- **Besonderheit:** besondere Wirkung auf das Blut und die Bewegung des Blutes,
- **Lokalisation:** bei gebeugtem Knie, ausgehend von der oberen, medialen Patella-winkelecke (medialer, kranialer Patellapol) 2 Cun senkrecht nach oben, dem Meridianverlauf folgend, in einer oft tastbaren Vertiefung auf dem M. vastus medialis,
- **Stichtechnik:** senkrecht, 1,5–2,0 cm,
- **Wirkungen:** beseitigt Blut-Stau, bewegt Blut, kühlt das Blut bei Blut-Hitze, beseitigt Stagnationen, lässt das Blut wieder in das „Meer des Blutes" eintreten, wichtiger Punkt zur Regulation des Blutes, immunmodulierende Wirkung, wichtiger Punkt bei Hauterkrankungen und Juckreiz (Mikroaderlass/Schröpfen).

MP12 (Chongmen)
- **Element:** Erde,
- **Besonderheit:** Kreuzungspunkt mit dem Le-Meridian, Punkt des Chong-Mai-Meridians,
- **Lokalisation:** 3,5 Cun lateral der Medianlinie (Ren Mai) auf Höhe des Punktes Ren Mai2 am Symphysenoberrand,
- **Stichtechnik:** senkrecht, 1,0–1,5 cm,
- **Wirkungen:** bewegt Qi und Blut, reguliert das Qi im Chong-Mai-Meridian, reguliert den unteren San Jiao, leitet Feuchtigkeit aus.

MP14 (Fujie)
- **Element:** Erde,
- **Besonderheit:**
- **Lokalisation:** 4 Cun lateral der Medianlinie (Ren Mai) auf der Mamillarlinie, 1,5 Cun unter dem Nabel auf Höhe des Punktes Ren Mai6,
- **Stichtechnik:** senkrecht, 1,0–1,5 cm,
- **Wirkungen:** bewegt Qi und Blut im Unterbauch.

MP15 (Daheng)
- **Element:** Erde,
- **Besonderheit:** Kreuzungspunkt mit dem Yin Wei Mai, wichtiger lokaler Punkt für die Darmregulation,
- **Lokalisation:** 4 Cun lateral des Nabel (Ren Mai8) auf der Mamillarlinie,
- **Stichtechnik:** senkrecht, 1,0–1,5 cm,
- **Wirkungen:** reguliert das Darm-Qi, stärkt Milzfunktionen, leitet Feuchtigkeit aus.

MP16 (Fuai)

- **Element:** Erde,
- **Besonderheit:** Kreuzungspunkt mit dem Yin Wei Mai, lokaler Punkt für die Darm- und Milzregulation,
- **Lokalisation:** 3 Cun kranial der Nabelmitte (Ren Mai8) und 4 Cun lateral der Medianlinie (Ren Mai) auf der Mamillarlinie,
- **Stichtechnik:** schräg abwärts im Meridianverlauf, 0,5–1,0 cm,
- **Wirkungen:** reguliert das Darm- und Milz-Qi, beseitigt Stagnationen, leitet Feuchtigkeit aus.

## 3.2 Punkte des 2. Meridian-Umlaufs (He-Dü-Bl-Ni)

### 3.2.1 Herz-Meridian

**Die wichtigsten allgemeinen Wirkungen der Herz-Meridian-Akupunkturpunkte:** wirken und regulieren die Psyche und den Geist (Shen), wirken regional auf die Arminnenseite und den Thorax.

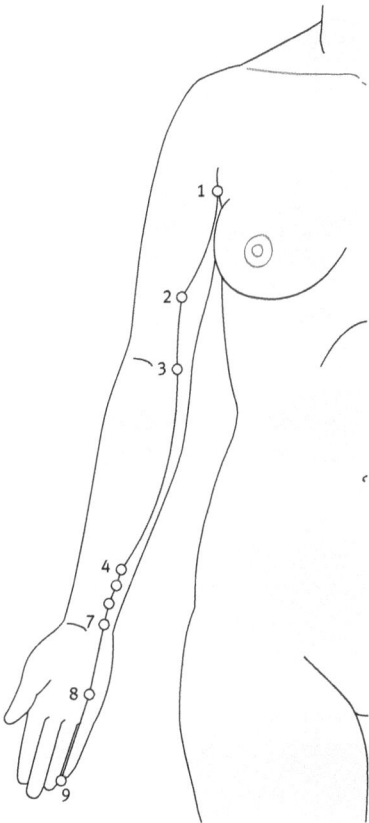

Abb. 3.5: Herz.

- **Element:** Feuer,
- **Besonderheit:** He-(Ho-)Punkt des He-Meridians,
- **Lokalisation:** Bei nahezu maximaler Beugung des Ellenbogens entsteht eine Hautfalte. Kurz hinter dem Ende dieser Ellenbogenbeugefalte in einer Vertiefung ist eine veränderte Drucksensibilität tastbar, noch deutlich vor dem inneren Gelenkkopf des Humerus (Epicondylus ulnaris humeri),
- **Stichtechnik:** senkrecht, 1,5–2,0 cm. Cave: nicht auf den Epicondylus akupunktieren!
- **Wirkungen:** beseitigt Stagnationen im He-Meridian, reguliert He-Qi, beseitigt He-Feuer und klärt Hitze, beruhigt den Geist (Shen), Hinweis: Verwendung der Punkte He3 + He7 entspricht der sogenannten „Herzachse" mit starker Wirkung auf den Geist.

- **Element:** Feuer,
- **Besonderheit:** Luo-Punkt (Durchgangspunkt) zum Dü-Meridian,
- **Lokalisation:** 1 Cun herzwärts auf dem He-Meridian von dem medialen Ende der Handgelenkbeugefalte entfernt,
- **Stichtechnik:** senkrecht, 0,5–1,0 cm,
- **Wirkungen:** reguliert He-Qi und He-Yin, beruhigt den Geist (Shen), Wirkung auf die Zunge.

- **Element:** Feuer,
- **Besonderheit:** Xi-(Akut-)Punkt, stärkt He-Yin,
- **Lokalisation:** 0,5 Cun herzwärts auf dem He-Meridian von dem medialen Ende der Handgeleksbeugefalte entfernt,
- **Stichtechnik:** senkrecht, 0,5–1,0 cm,
- **Wirkungen:** stärkt He-Yin und He-Blut, klärt Leere-Hitze und Mangel-Hitze des Herzens, unterdrückt rebellierendes Qi, beruhigt den Geist (Shen), beendet Schwitzen.

- **Element:** Feuer,
- **Besonderheit:** Yuan-Punkt (Quellpunkt) des He-Meridians. Traditioneller Sedierungspunkt. Wichtiger Punkt!
- **Lokalisation:** am Handgelenksspalt, radial der deutlich tastbaren Sehne des M. flexor carpi ulnaris. Die Stichrichtung ist senkrecht zur Hautoberfläche, parallel zum Handgelenkspalt, unter die Sehne,

- **Stichtechnik:** senkrecht, 0,5–1,0 cm. Cave: nicht auf die Sehne akupunktieren,
- **Wirkungen:** stärkt He-Blut und He-Yin, löst He-Qi-Stagnationen, klärt He-Feuer und Mangel-Hitze, macht die Meridiane im Thoraxbereich durchgängig und löst Stagnation, beruhigt und stärkt den Geist (Shen).

### He8 (Shaofu)

- **Element:** Feuer,
- **Besonderheit:** besonderer Punkt bei Fülle-Mustern des Herzens und Fülle-Hitze,
- **Lokalisation:** bei geballter Faust unter der Spitze des kleinen Fingers, zwischen dem 4. und 5. Metakarpalknochen,
- **Stichtechnik:** senkrecht, 0,5 cm,
- **Wirkungen:** He8 ist ein stärkerer Punkt als He7, klärt alle Hitzeformen des Herzen (Fülle-Hitze, Leere-Hitze, Schleim-Hitze), besonders wirksam bei allen Fülle-Mustern des Herzens, reguliert He-Qi, beruhigt den Geist (Shen), wichtiger Punkt bei Psychosen, bei genitalem Juckreiz (Blut-Hitze und Wirkung bei Hitze über die Verbindung von He-und Ni-Meridian (Shaoyin)).

### He9 (Shaochong)

- **Element:** Feuer,
- **Besonderheit:** wichtiger Notfallpunkt, traditioneller Tonisierungspunkt,
- **Lokalisation:** 0,5 cm neben dem medialen (radialen) Nagelfalzwinkel des Kleinfingers,
- **Stichtechnik:** schräg in den Meridianverlauf, 0,5 cm,
- **Wirkungen:** reguliert das Herz, befreit die Öffnungen des Herzens, beseitigt Hitze und Wind, belebt das Bewusstsein, Notfallpunkt.

### 3.2.2 Dünndarm-Meridian

**Die wichtigsten allgemeinen Wirkungen der Dünndarm-Meridian-Akupunkturpunkte:** beseitigen äußere pathogene Faktoren, insbesondere Wind, wirken auf das Ohr und den Bewegungsapparat, wirken regional auf die Armhinterseite, die Schulterregion sowie die seitliche Gesichtshälfte.

### Dü1 (Shaoze)

- **Element:** Feuer,
- **Besonderheit:** Jing-(Brunnen-)Punkt. Punkt bei Fülle-Mustern,
- **Lokalisation:** an der Kreuzung der Linien seitlich (außen) und unterhalb des Nagelbetts,

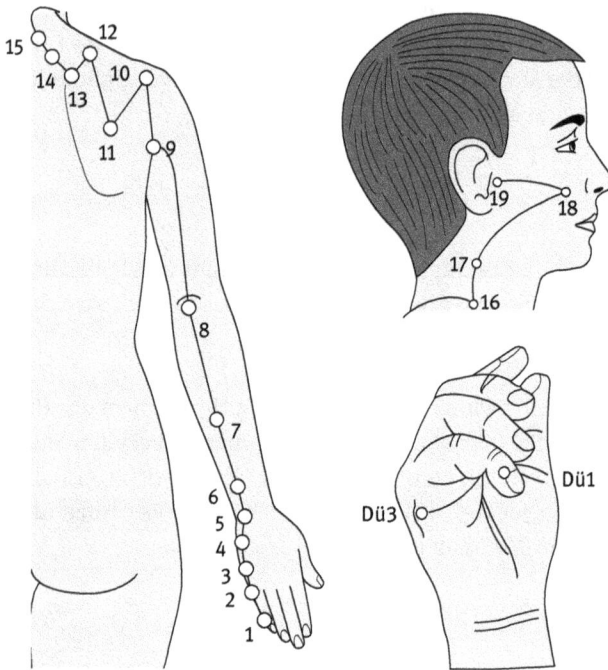

Abb. 3.6: Dü, Dünndarm.

- **Stichtechnik:** schräg in den Meridianverlauf, 0,5 cm. Cave: nicht ins Nagelbett akupunktieren!
- **Wirkungen:** klärt Hitze und Herz-Feuer, vertreibt Wind-Hitze, beseitigt Stagnationen der Leitbahn, befreit die Sinne und belebt das Bewusstsein, fördert die Laktation, leitet Hitze aus bei Mastitis (Hinweis: fördert den Milchfluss nur bei Störungen durch Fülle-Muster, wie bei Stagnationen durch pathogene Faktoren oder Stagnation des Le-Qi, nicht bei mangender Milchbildung!).

### Dü2 (Qiangu)

- **Element:** Feuer,
- **Besonderheit:** leitet Hitze aus,
- **Lokalisation:** distal des 5. Metakarpophalangealgelenks in einer Vertiefung, die bei leichtem Faustschluss zwischen Corpus und Basis der proximalen Phalanx des Kleinfingers entsteht,
- **Stichtechnik:** senkrecht, 0,5 cm,
- **Wirkungen:** vertreibt Wind-Hitze, beseitigt Hitze aus dem Dü-Meridian, beseitigt Stagnationen der Leitbahn, wirkt auf Ohren, Augen und Hals bei Hitze, beseitigt Hitze aus der Blase bei Brennen bei der Miktion (Dü-Bl).

## Dü3 (Houxi)

- **Element:** Feuer,
- **Besonderheit:** Kardialpunkt des Du-Mai-Meridians zusammen mit dem Punkt Bl62, traditioneller Tonisierungspunkt,
- **Lokalisation:** am Ende der beim Faustschluss kleinfingerseits entstehenden und nach außen verlaufenden Hautfalte (Handtellerquerfalte), am oder vor dem Ende dieser Falte,
- **Stichtechnik:** senkrecht, 0,5–1,0 cm. Cave: bei einer weit nach außen verlaufenden Falte nicht auf den tastbaren Mittelhandknochen akupunktieren!
- **Wirkungen:** leitet Hitze aus, vertreibt pathogene Faktoren, insbesondere Wind, beruhigt den Geist (Shen), entspannt Muskeln und Sehnen, beseitigt Stagnationen (Spasmolyse), regionärer Fernpunkt für Schulter, Nacken und bei HWS- und LWS-Syndrom (Bezug zum Du-Mai-Meridian), korrespondierender Meridian zum Bl-Meridian (Rückenschmerzen, Lumbago), wirkt auf Nase, Augen und Ohren.

## Dü11 (Tianzong)

- **Element:** Feuer,
- **Besonderheit:** Kreuzungspunkt mit dem Yang Wei Mai und Yang Qiao Mai. Wichtiger Lokalpunkt für die Schulter- und Schulterblattregion. Triggerpunkt des M. infraspinatus,
- **Lokalisation:** in der Mitte der Fossa infraspinata der Skapula an der Grenze zwischen oberem und mittlerem Drittel der Verbindungslinie vom Unterrand der Spina scapulae zum Angulus inferior scapulae in Höhe des Dornfortsatzes des 4. BWK,
- **Stichtechnik:** schräg abwärts, 1,0–1,5 cm,
- **Wirkungen:** beseitigt Stagnationen regional und im Thorax (zusammen mit dem Punkt Pe6), beseitigt Stagnationen und Fülle-Zustände der Mammae, z. B. bei Milchstau (zusammen mit dem Punkt Dü1 und den lokalen Punkten des Brustpakets).

## Dü18 (Quanliao)

- **Element:** Feuer,
- **Besonderheit:** Kreuzungspunkt von Dü- und 3E-Meridian, wichtigster Lokalpunkt des Gesichts bei pathogenen klimatischen Faktoren (Wind, Hitze),
- **Lokalisation:** am unteren Rand des Arcus zygomaticus und senkrecht unterhalb des äußeren Augenwinkels, am Vorderrand des M. masseter,
- **Stichtechnik:** senkrecht, 0,5–1,0 cm,
- **Wirkungen:** vertreibt pathogene klimatische Faktoren wie Wind und Hitze, beseitigt Stagnationen und Schwellungen, der Punkt bei Fazialisparese, Trigeminusneuralgie des II. Ast und Tic.

Dü19 (Tinggong)

- **Element:** Feuer,
- **Besonderheit:** wichtiger lokaler Punkt für das Ohr,
- **Lokalisation:** in der Vertiefung zwischen Tragus und Kiefergelenk bei leicht geöffnetem Mund,
- **Stichtechnik:** senkrecht, 0,5 cm,
- **Wirkungen:** vertreibt Wind und Kälte, öffnet das Ohr, beseitigt Stagnationen lokal (Schmerzen, Kiefergelenkstörungen), unterstützt das Ohr (Tinnitus, Ohrenentzündungen und Schmerz).

### 3.2.3 Blasen-Meridian

**Die wichtigsten allgemeinen Wirkungen der Blasen-Meridian-Akupunkturpunkte:** beeinflussen die Organe über die Shu-(Zustimmungs-)Punkte, beseitigen äußere pathogene Faktoren und ihre Auswirkungen, wirken auf den gesamten Rückenbereich bei Schmerzen sowie auf folgende Regionen: Hinterseite des Beins, insbesondere den medialen Rückenbereich, Nacken, Kopf und Gehirn sowie auf die Funktionen der Blase.

Bl2 (Zanzhu)

- **Element:** Wasser,
- **Besonderheit:** wichtiger lokaler Punkt für Augen und Nase,
- **Lokalisation:** am medialen Ende der Augenbraue, senkrecht über dem medialen Augenwinkel,
- **Stichtechnik:** schräg Richtung Nasenwurzel, 0,5 cm. Tipp: ggf. Hautfalte verwenden,
- **Wirkungen:** vertreibt Wind, klärt Hitze, unterdrückt Leber-Yang, beseitigt Qi-Stagnationen, Wirkung auf das Auge, bildet zusammen mit dem Ex-Punkt Yintang (PdM) das sogenannte „vordere kleine Dreieck" mit besonderer Wirkung auf Nase und Stirnhöhle.

Bl10 (Tianzhu)

- **Element:** Wasser,
- **Besonderheit:** wichtiger lokaler Punkt des Kopfes zur Vertreibung von Wind, „Meisterpunkt des Parasympatikus",
- **Lokalisation:** auf der Senkrechten gut 1 Cun von der Mittellinie (Du Mai) nach außen entfernt an der äußeren Muskelansatzseite des M. trapezius, innerhalb der horizontal verlaufenden Haaransatzlinie, am unteren Rand des Schädelknochens (Okzipitalschuppe), oberhalb einer Horizontalachse des 2. HWK-Dornfortdatzes,

- **Stichtechnik:** senkrecht, 1,0–1,5 cm,
- **Wirkungen:** vertreibt Wind und Kälte, klärt den Kopf und befreit die Sinne, beseitigt Stagnationen, bewegt Qi, macht den Meridian durchgängig, entspannt Muskeln und Sehnen, stärkt den Rücken.

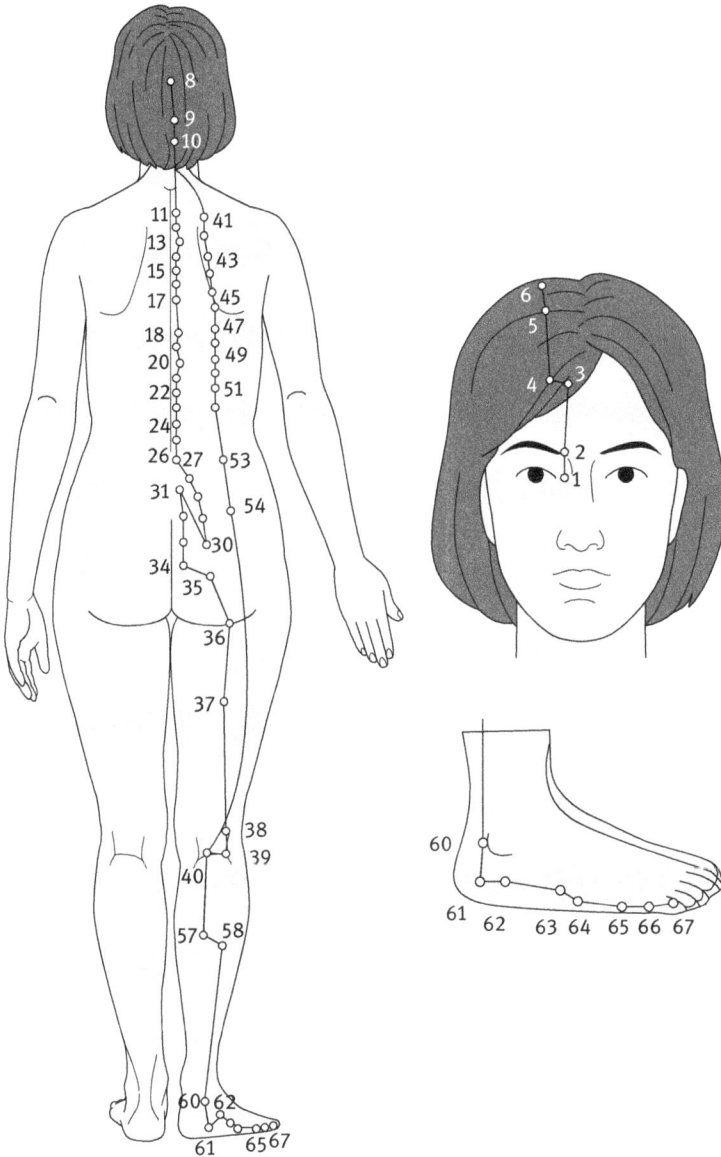

Abb. 3.7: Bl, Blase.

**Allgemeiner Hinweis zur Lokalisation der Punkte des Blasen-Meridans im Bereich der Brustwirbelsäule:** Von Bl11 bis Bl17 stimmt die Nummerierung der Punkte des Blasen-Meridians mit der Endziffer der Nummer der Thorakalwirbel überein (z. B. Bl11 unter Th1; Bl13 unter Th3). Bei den Punkten Bl18 bis Bl21 ist der Nummerierung des Punktes bei der Endziffer des Thorakalwirbels der Wert 1 hinzuzufügen (z. B. Bl18 unter Th9, Bl20 unter Th11). Bei den Punkten Bl22 bis Bl25 ist von der Nummerierung des Punktes bei der Endziffer des Lumbalwirbels der Wert 1 abzuziehen (z. B. Bl22 unter L1, Bl25 unter L4).

### Bl11 (Dazhu)

- **Element:** Wasser,
- **Besonderheit:** Chinesischer Meisterpunkt der Knochen,
- **Lokalisation:** 1,5 Cun (2 QF) lateral der Medianlinie (Du Mai) unterhalb des Dornfortsatzes von Th1 (BWK1),
- **Stichtechnik:** schräg nach unten im Meridianverlauf oder schräg nach medial, 0,5–1,5 cm. Cave: „Gefährlicher Punkt!",
- **Wirkungen:** Meisterpunkt der Knochen und Gelenke, vertreibt Wind, klärt Hitze, öffnet die Oberfläche und leitet pathogene Faktoren aus, bewegt Qi und beseitigt lokale Stagnationen.

### Bl13 (Feishu)

- **Element:** Wasser,
- **Besonderheit:** Shu-Punkt (Zustimmungspunkt) der Lunge. Sehr wichtiger Punkt!
- **Lokalisation:** 1,5 Cun (2 QF) lateral der Medianlinie (Du Mai) unterhalb des Dornfortsatzes von Th3 (BWK3),
- **Stichtechnik:** schräg nach unten im Meridianverlauf oder schräg nach medial, 0,5–1,5 cm. Cave: „Gefährlicher Punkt!",
- **Wirkungen:** Zustimmungspunkt der Lunge, reguliert, stärkt und verteilt das Lungen-Qi, unterstützt die absenkende Funktion der Lunge, vertreibt äußere pathogene Faktoren, klärt Hitze und Mangel-Hitze, stärkt das Yin der Lunge, stärkt das Wei Qi.

### Bl14 (Jueyinshu)

- **Element:** Wasser,
- **Besonderheit:** Shu-Punkt (Zustimmungspunkt) des Perikards,
- **Lokalisation:** 1,5 Cun (2 QF) lateral der Medianlinie (Du Mai) unterhalb des Dornfortsatzes von Th4 (BWK4),
- **Stichtechnik:** schräg nach unten im Meridianverlauf oder schräg nach medial, 0,5–1,5 cm. Cave: „Gefährlicher Punkt!",

- **Wirkungen:** Zustimmungspunkt des Perikards, reguliert und stärkt das Herz-Qi, befreit den Thorax, reguliert und senkt thorakales Qi, beruhigt den Geist (Shen).

### Bl15 (Xinshu)

- **Element:** Wasser,
- **Besonderheit:** Shu-Punkt (Zustimmungspunkt) des Herzens. Wichtiger Punkt!
- **Lokalisation:** 1,5 Cun (2 QF) lateral der Medianlinie (Du Mai) unterhalb des Dornfortsatzes von Th5 (BWK5),
- **Stichtechnik:** schräg nach unten im Meridianverlauf oder schräg nach medial, 0,5–1,5 cm. Cave: „Gefährlicher Punkt!",
- **Wirkungen:** Zustimmungspunkt des Herzens, reguliert und stärkt das Herz-Qi, stärkt Herz-Yin und Herz-Blut, klärt Hitze und Herz-Feuer aus dem Funktions-bereich des Herzen, befreit den Thorax und beseitigt Stasen, beruhigt und klärt den Geist (Shen).

### Bl17 (Geshu)

- **Element:** Wasser,
- **Besonderheit:** Shu-Punkt (Zustimmungspunkt) des Zwerchfells. Chinesischer Meisterpunkt des Blutes (Hinweis: nicht der Blutbildung, sondern der Bewegung des Blutes!), sehr wichtiger Punkt!
- **Lokalisation:** 1,5 Cun (2 QF) lateral der Medianlinie (Du Mai) unterhalb des Dornfortsatzes von Th7 (BWK7). Hinweis: Die Dornfortsatzunterkante von Th7 befindet sich bei stehenden PatientInnen mit herabhängenden Armen auf der Höhe des Angulus inferior der Skapula (Schulterblattunterkante),
- **Stichtechnik:** schräg nach unten im Meridianverlauf oder schräg nach medial, 0,5–1,5 cm. Cave: „Gefährlicher Punkt!",
- **Wirkungen:** Zustimmungspunkt des Zwerchfells, harmonisiert den Thorax und das Zwerchfell und senkt rebellierendes Qi ab, harmonisiert Magen-Qi, reguliert (Cave: nicht nährt!) das Blut und den Blutfluss, beseitigt Stagnationen und Blut-Stase, kühlt Blut-Hitze, beruhigt den Geist (Shen).

### Bl18 (Ganshu)

- **Element:** Wasser,
- **Besonderheit:** Shu-Punkt (Zustimmungspunkt) der Leber. Wichtiger Punkt!
- **Lokalisation:** 1,5 Cun (2 QF) lateral der Medianlinie (Du Mai) unterhalb des Dornfortsatzes von Th9 (BWK9),
- **Stichtechnik:** schräg nach unten im Meridianverlauf oder schräg nach medial, 1,0–2,0 cm,
- **Wirkungen:** Zustimmungspunkt der Leber, reguliert, nährt und bewegt Leber-Blut, reguliert den Qi-Fluss von Leber und Magen, beseitigt Stagnationen, besei-

tigt Feuchte-Hitze, beseitigt Hitze-Nässe und Wind aus dem Funktionskreis, wirkt auf die Augen, beruhigt den Geist (Shen).

### Bl19 (Danshu)

- **Element:** Wasser,
- **Besonderheit:** Shu-Punkt (Zustimmungspunkt) der Gallenblase. Wichtiger Punkt!
- **Lokalisation:** 1,5 Cun (2 QF) lateral der Medianlinie (Du Mai) unterhalb des Dornfortsatzes von Th10 (BWK10),
- **Stichtechnik:** schräg nach unten im Meridianverlauf oder schräg nach medial, 1,0–2,0 cm,
- **Wirkungen:** Zustimmungspunkt der Gallenblase, reguliert den Qi-Fluss von Leber und Gallenblase, beseitigt Stagnationen, beseitigt Hitze-Nässe aus dem Funktionskreis von Leber und Gallenblase, kühlt Leber-Feuer und Hitze, reguliert Magen-Qi.

### Bl20 (Pishu)

- **Element:** Wasser,
- **Besonderheit:** Shu-Punkt (Zustimmungspunkt) der Milz. Sehr wichtiger Punkt!
- **Lokalisation:** 1,5 Cun (2 QF) lateral der Medianlinie (Du Mai) unterhalb des Dornfortsatzes von Th11 (BWK11). Hinweis zur **Lokalisation:** Bl20 liegt ca. 3 Cun oberhalb vom Punkt Bl23. Die beiden Punkte sind 3 Cun (eine Handbreite) voneinander entfernt, so dass in der gedanklichen Vorstellung ein Quadrat zwischen den Punkten Bl20 und Bl23 entsteht,
- **Stichtechnik:** schräg nach unten im Meridianverlauf oder schräg nach medial, 1,0–2,0 cm.
- **Wirkungen:** Zustimmungspunkt der Milz, tonisiert die Milz, das Milz-Qi und das Yang der Milz, reguliert und stärkt die Mitte, wichtiger Punkt bei allen chronischen Leere-Mustern von Qi und Blut, stärkt das postnatale Qi, transformiert Feuchtigkeit und Schleim, hebt Milz-Qi nach oben und unterstützt die haltende Funktion der Milz, nährt Yin und Blut, harmonisiert, stärkt und versorgt den Geist (Shen) mit Blut.

### Bl21 (Weishu)

- **Element:** Wasser,
- **Besonderheit:** Shu-Punkt (Zustimmungspunkt) des Magen. Wichtiger Punkt!
- **Lokalisation:** 1,5 Cun (2 QF) lateral der Medianlinie (Du Mai) unterhalb des Dornfortsatzes von Th12 (BWK12),
- **Stichtechnik:** schräg nach unten im Meridianverlauf oder schräg nach medial, 0,5–1,5 cm,

– **Wirkungen:** Zustimmungspunkt des Magen, tonisiert den Magen, reguliert das Magen-Qi und senkt es ab, harmonisiert, reguliert und stärkt die Mitte (mittlerer San Jiao), transformiert Feuchtigkeit und Schleim, kühlt Magen-Feuer.

## Bl22 (Sanjiaoshu)

– **Element:** Wasser,
– **Besonderheit:** Shu-Punkt (Zustimmungspunkt) des Drei-Erwärmers (San Jiao),
– **Lokalisation:** 1,5 Cun (2 QF) lateral der Medianlinie (Du Mai) unterhalb des Dornfortsatzes von L1 (LWK1),
– **Stichtechnik:** schräg nach unten im Meridianverlauf oder schräg nach medial, 1,0–2,0 cm,
– **Wirkungen:** Zustimmungspunkt des San Jiao , reguliert den mittleren Drei-Erwärmer (San Jiao), Hauptpunkt zur Stimulierung der Umwandlung, des Transports und der Ausscheidung von Feuchtigkeit und Nässe im Unteren Erwärmer, öffnet die Wasserwege des Unteren San Jiao.

## Bl23 (Shenshu)

– **Element:** Wasser,
– **Besonderheit:** Shu-Punkt (Zustimmungspunkt) der Niere. Sehr, sehr wichtiger Punkt!
– **Lokalisation:** 1,5 Cun (2 + QF) lateral der Medianlinie (Du Mai) unterhalb des Dornfortsatzes von L2 (LWK2). Mit dem Punkt Du Mai4 entsteht ein Dreieck. Hinweis: Die Lokalisation von LWK2 wird erleichtert, wenn vom Beckenkamm aus aufgesucht und ertastet wird. Höhe Beckenkamm = LWK4. Die beiden Punkte Bl23 sind 3 Cun voneinander entfernt. Die Distanz zwischen den Punkten Bl23 und Bl25 entspricht ebenso ungefähr 3 Cun, so dass bei gedanklicher Verbindung ein Quadrat entsteht,
– **Stichtechnik:** schräg nach unten im Meridianverlauf oder schräg nach medial, 1,0–2,0 cm. Hinweis: Akupunktur des Punktes hat Wirkungen auf das Yin der Niere, Moxa stärkt das Yang der Nierenfunktion,
– **Wirkungen:** Zustimmungspunkt der Niere, stärkt die Niere, unterstützt die Essenz (Jing), nährt das Yin (Akupunktur) und stärkt das Yang (Moxa) der Niere, stärkt Nieren-Qi, nährt Yin und Blut, unterstützt die Knochen, beseitigt Feuchtigkeit und reguliert die Miktion, reguliert und stärkt den Uterus, die Meridiane Ren Mai, Du Mai und den Chong Mai, wirkt auf das Ohr (z. B. Tinnitus), wichtiger Punkt für den unteren Rückenbereich, der Punkt bei allen chronischen Erkrankungs- und Dysfunktionszuständen mit Leere-Mustern des Yin oder Yang der Niere, sehr wichtiger gynäkologischer und geburtshilflicher Akupunkturpunkt, wichtiger lokaler Punkt unter der Geburt (Akupunktur/TENS). Cave: Moxa an diesem Punkt führt zur Yang-Tonisierung der Niere, Akupunktur stärkt das Yin der Niere,

- **Hinweis:** häufig verwendete und wichtige Akupunkturpunktkombinationen: Bl23 + Ni3 + MP6 (Tonisierung des Jing), Bl23 + Ni7 + Du Mai4 (Tonisierung des Yang, Moxa!), Bl23 + Ni6 + Ren Mai4 (Tonisierung des Yin), Bl23 + Ma36 + Ren Mai6 (Tonisierung des Qi).

## Bl24 (Qihaishu)

- **Element:** Wasser,
- **Besonderheit:** wichtiger lokaler Punkt,
- **Lokalisation:** 1,5 Cun (2 QF) lateral der Medianlinie (Du Mai) unterhalb des Dornfortsatzes von L3 (LWK3),
- **Stichtechnik:** schräg nach unten im Meridianverlauf oder schräg nach medial, 1,0–2,0 cm,
- **Wirkungen:** Der Punkt Bl24 ist kein Hauptpunkt, aber lokal bedeutsam. Er ist ein wichtiger lokaler Punkt bei chronischen und akuten Schmerzen im unteren Rückenbereich und unter der Geburt (Akupunktur/TENS), stärkt den unteren Rücken, bewegt Qi und beseitigt Stagnationen im unteren Drei-Erwärmer, reguliert die Menstruation und belebt das Blut.

## Bl25 (Dachangshu)

- **Element:** Wasser,
- **Besonderheit:** Shu-Punkt (Zustimmungspunkt) des Dickdarms. Sehr wichtiger Punkt!
- **Lokalisation:** 1,5 Cun (2 QF) lateral der Medianlinie (Du Mai) unterhalb des Dornfortsatzes von L4 (LWK4). Mit dem Punkt Du Mai3 entsteht ein Dreieck. Hinweis: Die Lokalisation von LWK4 wird erleichtert, wenn vom Beckenkamm aus aufgesucht und ertastet wird (weitere Hinweise dazu, siehe Beschreibung Bl23),
- **Stichtechnik:** schräg nach unten im Meridianverlauf, schräg nach medial oder senkrecht, 1,0–2,0 cm,
- **Wirkungen:** Zustimmungspunkt des Dickdarms, unterstützt und reguliert die Funktion des Dickdarms, bewegt Qi, beseitigt Stagnationen, stärkt den unteren Rückenbereich (LWS), wichtiger lokaler Punkt unter der Geburt (Akupunktur/ TENS), beseitigt Nässe-Hitze.

## Bl27 (Xiaochangshu)

- **Element:** Wasser,
- **Besonderheit:** Shu-Punkt (Zustimmungspunkt) des Dünndarms. Wichtiger lokaler Punkt!
- **Lokalisation:** auf Höhe von Bl31 (1. Sacralloch), 1,5 Cun (2 QF) lateral der Medianlinie (Du Mai),

- **Stichtechnik:** schräg nach unten im Meridianverlauf oder senkrecht, 1,0–2,0 cm,
- **Wirkungen:** Zustimmungspunkt des Dünndarms (Hinweis: Für diese Funktion wird er so gut wie nie benutzt) , unterstützt und reguliert die Funktion des Dünndarm, bewegt Qi, beseitigt Stagnationen, stärkt den unteren Rückenbereich (LWS), beseitigt Feuchtigkeit und Feuchte-Hitze, wichtiger lokaler Punkt unter der Geburt (Akupunktur/TENS).

## Bl28 (Pangguangshu)

- **Element:** Wasser,
- **Besonderheit:** Shu-Punkt (Zustimmungspunkt) der Blase. Wichtiger Punkt für die Urogenitalregion!
- **Lokalisation:** auf Höhe von Bl32 (2. Sacralloch), 1,5 Cun (2 QF) lateral der Medianlinie (Du Mai) am inneren, unteren Rand der Spina iliaca posterior superior,
- **Stichtechnik:** senkrecht, 1,0–2,0 cm,
- **Wirkungen:** Zustimmungspunkt der Blase, reguliert die Blasenfunktion, die Wasserwege, den unteren San Jiao, leitet Feuchtigkeit und Feuchte-Hitze aus, bewegt Qi, beseitigt Stagnationen, stärkt den unteren Rückenbereich, wichtiger lokaler Punkt unter der Geburt (Akupunktur/TENS).

## Bl30 (Baihuanshu)

- **Element:** Wasser,
- **Besonderheit:** wichtiger lokaler Punkt,
- **Lokalisation:** auf Höhe von Bl34 (4. Sacralloch), 1,5 Cun (2 QF) lateral der Medianlinie (Du Mai),
- **Stichtechnik:** senkrecht, 1,0–2,0 cm,
- **Wirkungen:** Wirkungen auf die Analregion, beseitigt Feuchte-Hitze, bewegt Qi, beseitigt Stagnationen, stärkt den unteren Rückenbereich, wichtiger lokaler Punkt unter der Geburt (Akupunktur/TENS).

## Bl31 (Shangliao)

- **Element:** Wasser,
- **Besonderheit:** wichtiger lokaler Punkt. Hinweis: kein verbotener Punkt in der Schwangerschaft, wie in manchen Literaturstellen erwähnt!
- **Lokalisation:** im 1. Sacralloch (Foramen sacrale), Hinweis: Die acht Sakrallöcher (Foramina sacralia) stellen Akupunkturpunkte dar, die als *Baliao* (ba = acht, liao = Grube) bekannt sind. *Shangliao* (shang = oben; 1. Sacralloch auf beiden Seiten, Bl31), *Ciliao* (ci = zweite; 2. Sacralloch auf beiden Seiten, Bl32), *Zhongliao* (zhong = mittlere; 3. Sacralloch auf beiden Seiten, Bl33), *Xialiao* (xia = untere; 4. Sacralloch auf beiden Seiten, Bl34),

- **Stichtechnik:** senkrecht, 1,0–2,0 cm,
- **Wirkungen:** hormonelle Wirkungen, reguliert den unteren San Jiao, stärkt die Niere und die Essenz (Jing), bewegt Qi, beseitigt Stagnationen, stärkt den unteren Rückenbereich, fördert die Wehentätigkeit, wichtiger lokaler Punkt unter der Geburt (Akupunktur/TENS), beseitigt Nässe-Hitze,
- **Hinweis:** häufig verwendete und wichtige Akupunkturpunktkombination: Bl31 + MP6 + Ren Mai4 (hormonelle Störung, Zyklusstörung, Klimakterium, Sterilität).

## Bl32 (Ciliao)

- **Element:** Wasser,
- **Besonderheit:** wichtiger lokaler Punkt. Hinweis: kein verbotener Punkt in der Schwangerschaft, wie in manchen Literaturstellen erwähnt!
- **Lokalisation:** im 2. Sacralloch (Foramen sacrale). Hinweis: Der Punkt Bl32 liegt in gleicher segmentaler Höhe wie der Punkt Bl28 des 1. Astes des Blasen-Meridians (Zustimmungspunkt der Blase), Bl32 auf dem 2. Sacralloch, Bl28 liegt 1,5 Cun lateral der Medianlinie (Du Mai),
- **Stichtechnik:** senkrecht, 1,0–2,0 cm,
- **Wirkungen:** bewegt Qi und Blut, beseitigt Stagnationen (Schmerzen im Os-Sacrum-Bereich, z. B. Dysmenorrhö oder Geburtsschmerzen), beseitigt Kälte im Uterus (Moxa), wirkt und stärkt den Uterus und die Urogenitalregion, stärkt den unteren Rückenbereich, fördert die Wehentätigkeit, wichtiger lokaler Punkt unter der Geburt und bei Geburtsschmerzen (Akupunktur/TENS), beseitigt Feuchtigkeit und Nässe-Hitze im unteren San Jiao und Uterus, bei urogenitalen Störungen, stärkt Niere und die Essenz.

## Bl39 (Weiyang)

- **Element:** Wasser,
- **Besonderheit:** unterer He-(Ho-)Punkt des Unteren Erwärmers,
- **Lokalisation:** am lateralen Ende der Kniegelenksquerfalte auf der medialen Seite der Sehne des Caput longum des M. biceps femoris, 1 Cun lateral vom Punkt Bl40,
- **Stichtechnik:** senkrecht, 1,0–2,0 cm,
- **Wirkungen:** wichtiger Punkt zur Anregung der Umwandlung und Ausscheidung von Feuchtigkeit im Unteren Erwärmer, beseitigt Feuchtigkeit und Nässe im unteren Teil des Körpers, öffnet die Wasserwege und unterstützt die Blase.

Bl40 (Weizhong)

- **Element:** Wasser,
- **Besonderheit:** He-(Ho-)Punkt der Blase,
- **Lokalisation:** in der Kniekehle (Fossa poplitea), in der Mitte der Kniekehlenfalte, zwischen den Sehnen des M. biceps femoris und M. semitendinosus,
- **Stichtechnik:** senkrecht, 1,0–2,0 cm. Cave: nicht auf die Sehnen akupunktieren,
- **Wirkungen:** klärt Hitze und kühlt das Blut, eliminiert Wind, Feuchtigkeit und Kälte, reguliert und stärkt die Blase, bewegt Qi, beseitigt Stagnationen der Blase und der Leitbahn, regionärer Fernpunkt für den unteren Rücken (LWS), lokal wichtiger Punkt für das Knie.

Bl42 (Weizhong) II. Ast des Bl-Meridians

- **Element:** Wasser,
- **Besonderheit:** lokaler Punkt und psychische Wirkung,
- **Lokalisation:** 3 Cun (4 QF) lateral der Medianlinie (Du Mai) unterhalb des Dornfortsatzes von Th3 (BWK3), in der gleichen Höhe und 1,5 Cun (2 QF) lateral neben dem Punkt Bl13 (Lunge),
- **Stichtechnik:** schräg nach unten im Meridianverlauf, 0,5–1,5 cm. Cave: „Gefährlicher Punkt!",
- **Wirkungen:** öffnet den Thorax, stärkt die Lunge, stimuliert das Lungen-Qi und dessen Absteigen, beruhigt und reguliert die Körperseele (Po) und den Geist (Shen).

Bl43 (Weizhong) II. Ast des Bl-Meridians

- **Element:** Wasser,
- **Besonderheit:** stärkt das Qi des ganzen Körpers, bei chronischen Mangel-Erkrankungen. Wichtiger Punkt,
- **Lokalisation:** 3 Cun (4 QF) lateral der Medianlinie (Du Mai) unterhalb des Dornfortsatzes von Th4 (BWK4), in der gleichen Höhe und 1,5 Cun (2 QF) lateral neben dem Punkt Bl14 (Perikard),
- **Stichtechnik:** schräg nach unten im Meridianverlauf, 0,5–1,5 cm. Cave: „Gefährlicher Punkt!",
- **Wirkungen:** wichtiger Punkt bei allen chronischen Mangel-Mustern, nährt Yin und Lungen-Yin, nährt die Essenz (Jing), stärkt Qi, nährt das Herz (Shen) und stärkt Magen und Milz.

### Bl44 (Shentang) II. Ast des Bl-Meridians

- **Element:** Wasser,
- **Besonderheit:** wichtiger Punkt bei psychischen und emotionalen Problemen,
- **Lokalisation:** 3 Cun (4 QF) lateral der Medianlinie (Du Mai) unterhalb des Dornfortsatzes von Th5 (BWK5), in der gleichen Höhe und 1,5 Cun (2 QF) lateral neben dem Punkt Bl15 (Herz),
- **Stichtechnik:** schräg nach unten im Meridianverlauf, 0,5–1,5 cm. Cave: „Gefährlicher Punkt!",
- **Wirkungen:** öffnet den Thorax, reguliert das Qi, beruhigt das Herz und den Geist (Shen), wichtiger Punkt bei emotionalen und psychischen Problemen.

### Bl49 (Yishe) II. Ast des Bl-Meridians

- **Element:** Wasser,
- **Besonderheit:** wichtiger Punkt bei psychischen und emotionalen Problemen,
- **Lokalisation:** 3 Cun (4 QF) lateral der Medianlinie (Du Mai) unterhalb des Dornfortsatzes von Th11 (BWK11), in der gleichen Höhe und 1,5 Cun (2 QF) lateral neben dem Punkt Bl20 (Milz),
- **Stichtechnik:** schräg nach unten im Meridianverlauf, 0,5–1,5 cm,
- **Wirkungen:** stärkt Milzfunktionen, beseitigt Feuchtigkeit und Feuchte-Hitze, unterstützt den Intellekt (Yi) und klärt den Geist (Shen), stärkt Gedächnis und Konzentration, beseitigt Sorgen, Grübeln, Nachdenklichkeit und Zwänge, bewegt Qi des Abdomens, beseitigt Feuchtigkeit und Nässe (Moxa).

### Bl51 (Huangmen) II. Ast des Bl-Meridians

- **Element:** Wasser,
- **Besonderheit:** wichtiger Punkt bei psychischen und emotionalen Problemen,
- **Lokalisation:** 3 Cun (4 QF) lateral der Medianlinie (Du Mai) unterhalb des Dornfortsatzes von L1 (LWK1), in der gleichen Höhe und 1,5 Cun (2 QF) lateral neben dem Punkt Bl22 (Drei-Erwärmer),
- **Stichtechnik:** schräg nach unten im Meridianverlauf oder schräg nach medial, 0,5–1,5 cm,
- **Wirkungen:** bewegt Qi und leitet Qi der Niere zum Herzen, wirkt auf *huang* = Membranen = Bindegewebe der Brust, beseitigt „Ansammlungen/Stagnationen" im Bereich der Brust (Mastopathie/PMS), reguliert den Drei-Erwärmer.

**Bl52 (Zhishi) II. Ast des Bl-Meridians**
- **Element:** Wasser,
- **Besonderheit:** wichtiger Punkt bei psychischen und emotionalen Problemen,
- **Lokalisation:** 3 Cun (4 QF) lateral der Medianlinie (Du Mai) unterhalb des Dornfortsatzes von L2 (LWK2), in der gleichen Höhe und 1,5 Cun (2 QF) lateral neben dem Punkt Bl23 (Niere),
- **Stichtechnik:** schräg nach unten im Meridianverlauf oder schräg nach medial, 0,5–1,5 cm,
- **Wirkungen:** ähnliche Wirkungen wie der Punkt Bl23 (Shu-Punkt der Niere), stärkt die Niere und die Essenz, öffnet die Wasserwege und unterstützt die Miktion, stärkt den Rücken, leitet Feuchtigkeit aus (Moxa).

**Bl53 (Baohuang) II. Ast des Bl-Meridians**
- **Element:** Wasser,
- **Besonderheit:** lokaler Punkt mit Wirkung auf den Unteren Erwärmer,
- **Lokalisation:** 3 Cun (4 QF) lateral der Medianlinie (Du Mai), auf Höhe des 2. Sacrallochs (Foramen sacrale), in der gleichen Höhe und 1,5 Cun (2 QF) lateral neben dem Punkt Bl28 (Blase),
- **Stichtechnik:** senkrecht, 0,5–1,5 cm,
- **Wirkungen:** Wirkungen auf die Geschlechtsorgane, die Blase und den Unteren Erwärmer.

**Bl54 (Zhibian) II. Ast des Bl-Meridians**
- **Element:** Wasser,
- **Besonderheit:** lokaler Punkt bei Schmerzen im unteren Rückenbereich,
- **Lokalisation:** 3 Cun (4 QF) lateral der Medianlinie (Du Mai), auf Höhe des 4. Sacrallochs (Foramen sacrale), in der gleichen Höhe und 1,5 Cun (2 QF) lateral neben dem Punkt Bl30,
- **Stichtechnik:** senkrecht, 0,5–1,5 cm,
- **Wirkungen:** bewegt Qi, beseitigt Stagnationen, bewegt Blut (Menstruationsbeschwerden), wirkt auf den Urogenitaltrakt.

**Bl60 (Kunlun)**
- **Element:** Wasser,
- **Besonderheit:** bei allen Schmerzen (Stagnationen) im Bl-Meridianverlauf, Hinweis: **kein** verbotener Punkt in der Schwangerschaft, wie in manchen Literaturstellen erwähnt!
- **Lokalisation:** in der Mitte einer gedachten Verbindungslinie zwischen höchster Erhebung (höchste Prominenz) des Außenknöchels und der Achillessehne (dorsale Begrenzung),

- **Stichtechnik:** senkrecht, 1,0–1,5 cm,
- **Wirkungen:** bewegt Qi, beseitigt Stagnationen im Meridianverlauf, stärkt die Niere und den Rücken, bewegt Blut und beseitigt Blut-Stagnationen im Uterus, beseitigt Wind, rebellierendes Qi und Hitze aus dem Kopfbereich, fördert den Geburtsvorgang (Qi-Bewegung).

### Bl62 (Shenmai)

- **Element:** Wasser,
- **Besonderheit:** Kardinalpunkt des Yang Qiao Mai zusammen mit dem Punkt Dü3,
- **Lokalisation:** in der Vertiefung direkt unterhalb der Spitze des Fußaußenknöchels über dem horizontalen Gelenkspalt zwischen Talus und Calcaneus bzw. palpationsabhängig ca. 1 Cun darunter. (Beachte: zwei unterschiedliche, jedoch allgemein gültige und gebräuchliche Lokalisationen! Der Palpationsbefund ist zur Auswahl entscheidend.),
- **Stichtechnik:** senkrecht oder besser schräg abwärts, 0,5–1,0 cm. Hinweis: nicht auf den Knochen akupunktieren,
- **Wirkungen:** beruhigt den Geist (Shen), beseitigt Stagnationen und bewegt Qi, beseitigt inneren Wind, unterdrückt rebellierendes Qi im Kopfbereich, vertreibt äußeren Wind (Schwindel), lokaler Punkt bei Beschwerden im Knöchel- und Sprunggelenksbereich,
- **Hinweis:** häufig verwendete und wichtige Akupunkturpunktkombination: Bl62 + Ni6 (Yin-Mangel der Niere; Schlafstörungen durch Yin-Mangel).

### Bl63 (Jinmen)

- **Element:** Wasser,
- **Besonderheit:** Xi-(Akut-)Punkt. Wichtiger Punkt bei akuten Schmerzen im Blasen-Meridian,
- **Lokalisation:** in einer Vertiefung vor und unter dem Punkt Bl62 zwischen Calcaneus und Os cuboideum,
- **Stichtechnik:** senkrecht, besser schräg im Meridianverlauf, 0,5 cm. Hinweis: nicht auf den Knochen akupunktieren,
- **Wirkungen:** wie bei allen Xi-(Akut-)Punkten wird der Punkt Bl63 in der Behandlung akuter Schmerzen im Blasen-Meridianverlauf eingesetzt, beseitigt akute Stagnationen des Meridians.

### Bl64 (Jinggu)

- **Element:** Wasser,
- **Besonderheit:** Yuan-(Quell-)Punkt des Blasenmeridans,
- **Lokalisation:** proximal des Übergangs Corpus zur Basis des 5. Metatarsalknochens, am Übergang der roten zur weißen Haut,

- **Stichtechnik:** senkrecht, besser schräg im Meridianverlauf, 0,5 cm. Hinweis: nicht auf den Knochen akupunktieren,
- **Wirkungen:** Tonisieren der Blase bei Leere, Stimulation der Wasserwege im Unteren Erwärmer.

### Bl66 (Zutonggu)

- **Element:** Wasser,
- **Besonderheit:** Punkt, um Hitze der Blase zu klären,
- **Lokalisation:** in einer Vertiefung vor dem 5. Metatarsalgelenk an der lateralen Fußkante,
- **Stichtechnik:** senkrecht, besser schräg im Meridianverlauf, 0,5 cm. Hinweis: nicht auf den Knochen akupunktieren,
- **Wirkungen:** beseitigt Hitze der Blase (brennende Schmerzen, schwierige Miktion, dunkler Harn) und im Kopfbereich (Augen/Nase).

### Bl67 (Zhiyin)

- **Element:** Wasser,
- **Besonderheit:** traditioneller Tonisierungspunkt. Hinweis: **kein** verbotener Punkt in der Schwangerschaft, wie in manchen Literaturstellen erwähnt!
- **Lokalisation:** an der Kreuzung der Linien seitlich (außen) und unterhalb des Nagelbetts,
- **Stichtechnik:** senkrecht, besser schräg im Meridianverlauf, 0,5 cm. Hinweis: nicht in das Nagelbett akupunktieren! Der Punkt darf bei korrekter Lage und Stichtechnik keinen Schmerz verursachen! Ansonsten ist die Lokalisation oder Stichtechnik falsch, der Punkt wirkungslos und gehört korrigiert! Tipp: Die Stichtiefe von 0,5 cm wird durch die Verwendung von Akupunkturnadeln mit Führungsröhrchen unkompliziert erreicht und vereinfacht die Anwendung,
- **Wirkungen:** tonisiert den Uterus, Punkt der Geburtsvorbereitung, Anregung und Regulation der Wehentätigkeit, Punkt zur Lagekorrektur bei BEL (Moxa! Nur im Zeitraum 33.–36. SSW!), unterdrückt rebellierendes Qi im Kopfbereich, klärt Hitze, beseitigt Feuchte-Hitze.

### 3.2.4 Nieren-Meridian

**Die wichtigsten allgemeinen Wirkungen der Nieren-Meridian-Akupunkturpunkte:** stärken das Ursprungs-Qi (Yuan-Qi) und die Essenz (Jing), die Nierenfunktion, den unteren Rücken, beeinflussen und stärken den Uterus und die Menstruation, wirken auf die Regionen: Beininnenseite, Genitalien, Urogenitalsystem, Abdomen und Thorax.

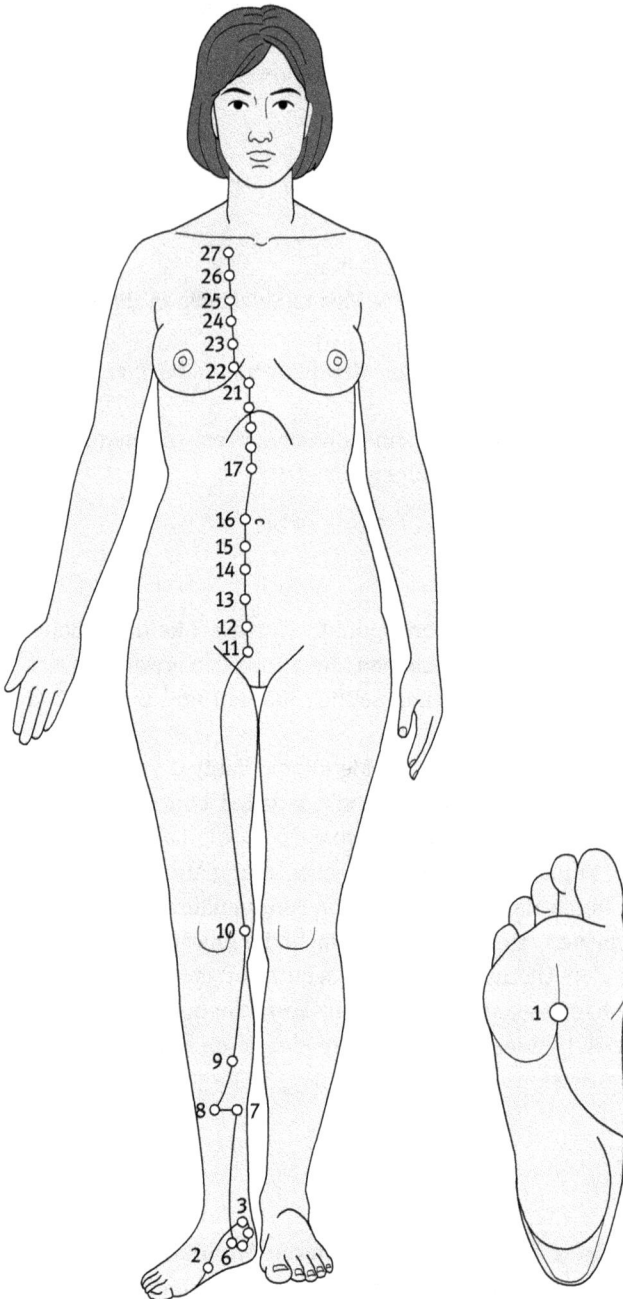

Abb. 3.8: **Ni, Nieren.**

## Ni1 (Yongquan)

- **Element:** Wasser,
- **Besonderheit:** Notfall-(Jing-)Punkt! Wichtiger Punkt der Wiederbelebung,
- **Lokalisation:** unter der Fußsohle, in der Vertiefung am Übergang vom vorderen zum mittleren Drittel der Fußsohle,
- **Stichtechnik:** senkrecht, 0,5–1,0 cm,
- **Wirkungen:** belebt das Bewusstsein, baut kollabiertes Yang auf, entfernt Hitze aus dem Kopfbereich, vertreibt Wind, bei akutem Exzess (Epilepsie, Krämpfe), stärkt die Niere, beruhigt den Geist (Shen), bei deprimierten und stark anpassungsgestörten Kindern unmittelbar nach der Geburt (ggf. intensive Massage dieses Areals).

## Ni2 (Rangu)

- **Element:** Wasser,
- **Besonderheit:** Punkt bei Leere-Hitze,
- **Lokalisation:** in einer Vertiefung am vorderen und unteren Rand des Os naviculare anterior und unterhalb des Malleolus medialis am Übergang von der weißen zur roten Haut,
- **Stichtechnik:** senkrecht, 0,5–1,0 cm,
- **Wirkungen:** beseitigt Leere-Hitze und kühlt das Blut (Hitzegefühl am Abend, Nachtschweiß, „Hitze der fünf Flächen", gerötete Wangen), reguliert den unteren San Jiao bei Leere-Hitze (Pruritus, unregelmäßige Menstruation, schmerzhafte Miktion, Unfruchtbarkeit).

## Ni3 (Taixi)

- **Element:** Wasser,
- **Besonderheit:** Yuan-(Quell-)Punkt des Nieren-Meridians. Hauptpunkt zur Stärkung der Niere bei allen Mangel-Mustern und der Essenz (Jing),
- **Lokalisation:** in der Mitte der gedachten Verbindungslinie zwischen höchster Erhebung (höchster Prominenz) des Fußinnenknöchels und der Achillessehne (dorsale Begrenzung).
- **Stichtechnik:** senkrecht, 1,0–1,5 cm,
- **Wirkungen:** Der Punkt Ni3 ist der Punkt mit der intensivsten Wirkung zur Stärkung der Niere bei allen Nieren-Mangel Mustern, tonisiert die Niere, nährt das Jing (Essenz), stärkt das Yin, das Yang und das Qi der Niere, kühlt Hitze, beruhigt den Geist (Shen), stärkt den Uterus,
- **Hinweis:** häufig verwendete und wichtige Akupunkturpunktkombination: Ni3 + Bl23 + Ren Mai4 (Hauptpunkte zur Stärkung der Niere).

### Ni4 (Dazhong)

- **Element:** Wasser,
- **Besonderheit:** Luo-(Durchgangs-)Punkt des Nieren-Meridians,
- **Lokalisation:** 0,5 Cun unter Ni3 und 0,5 Cun vor der Achillessehne,
- **Stichtechnik:** senkrecht, 0,5–1,0 cm,
- **Wirkungen:** stärkt die Niere und den Rücken bei Schmerzen (Ni4 als Yuan-Punkt verbindet den Nieren-Meridian mit dem Blasen-Meridian und wirkt daher bei chronischen Rückenschmerzen aufgrund einer Nieren-Schwäche).

### Ni5 (Shuiquan)

- **Element:** Wasser,
- **Besonderheit:** Xi-(Akut-)Punkt des Nieren-Meridians,
- **Lokalisation:** 1 Cun unterhalb von Punkt Ni3,
- **Stichtechnik:** senkrecht, 0,5–1,0 cm,
- **Wirkungen:** als Xi-(Akut-)Punkt wirksam bei allen akuten Schmerzen des Nieren-Meridians (schmerzhafte Miktion, Zystitis, Dysmenorrhö), reguliert das Blut (Uterus und Menstruation).

### Ni6 (Zhaohai)

- **Element:** Wasser,
- **Besonderheit:** Kardinalpunkt zum Yin Qiao Mai mit dem Punkt Lu7. Wichtigster Punkt zur Stärkung des Nieren-Yin,
- **Lokalisation:** in einer Vertiefung direkt unterhalb der Spitze des Fußinnenknöchels im horizontalen Gelenkspaltbereich zwischen Talus und Calcaneus bzw. palpationsabhängig ca. 1 Cun darunter. (Beachte: zwei unterschiedliche, jedoch allgemein gültige und gebräuchliche Lokalisationen! Der Palpationsbefund ist für die Auswahl entscheidend.),
- **Stichtechnik:** senkrecht, besser schräg abwärts, 0,5–1,0 cm,
- **Wirkungen:** tonisiert die Niere, nährt das Nieren-Yin, stärkt Yin, klärt Leere-Hitze, bei Pruritus vulvae (Trockenheit), beruhigt den Geist (Shen), stärkt und reguliert den Uterus und die Menstruation, bei klimakterischen Beschwerden, bei durch Yin-Mangel bedingten Schlafstörungen (Ni6 + Bl62),
- **Hinweis:** häufig verwendete und wichtige Akupunkturpunktkombination: Ni6 + MP6 + Bl23 (Tonisierung des Yin).

## Ni7 (Fuliu)

- **Element:** Wasser,
- **Besonderheit:** wichtigster Punkt zur Stärkung des Nieren-Yang,
- **Lokalisation:** 2 Cun senkrecht oberhalb vom Punkt Ni3. Hinweis: Ni7 liegt 1 Cun tiefer und weiter dorsal als der Punkt MP6! Durch gemeinsames Aufsuchen beider Punkte kann eine gegenseitige Lokalisationskontrolle erfolgen,
- **Stichtechnik:** senkrecht, 1,0–1,5 cm,
- **Wirkungen:** tonisiert die Niere, stärkt das Nieren-Yang (Moxa), reguliert die Wasserwege des unteren San Jiao, leitet Feuchtigkeit und Hitze-Nässe aus, stärkt die Knie und den unteren Rückenbereich (Schmerzen bei Yang-Mangel), reguliert die Schweißsekretion,
- **Hinweis:** häufig verwendete und wichtige Akupunkturpunktkombination: Ni7 + Bl23 (Tonisierung des Yang bei Moxaanwendung).

## Ni8 (Jiaoxin)

- **Element:** Wasser,
- **Besonderheit:** reguliert die Menstruation bei Blut-Stase,
- **Lokalisation:** 2 Cun senkrecht oberhalb vom Punkt Ni3 und 0,5 Cun vor dem Punkt Ni7, am Hinterrand der Tibia, 1 Cun unterhalb des Punktes MP6,
- **Stichtechnik:** senkrecht, 1,0–1,5 cm,
- **Wirkungen:** tonisiert die Niere, bewegt Qi, beseitigt Blut-Stase (Menstruationsstörungen), reguliert den Uterus und die Menstruation (Dysmenorrhö, Hypermenorrhö, unregelmäßige Menstruation), beseitigt Feuchtigkeit.

## Ni10 (Yingu)

- **Element:** Wasser,
- **Besonderheit:** He-(Ho-)Punkt der Niere. stärkt Nieren-Yin,
- **Lokalisation:** bei gebeugtem Knie am medialen Ende der Kniegelenkbeugefalte, zwischen den Sehnen des M. semimtendinosus und M. semimembranosus, auf Höhe des Kniegelenksspaltes und somit in gleicher Höhe wie der Punkt Bl40,
- **Stichtechnik:** senkrecht, 1,0–2,0 cm,
- **Wirkungen:** beseitigt Feuchtigkeit im unteren San Jiao, stärkt Nieren-Qi, stärkt Nieren-Yin (Tinnitus, Rückenschmerzen, Nachtschweiß).

## Ni11 (Henggu)

- **Element:** Wasser,
- **Besonderheit:** wichtiger lokaler Punkt, Kreuzungspunkt mit dem Chong Mai,
- **Lokalisation:** am Oberrand der Symphyse, 0,5 Cun lateral der Medianlinie (Ren Mai),
- **Stichtechnik:** senkrecht, 0,5–1,0 cm,

- **Wirkungen:** bewegt Qi und Blut, beseitigt Stagnationen im unteren San Jiao sowie lokale Schmerzen (Symphyse).

### Ni13 (Qixue)

- **Element:** Wasser,
- **Besonderheit:** wichtiger lokaler gynäkologischer Punkt im unteren San Jiao, Kreuzungspunkt mit dem Chong Mai, Leber- und Milz-Meridian,
- **Lokalisation:** 3 Cun unterhalb des Nabels (Ren Mai8), auf Höhe von Punkt Ren Mai4, 0,5 Cun lateral der Medianlinie (Ren Mai),
- **Stichtechnik:** senkrecht, 1,0–1,5 cm,
- **Wirkungen:** stärkt die Niere und die Essenz sowie den Uterus, reguliert und stärkt den Chong Mai und Ren Mai (Menstruationsstörungen), bewegt Qi und Blut, beseitigt Stagnationen, reguliert die unteren Körperöffnungen.

### Ni14 (Siman)

- **Element:** Wasser,
- **Besonderheit:** wichtiger lokaler gynäkologischer Punkt im unteren San Jiao, wichtigster Punkt des Chong Mai bei Blut-Stase,
- **Lokalisation:** 2 Cun unterhalb des Nabels (Ren Mai8), auf Höhe vom Punkt Ren Mai5, 0,5 Cun lateral der Medianlinie (Ren Mai),
- **Stichtechnik:** senkrecht, 1,0–1,5 cm,
- **Wirkungen:** bewegt Qi und Blut im unteren Abdomen, wirkungsvoller Punkt bei Blut-Stase im unteren San Jiao, beseitigt Stagnationen, wichtiger Punkt bei Schmerzen (Qi-Stagnation, Blut-Stase) im Unterbauch, wichtigster lokaler Punkt bei Endometriose, reguliert Uterus und die Menstruation.

### Ni16 (Huangshu)

- **Element:** Wasser,
- **Besonderheit:** Kreuzungspunkt mit dem Chong Mai, wichtiger Punkt zur Beeinflussung der postpartalen Phase,
- **Lokalisation:** auf der gedachten Horizontallinie 0,5 Cun seitlich des Nabelzentrums (Ren Mai8), immer jedoch seitlich und lateral des Nabelrandes (entspricht aus der Erfahrung mindestens 1 Cun lateral des Nabelzentrums). Cave: auf Rektusdiastase achten!
- **Stichtechnik:** senkrecht, direkt p. p. schräg 1,0–2,5 cm,
- **Wirkungen:** stärkt die Niere, bewegt Qi und Blut, beseitigt Stagnationen, reguliert den Darm, Plazentalösungsstörungen, fördert die Uterusrückbildung und reguliert die Nachwehen im Wochenbett.

3.3 Punkte des 3. Meridian-Umlaufs (Pe-3E-Gb-Le)

3.3.1 Perikard-Meridian

**Die wichtigsten allgemeinen Wirkungen der Perikard-Meridian-Akupunktur-punkte:** zeigen sich auf den Thorax, beeinflussen die Psyche und den Geist (Shen), kühlen das Blut, klären Hitze, stehen in ihrer Wirkung mit dem Uterus in Beziehung, wirken auf die Regionen: Arminnenseite, Thorax, Abdomen und Uterus.

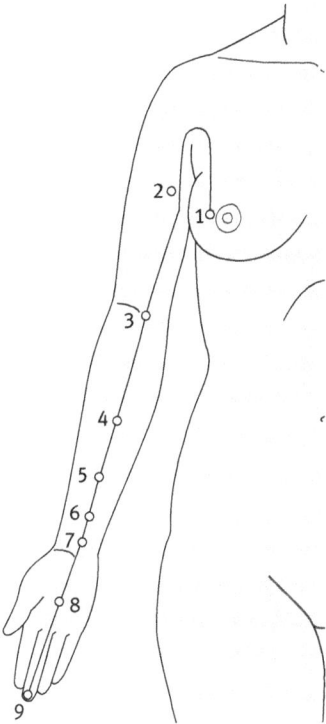

Abb. 1.1 Pe, Perikard.

Pe1 (Tianchi)

- **Element:** Feuer,
- **Besonderheit:** Kreuzungspunkt mit Leber-, Gallenblasen- und 3E-Meridian,
- **Lokalisation:** 1 Cun lateral der Mamille, über dem 4. ICR,
- **Stichtechnik:** schräg 1,0–1,5 cm. Cave: „Gefährlicher Punkt!",
- **Wirkungen**: öffnet den Thorax, entfernt Fülle, klärt Hitze, bewegt Qi und Blut, fördert das Absteigen des Qi, beseitigt Stagnationen sowie Knoten (Massen), unterstützt die Mammae (bewegt Qi und beseitigt Stasen).

**Pe3 (Quze)**

- **Element:** Feuer,
- **Besonderheit:** He-(Ho-)Punkt des Perikard-Meridians. Wichtiger Punkt bei emotionalen Zuständen,
- **Lokalisation:** in der Ellenbogenfalte an der ulnaren, medialen Seite der Bizepssehne, zur besseren Darstellung Bizepssehne anspannen,
- **Stichtechnik:** senkrecht, 1,0–1,5 cm,
- **Wirkungen:** klärt Hitze und kühlt das Blut (klärt Hitze im Bereich des Wei-Qi, des Qi, der Organe und des Blutes), bewegt Qi und Blut im Thorax, beruhigt den Geist (Shen), beseitigt Herz-Feuer und Wind, belebt Blut und beseitigt Blut-Stasen, reguliert den Magen und rebellierendes Qi.

**Pe5 (Jianshi)**

- **Element:** Feuer,
- **Besonderheit:** Kreuzungspunkt der drei Yin-Meridiane der Hand,
- **Lokalisation:** 3 Cun proximal der Handgelenkbeugefalte zwischen den Sehnen der Mm. Palmaris longus und flexor carpi radialis,
- **Stichtechnik:** senkrecht, 1,0–1,5 cm,
- **Wirkungen:** beseitigt Schleim, der die Herzöffnungen blockiert, entspannt den Thorax, beseitigt Herz-Feuer, kühlt Hitze und Blut, belebt das Blut und reguliert die Menstruation (Lochialstau, Dysmenorrhö, unregelmäßige Menstruation), beruhigt das Herz und den Geist (Shen).

**Pe6 (Neiguan)**

- **Element:** Feuer,
- **Besonderheit:** Luo-(Durchgangs-)Punkt, Kardinalpunkt des Yin Wei Mai zusammen mit dem Punkt MP4, Europäischer Meisterpunkt gegen Übelkeit, regionärer Fernpunkt für Thorax, Brust und oberes Abdomen. Einer der wichtigsten Akupunkturpunkte!
- **Lokalisation:** 2 Cun herzwärts (proximal) des Handgelenksspaltes, zwischen den Sehnen der Mm. Palmaris longus und flexor carpi radialis (Hinweis: ungefähr auf Höhe des Uhrarmbandes), die beiden Sehnen werden gut darstellbar, wenn Daumen- und Kleinfingerkuppe unter leichtem Druck zusammengedrückt werden. Manchmal ist nur eine Sehne darstellbar. In diesem Falle handelt es sich um die Sehne des M. flexor carpi radialis. Der Punkt Pe6 liegt dann immer kleinfingerseits (ulnar) der Sehne,
- **Stichtechnik:** senkrecht oder schräg im Meridianverlauf, 1,0–1,5 cm. Cave: nicht auf die Sehnen akupunktieren!
- **Wirkungen:** öffnet den Thorax, bewegt Qi und Blut, beruhigt den Geist (Shen), bewegt Leber-Qi, beseitigt Stagnationen, unterdrückt aufsteigendes Leber-Yang, beendet Schmerzen (Karpaltunnelsyndrom), harmonisiert Magen-Qi, beseitigt

Übelkeit und rebellierendes Qi, kühlt Hitze, bewegt das Blut (zusammen mit der Leber, Le3), reguliert die Menstruation,

– **Hinweis:** häufig verwendete und wichtige Akupunkturpunktkombinationen: Pe6 + Le3 (bei Qi-Stagnationen), Pe6 + Ren Mai17 (Qi-Regulation im Thorax), Pe6 + Ren Mai12 (Qi-Regulation im Mittleren Erwärmer), Pe6 + MP6 + Ma36 (Yin-Stärkung bei Schwäche und Leere-Störungen mit psychischem Ausgleich).

### Pe7 (Daling)

– **Element:** Feuer,
– **Besonderheit:** Yuan-(Quell-)Punkt des Perikard-Meridians, traditioneller Sedierungspunkt,
– **Lokalisation:** in der Mitte des Handgelenkspaltes zwischen den Sehnenansätzen. An dieser Stelle befindet sich oft eine muldenartige Vertiefung,
– **Stichtechnik:** senkrecht oder schräg in den Meridianverlauf, 0,5–1,0 cm. Cave: nicht auf die Sehnen akupunktieren!
– **Wirkungen:** klärt Hitze (Herpes Zoster, Interkostalneuralgie), beseitigt Hitze-Toxine, beruhigt den Geist (Shen), ähnliche Wirkungen wie der Punkt He7, lokale Schmerzen (Handgelenk), harmonisiert den Magen.

### Pe9 (Zhongchong)

– **Element:** Feuer,
– **Besonderheit:** traditioneller Tonisierungspunkt. Notfallpunkt!
– **Lokalisation:** Spitze der Mittelfingerkuppe,
– **Stichtechnik:** senkrecht, 0,5 cm,
– **Wirkungen:** beseitigt Hitze und Herz-Feuer (hohes Fieber, Epilepsie, Hitzschlag), stärkt kollabiertes Yang, beseitigt inneren Wind, beruhigt den Geist, belebt das Bewusstsein.

### 3.3.2 3E-Meridian

**Die wichtigsten allgemeinen Wirkungen der Drei-Erwärmer-Meridian-Akupunkturpunkte:** bewegen und regulieren Qi, klären Hitze, stimulieren das Wei Qi und leiten äußere pathogene Faktoren aus, wirken auf die Regionen: Armaußenseite, Schulter, Hals und Kopfaußenseite.

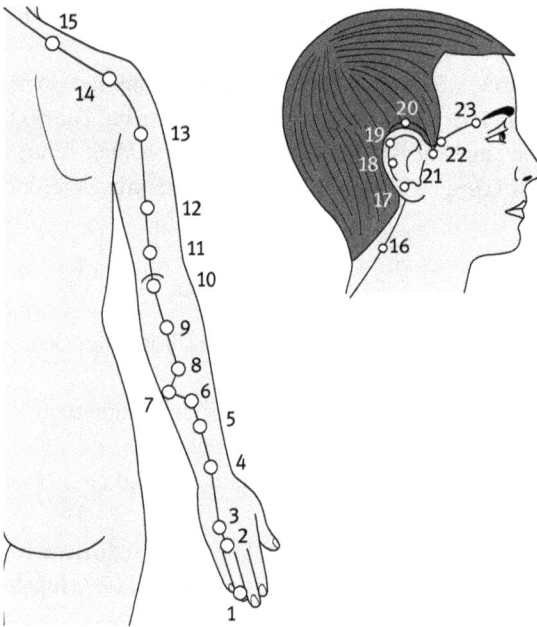

Abb. 3.10: 3E, 3-Erwärmer.

## 3E4 (Yangchi)

–  **Element:** Feuer,
–  **Besonderheit:** Yuan-(Quell-)Punkt des 3E-Meridians,
–  **Lokalisation:** in einer Vertiefung ulnar der Sehnen des M. extensor digitorum, in der Sehnenlücke vor der Sehne des M. extensor digiti minimi in der dorsalen Handgelenksspalte,
–  **Stichtechnik:** senkrecht, 0,5 cm,
–  **Wirkungen:** beseitigt Stagnationen aus dem Meridian und pathogene Faktoren (Wind, Hitze), stärkt das Ursprungs-Qi (Yuan-Qi), stärkt den Chong Mai und Ren Mai.

## 3E5 (Waiguan)

–  **Element:** Feuer,
–  **Besonderheit:** Luo-(Durchgangs-)Punkt, Kardinalpunkt des Yang Wei Mai zusammen mit dem Punkt Gb41, wichtigster Punkt zum Ausleiten pathogener Faktoren (besonders Wind und Hitze) aus der Oberfläche,
–  **Lokalisation:** Der Punkt 3E5 wird auf der Außenseite des Unterarms in einer Rinne zwischen Radius und Ulna, 2 Cun von der Handgelenksbeugefalte herzwärts (proximal) aus lokalisiert (Hinweis: ungefähr in Höhe des Uhrarmbands). Der Punkt darf nicht zu nahe an Radius oder Ulna lokalisiert werden. Auf der Arminnenseite entspricht die Lokalisation nahezu dem Punkt Pe6,

- **Stichtechnik:** senkrecht, 1,0–1,5 cm,
- **Wirkungen:** herausragender Punkt zur Befreiung der Körperoberfläche von äußeren pathogenen Faktoren, beseitigt Wind und Hitze, klärt Hitze im Kopfbereich, beseitigt Toxine sowie Stagnationen und bewegt Qi, wirkt und stärkt die Ohren, reguliert aufsteigendes Leber-Yang.

## 3E6 (Zhigou)

- **Element:** Feuer,
- **Besonderheit:** besonderer Punkt, um das Qi in den drei Ebenen des San Jiao zu bewegen und Leber-Qi-Stagnationen zu beseitigen,
- **Lokalisation:** 3 Cun proximal des Punktes 3E4, in der Mitte zwischen Radius und Ulna,
- **Stichtechnik:** senkrecht, 1,0–1,5 cm,
- **Wirkungen:** reguliert Qi, beseitigt Stagnationen (Thorax, seitliche Rippenregion, Abdomen), beseitigt Leber-Qi-Stagnationen, stimuliert den freien Fluss des Qi in allen Ebenen des San Jiao, wirkt auf den Thorax, klärt Hitze, unterstützt die Funktion des Dickdarms und beseitigt Hitze aus dem Darm.

## 3E8 (Sanyanglou)

- **Element:** Feuer,
- **Besonderheit:** Kreuzungspunkt der drei Yang-Meridiane am Arm,
- **Lokalisation:** 4 Cun proximal der Handgelenksfalte, in der Mitte zwischen Radius und Ulna,
- **Stichtechnik:** senkrecht, 1,0–1,5 cm,
- **Wirkungen:** beseitigt wirkungsvoll Blockaden des Meridians (Schulter, Nacken, Hinterkopf), bewegt Qi, beseitigt Stagnationen.

## 3E10 (Tianliao)

- **Element:** Feuer,
- **Besonderheit:** wichtiger Lokalpunkt der Schulter,
- **Lokalisation:** 4 Cun proximal der Handgelenksfalte, in der Mitte zwischen Radius und Ulna,
- **Stichtechnik:** senkrecht, 1,0–1,5 cm,
- **Wirkungen:** beseitigt wirkungsvoll lokale Blockaden in der Schulter und im Schultergelenk sowie lokale Hitze und Schleimansammlungen.

- **Element:** Feuer,
- **Besonderheit:** wichtiger Lokalpunkt für das Ohr,
- **Lokalisation:** in der Mulde, die bei der Bewegung im Ellbogengelenk entsteht,1 cm proximal der Spitze des Olecanons im Bereich der Sehne des M. triceps brachii.
- **Stichtechnik:** senkrecht oder schräg abwärts, 0,5 cm,
- **Wirkungen:** Funktionsstörungen des Ohres, des Kiefergelenks, bei Trigeminusneuralgie und Fazialisparese, klärt Hitze und unterstützt das Ohr.

### 3.3.3 Gallenblasen-Meridian

**Die wichtigsten allgemeinen Wirkungen der Gallenblasen-Meridian-Akupunkturpunkte:** bewegen Qi und beseitigen Stagnationen, beeinflussen Muskeln und Sehnen, wichtige Punkte (Lokal- und Fernpunkte) zur Behandlung von Kopfschmerzen und zur Qi- und Blutbewegung (z. B. Milchstau), wirken auf die Regionen: Außenseite des Beins, Hypochondrium, Brust, Schulter, Nacken und Außenseite des Kopfes.

Gb2 (Tinghui)
- **Element:** Holz,
- **Besonderheit:** wichtiger Lokalpunkt für das Ohr,
- **Lokalisation:** vor der Incisura intertragica, direkt unterhalb des Punktes Dü19 (in einer Mulde vor dem Tragus bei leicht geöffnetem Mund), vor dem hinteren Rand des Proc. condylaris mandibulae,
- **Stichtechnik:** senkrecht, 0,5 cm,
- **Wirkungen:** Funktionsstörungen des Ohres, des Kiefergelenks, bei Trigeminusneuralgie und Fazialisparese, klärt Hitze, vertreibt Wind, unterstützt das Ohr.

Gb8 (Shuaigu)
- **Element:** Holz,
- **Besonderheit:** wichtiger Lokalpunkt,
- **Lokalisation:** 1,5 Cun oberhalb des höchten Punktes der Ohrmuschel,
- **Stichtechnik:** senkrecht oder schräg abwärts, 0,5–1,0 cm,
- **Wirkungen:** unterdrückt Leber-Yang im Kopfbereich, beseitigt Wind, harmonisiert den Magen bei Kopfschmerzen bedingt durch rebellierendes Magen-Qi, wichtiger Punkt bei lateralem Kopfschmerz (Le/Gb).

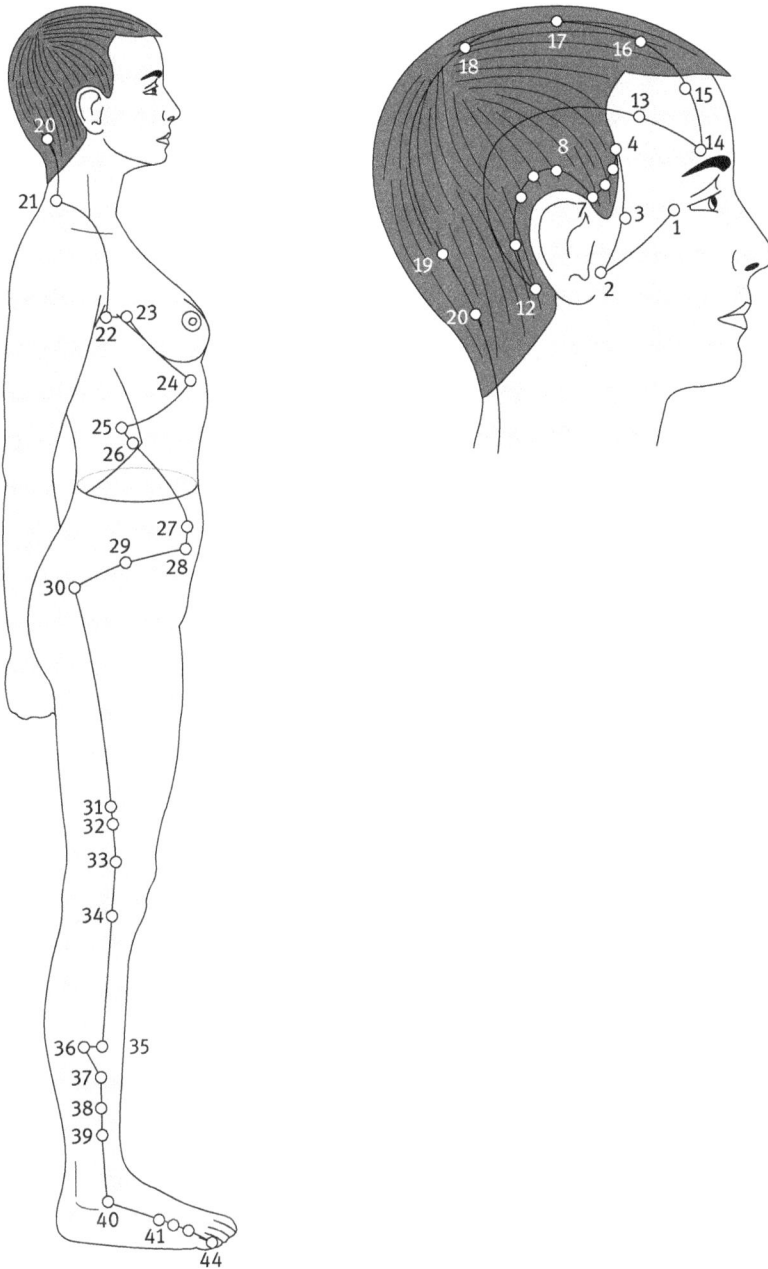

Abb. 3.11 **Gb, Gallenblase.**

### Gb14 (Yangbai)

- **Element:** Holz,
- **Besonderheit:** wichtiger Lokalpunkt. Kreuzungspunkt mit dem 3E-, Magen- und Dickdarm- Meridian. Punkt des Yang Wei Mai,
- **Lokalisation:** auf der Stirn, 1 Cun oberhalb der Augenbrauenmitte, in der senkrechten Linie der Pupillen,
- **Stichtechnik:** schräg abwärts, 0,5–1,0 cm. Hinweis: ggfs. in der Hautfalte schräg abwärts akupunktieren,
- **Wirkungen:** unterdrückt Leber-Yang, bewegt Qi, beseitigt Stagnationen sowie Wind, unterstützt die Augen.

### Gb17 (Zhengying)

- **Element:** Holz,
- **Besonderheit:** Lokalpunkt bei einseitigem Kopfschmerz, Kreuzungspunkt mit dem Yang Wei Mai,
- **Lokalisation:** 4 Cun vom Punkt Gb14, auf einer nach dorsal verlängerten Linie durch die Pupillenmitte beim Blick geradeaus,
- **Stichtechnik:** schräg abwärts im Meridanverlauf, 0,5–1,0 cm,
- **Wirkungen:** unterdrückt Leber-Yang, bei Kopfschmerzen bedingt durch Schleim, beseitigt Schleim, öffnet den Geist (Shen), bei Exzessen des Geistes (Schizophrenie, Hysterie).

### Gb20 (Fengchi)

- **Element:** Holz,
- **Besonderheit:** wichtiger Akupunkturpunkt, Kreuzungspunkt mit dem 3E-Meridian. Punkt des Yang Wei Mai. Meisterpunkt des Sympatikus. Traditioneller Punkt der Wind-Erkrankungen,
- **Lokalisation:** im seitlichen Nackenbereich, unter dem Okzipitalrand, vor dem Mastoid in einer drucksensiblen Vertiefung zwischen M. sternocleidomastoideus und dem äußeren Trapeziusrand,
- **Stichtechnik:** schräg diagonal, in Richtung auf das gegenüberliegende Auge, 1,0–1,5 cm,
- **Wirkungen:** beseitigt inneren und äußeren Wind, bewegt Qi und Blut, beseitigt Stagnationen, unterdrückt aufsteigendes Leber-Yang, klärt Hitze, aktiviert die Öffner (Sinnesorgane des Kopfes) und das Gehirn,
- **Hinweis:** Gb20 (sympathische Wirkung) wird oft mit dem Punkt Bl10 (parasympathische Wirkung) kombiniert. Diese Kombination der beiden Punkte wird auch als „vegetative Basisachse" bezeichnet.

## Gb21 (Jianjing)

- **Element:** Holz,
- **Besonderheit:** wichtiger lokaler Akupunkturpunkt, Kreuzungspunkt mit dem 3E- und Dünndarm-Meridian. Wirkung lokal und auf den Uterus. Hinweis: **kein** verbotener Punkt in der Schwangerschaft, wie in manchen Literaturstellen erwähnt!
- **Lokalisation:** Hälfte der Strecke der Verbindungslinie Acromion zum Dornfortsatz HWK 7 (Du Mai14),
- **Stichtechnik:** schräg nach außen, 1,0–1,5 cm. Cave: „Gefährlicher Punkt"!
- **Wirkungen:** bewegt Qi, beseitigt Stagnationen, beseitigt Leber-Qi-Stagnation, fördert das Absteigen des Qi, unterstützt die Brust (bei Stagnationen) und fördert den Milchfluss (fördert den Milchfluss durch Qi-Bewegung, nicht die Milchbildung!), unterstützt die Wehenkoordination (Qi-Fluss), bei Plazentaretention.

## Gb24 (Riyue)

- **Element:** Holz,
- **Besonderheit:** Mu-(Alarm-)Punkt der Gallenblase. Kreuzungspunkt mit dem Milz-Meridian und Yang Wei Mai,
- **Lokalisation:** auf der Mamillarlinie, im 7. ICR,
- **Stichtechnik:** schräg im Meridianverlauf, 0,5–1,0 cm,
- **Wirkungen:** beseitigt Feuchte-Hitze, bewegt Leber-Qi, unterdrückt rebellierendes Qi, harmonisiert den mittleren San Jiao.

## Gb25 (Jingmen)

- **Element:** Holz,
- **Besonderheit:** Mu-(Alarm-)Punkt der Niere. Kreuzungspunkt mit dem Nieren-Meridian,
- **Lokalisation:** am freien Ende und Unterrand der 12. Rippe,
- **Stichtechnik:** schräg im Meridianverlauf, 0,5–1,0 cm,
- **Wirkungen:** reguliert die Wasserwege, stärkt die Niere, reguliert Milz- und Darmfunktionen, stärkt die seitliche Rückenregion (LWS), beseitigt Stagnationen.

## Gb26 (Daimai)

- **Element:** Holz,
- **Besonderheit:** Kreuzungspunkt mit dem Dai Mai,
- **Lokalisation:** 2 Cun senkrecht nach unten (kaudal) vom Punkt Le13,
- **Stichtechnik:** schräg im Meridianverlauf, 1,0–1,5 cm,
- **Wirkungen:** reguliert den Dai Mai, entfernt Feuchtigkeit und Feuchte-Hitze im Genitalbereich (ggf. mit 3E5 und Gb41), bei chronischem Fluor vaginalis, bei

Menstruationsstörungen (unregelmäßige Menstruation, Dysmenorrhö), reguliert den Uterus,
- **Hinweis:** häufig benutzte Akupunkturpunktkombination: Gb26 + Gb41 + 3E5 (Regulation von Uterus und Menstruation).

### Gb27 (Wushu)
- **Element:** Holz,
- **Besonderheit:** Kreuzungspunkt mit dem Dai Mai,
- **Lokalisation:** ventral der Spina iliaca anterior superior, 3 Cun unterhalb (kaudal) des Nabels, in Höhe des Punktes Ren Mai4,
- **Stichtechnik:** senkrecht, 1,0–1,5 cm,
- **Wirkungen:** Menstruationsbeschwerden, beseitigt Feuchte-Hitze und Fluor vaginalis, bewegt Qi.

### Gb28 (Weidao)
- **Element:** Holz,
- **Besonderheit:** Kreuzungspunkt mit dem Dai Mai, reguliert den Dai Mai,
- **Lokalisation:** 0,5 Cun unterhalb und nach vorne vom Punkt Gb27 aus,
- **Stichtechnik:** senkrecht, 1,0–1,5 cm,
- **Wirkungen:** Menstruationsbeschwerden, beseitigt Feuchte-Hitze und Fluor vaginalis, hebt und bewegt Qi.

### Gb30 (Huantiao)
- **Element:** Holz,
- **Besonderheit:** Kreuzungspunkt mit dem Blasen-Meridian. Wichtiger lokaler Akupunkturpunkt bei Ischialgie!
- **Lokalisation:** laterale Seite der Hüfte auf der Verbindungslinie zwischen der höchsten Prominenz des Trochanter Major und dem Ende der Pofalte, zwischen dem äußeren und mittleren Drittel,
- **Stichtechnik:** senkrecht, 2,5–6,0 cm,
- **Wirkungen:** beseitigt Stagnationen des Meridians, bewegt Qi, beseitigt Feuchte-Hitze in der Anal- und Genitalregion, beseitigt Feuchtigkeit, Kälte und Wind, stärkt den unteren Rücken,
- **Hinweis:** häufig verwendete Akupunkturpunktkombination: Gb30 + Gb34 + Bl60 (Ischialgie, Lumbago, Funktionsstörung der Lenden-Becken-Region).

## Gb34 (Yanglingquan)

- **Element:** Holz,
- **Besonderheit:** Chinesischer Meisterpunkt der Muskeln und Sehnen, He-(Ho-) Punkt der Gallenblase. Wichtiger Akupunkturpunkt!
- **Lokalisation:** in der Mulde vor und unter dem Fibulaköpfchen, auf dem Schnittpunkt der gedachten Linien von der unteren und vorderen Begrenzung des Fibulaköpfchens. Hinweis: das Fibulaköpfchen von unten in der außen verlaufenden, gedachten „Hosennaht"-Linie ertasten,
- **Stichtechnik:** senkrecht, 1,5–2,0 cm. Cave: nicht auf das Fibulaköpfchen akupunktieren!
- **Wirkungen:** fördert den glatten Fluss des Qi und besonders des Leber-Qi, beseitigt Le-Qi-Stagnationen und senkt aufsteigendes Leber-Yang ab, reguliert emotionale Stagnationen (Zorn, Wut, Aggression, Anspannung), beseitigt Feuchte-Hitze der Leber und Gallenblase, unterstützt, reguliert und entspannt Muskeln und Sehnen, beseitigt Stagnationen im Meridian, regionärer Fernpunkt für das Abdomen und den Unterbauch, wichtigster Fernpunkt für den seitlichen Abdominalbereich,
- **Hinweis:** häufig verwendete und wichtige Akupunkturpunktkombinationen: Gb34 + Le3 (allgemeine Tonisierung des Qi-Fluss), Gb34 + Ren Mai12 (beseitigt Stagnationen im mittleren San Jiao), Gb34 + Ren Mai6 (beseitigt Stagnationen im unteren San Jiao), Gb34 + Gb24 (beseitigt Feuchte-Hitze).

## Gb38 (Yangfu)

- **Element:** Holz,
- **Besonderheit:** traditioneller Sedierungspunkt des Gallenblasen-Meridians,
- **Lokalisation:** 4 Cun proximal der höchsten Erhebung des Malleolus lateralis, am Vorderrand der Fibula,
- **Stichtechnik:** senkrecht, 1,0–1,5 cm,
- **Wirkungen:** unterdrückt aufsteigendes Leber-Yang, klärt Hitze, bei feuchter Hitze, wichtiger Fernpunkt bei chronischer Migräne aufgrund des aufsteigenden Leber-Yangs oder Leber-Feuers, beseitigt Stagnationen im Meridianverlauf.

## Gb39 (Xuanzhong)

- **Element:** Holz,
- **Besonderheit:** Chinesischer Meisterpunkt für das Knochenmark, Kreuzungspunkt der drei Yang-Meridiane am Fuß,
- **Lokalisation:** 3 Cun proximal der höchsten Erhebung des Malleolus lateralis, am Vorderrand der Fibula,
- **Stichtechnik:** senkrecht, 1,0–1,5 cm,

- **Wirkungen:** unterdrückt aufsteigendes Leber-Yang, vertreibt Wind, nährt Knochenmark, Fernpunkt für die HWS-Region, wirksam bei neurologischen Erkrankungen, beseitigt Stagnationen.

### Gb41 (Zulinqi)

- **Element:** Holz,
- **Besonderheit:** Kardinalpunkt für den Dai Mai (Gürtelgefäß) zusammen mit dem Punkt 3E5,
- **Lokalisation:** zwischen dem 4. und 5. Mittelfußknochen in einer tastbaren, meist drucksensiblen Vertiefung, am Übergang vom Korpus zur Basis des 4. Mittelfußknochens. Am Außenrand der Sehne des M. extensor digitorum longus. Durch Anheben der Zehen stellen sich die Sehnen besser dar. Kontrolle: Abstand Schwimmhautrand zum Punkt Gb41 entspricht 3 QF,
- **Stichtechnik:** schräg aufwärts im Meridianverlauf entlang der Sehne, 0,5–1,5 cm. Cave: nicht auf die Sehne akupunktieren!
- **Wirkungen:** fördert den glatten Fluss von Leber-Qi, beseitigt Stagnationen, unterdrückt Leber-Yang, Leber-Feuer und Leber-Wind, klärt Hitze im Gallenblasen-Meridian, beseitigt Feuchte-Hitze in der Genitalregion (Leukorrhö) und reguliert das Dai Mai, ausgeprägt regulierende Wirkung auf den Qi-Fluss im Bereich der Mammae (PMS, Mastopathie, Knoten, Milchstau, Mastitis, Abzess).

### Gb43 (Xiaxi)

- **Element:** Holz,
- **Besonderheit:** traditioneller Tonisierungspunkt des Gallenblasen-Meridians,
- **Lokalisation:** zwischen der 4. und 5. Zehe, an der Schwimmhautfalte,
- **Stichtechnik:** senkrecht, 0,5 cm,
- **Wirkungen:** unterdrückt Leber-Yang und Leber-Feuer, unterdrückt Wind (Schwindel), stärker als der Punkt Gb41, bei starken lateralen Kopfschmerzen (Schläfen- und Augenregion), beseitigt Feuchte-Hitze (Otitis media), unterstützt das Ohr (Tinnitus).

### 3.3.4 Leber-Meridian

**Die wichtigsten allgemeinen Wirkungen der Leber-Meridian-Akupunkturpunkte:** bewegen Qi und Blut, beseitigen Stagnationen, wirken auf den Uterus (Blutbewegung), wichtige Punkte für den Urogenitalbereich, wichtige Fernpunkte für den Kopf und bei Kopfschmerzen (aufsteigendes Le-Yang und Le-Qi-Stagnationen), wirken auf die Regionen: Innenseite des Beins, Abdomen, Hypochondrium, Brust, Kopf.

14

13

12
11
10

9
8
7

6

5

2   4
1   3

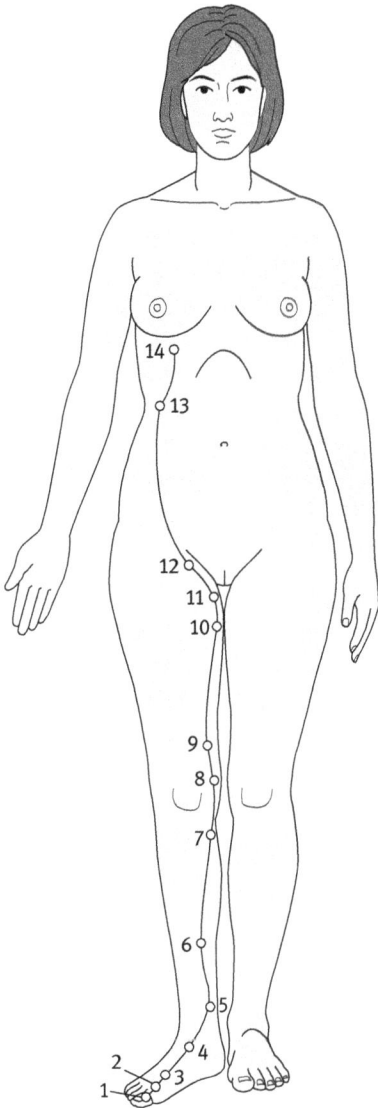

Abb. 3.12: Le, Leber.

Le1 (Dadun)

- **Element:** Holz,
- **Besonderheit:** wichtiger Akupunkturpunkt. Notfallpunkt!
- **Lokalisation:** 0,5 cm außen und oberhalb vom lateralen Nagelwinkel der Groß-
zehe,
- **Stichtechnik:** schräg in den Meridianverlauf, 0,5 cm,
- **Wirkungen:** reguliert die Menstruation (unregelmäßige Blutungen), beseitigt
Blut-Hitze (starke Blutungen), beseitigt Feuchte-Hitze (Erkrankungen im Bereich

des äußeren Genitale), reguliert die Leber, fördert den Qi-Fluss, beseitigt Feuchtigkeit, befreit die Sinne und beruhigt den Geist (Shen), fördert die Wiederbelebung.

### Le2 (Xingjian)

- **Element:** Holz,
- **Besonderheit:** traditioneller Sedierungspunkt. Hauptpunkt bei Leber-Feuer!
- **Lokalisation:** an der Schwimmhautfalte zwischen der 1. und 2. Zehe,
- **Stichtechnik:** senkrecht, 0,5–1,0 cm,
- **Wirkungen:** leitet Leber-Feuer aus, reguliert die Leber, unterdrückt inneren Wind und aufsteigendes Leber-Yang, kühlt Blut-Hitze (beendet Blutungen), klärt Feuchte-Hitze im unteren San Jiao, beruhigt den Geist (Shen), der Punkt findet nur Anwendung bei Fülle-Mustern.

### Le3 (Taichong)

- **Element:** Holz,
- **Besonderheit:** Yuan-(Quell-)Punkt des Leber-Meridians, bedeutender Punkt zur Qi-Bewegung und Beseitigung von Stagnationen. Ein außerordentlich wichtiger Akupunkturpunkt!
- **Lokalisation:** auf dem Fußrücken, zwischen den Mittelfußknochen der Großzehe und der 2. Zehe, in einer tastbaren Vertiefung, wo sich Korpus und Basis der Mittelfußknochen nähern und der Zeigefinger beim dynamischen Aufwärtstasten in der Verlängerung der Schwimmfalte „hängen" bleibt. Kontrolle: Der Punkt Le3 liegt 2 QF (1,5 Cun) von der Schwimmhautfalte aufwärts (proximal) entfernt,
- **Stichtechnik:** senkrecht, 1,0–1,5 cm,
- **Wirkungen:** beseitigt Stagnationen, Hauptpunkt zur Förderung des glatten Flusses des Qi und Leber-Qi im ganzen Körper, beruhigt die Leber, bewegt Blut (über die Bewegung des Qi), unterdrückt Leber-Yang, beseitigt inneren Wind sowie Feuchtigkeit, belebt das Leber-Blut und reguliert die Menstruation (reguliert den Chong Mai), wirkt spasmolytisch, unterstützt die Augen und beruhigt den Geist (Shen) und die Wanderseele (Hun).

### Le4 (Zhongfeng)

- **Element:** Holz,
- **Besonderheit:** fördert den Qi-Fluss im unteren San Jiao,
- **Lokalisation:** über dem Gelenkspalt zwischen Tibia und Talus, zwischen den Sehnen des M. Extensor hallucis longus und des M. tibialis anterior, 1 Cun vor dem Maleolus medialis tibiae (höchster Punkt des Innenknöchels),
- **Stichtechnik:** senkrecht, 0,5–1,0 cm,

- **Wirkungen:** fördert den Qi-Fluss und beseitigt Stagnationen (Schmerzen) im unteren San Jiao, beseitigt Feuchtigkeit im Urogenitalsystem, beseitigt Pruritus am äußeren Genitale.

## Le5 (Ligou)

- **Element:** Holz,
- **Besonderheit:** Luo-(Durchgangs-)Punkt des Leber-Meridians,
- **Lokalisation:** 5 Cun oberhalb der prominentesten Stelle des Innenknöchels, am Tibiahinterrand. Cave: nicht auf die Tibia akupunktieren!
- **Stichtechnik:** senkrecht, 0,5–1,0 cm,
- **Wirkungen:** beseitigt Feuchte-Hitze (Juckreiz, Brennen) aus dem Urogenitalsystem, fördert den sanften Leber-Qi-Fluss, beseitigt Stagnationen im unteren San Jiao, bei Fluor vaginalis, Schwellungen und Schmerzen, beseitigt „Kloßgefühl" in der Kehle (Le-Qi Stagnation),

## Le8 (Ququan)

- **Element:** Holz,
- **Besonderheit:** He-(Ho-)Punkt des Leber-Meridians, traditioneller Tonisierungspunkt,
- **Lokalisation:** Der Punkt liegt bei angewinkeltem Bein kurz vor dem Ende der Kniegelenksfalte, in einer Vertiefung vor den Sehnen des M. semimembranosus und M. semitendinosus, 1 Cun oberhalb und ventral vom Punkt Ni10,
- **Stichtechnik:** senkrecht, 1,0–1,5 cm,
- **Wirkungen:** nährt Leber-Blut und Yin, stärkt die Leber, tonisiert Qi, belebt das Blut (Blut-Stase) und reguliert die Menstruation (Dysmenorrhö, Amenorrhö, Unfruchtbarkeit), reguliert den Uterus, beseitigt Feuchtigkeit aus dem unteren San Jiao, unterstützt die Blase.

## Le13 (Zhangmen)

- **Element:** Holz,
- **Besonderheit:** Mu-(Alarm-)Punkt der Milz, Chinesischer Meisterpunkt der Voll-(Zhang-) Organe, Kreuzungspunkt mit dem Gallenblasen-Meridian und dem Dai Mai,
- **Lokalisation:** direkt unter dem freien Ende der 11. Rippe, an der lateralen Seite des Abdomens. Bei gebeugtem und abduziertem Arm berührt die Ellenbogenspitze den Punkt Le13,
- **Stichtechnik:** schräg abwärts im Meridianverlauf, 0,5–1,5 cm,
- **Wirkungen:** fördert den Fluss den Le-Qi, stärkt und harmonisiert Milz- und Leberfunktionen, beseitigt Blut-Stase sowie Stagnationen im Hypochondrium, bei Leber-Milz Disharmonie-Mustern, fördert das Absteigen des Magen-Qi,

- **Hinweis:** häufig verwendete Akupunkturpunktkombination: Le13 + Le3 (Stagnationen im mittleren San Jiao).

Le14 (Qimen)
- **Element:** Holz,
- **Besonderheit:** Mu-(Alarm-)Punkt der Leber, Kreuzungspunkt mit dem Yin Wei Mai und Milz-Meridian,
- **Lokalisation:** auf der Mamillarlinie, im 6. ICR, 1. ICR senkrecht unter dem Punkt Ma18,
- **Stichtechnik:** schräg nach außen im Rippenverlauf, 0,5–1,0 cm. Cave: „Gefährlicher Punkt"!
- **Wirkungen:** Le14 hat eine ähnliche Funktion wie der Punkt Le13. Le14 wirkt eher auf Leber und Magen, Le13 auf die Milzfunktionen. Fördert den Fluss von Le-Qi, stärkt und harmonisiert Milz- und Leberfunktionen, beseitigt Blut-Stase sowie Stagnationen, öffnet den Thorax, bei Leber-Magen-Disharmonie-Mustern, fördert das Absteigen des Magen-Qi,
- **Hinweis:** häufig verwendete Akupunkturpunktkombination: Le13 + Le3 + Ren Mai12 + Ma36 (Magenbeschwerden bei Le-Qi-Stagnation).

## 3.4 Das System der acht außerordentlichen Meridiane

Die acht außerordentlichen Meridiane stellen ein eigenständiges Meridiansystem in der Akupunktur dar (Tab. 3.1). Die außerordentlichen Meridiane haben einen besonderen Bezug zu der Niere und Essenz der Niere, dem Jing. Die besondere Aufgabe der außerordentlichen Meridiane besteht darin, den Körper, Körperfunktionen und Strukturen durch das Zurverfügungstellen der Essenz zu regulieren. Die außerordentlichen Meridiane unterliegen nicht den Gesetzmäßigkeiten der Voll- und Hohlorgane sowie des Funktionskreissystems.

Die besondere Funktion besteht darin, dass die außerordentlichen Meridiane bei Energiemangel (und chronischen Störungen) ein Energie-Reservoir bilden und Energie bereitstellen können, somit zur Regulation des Energieflusses im Körper beitragen.

Tab. 3.1: Die acht außerordentlichen Meridiane.

| Ren Mai | Lu7 | Ni6 | beeinflusste Körperregionen: Urogenitalregion, Abdomen, Thorax, Brust, Gesicht |
|---------|-----|-----|-----|
| Yin Qiao Mai | Ni6 | Lu7 | |
| Du Mai | Dü3 | Bl62 | beeinflusste Körperregionen: gesamter Rücken, Kopf |
| Yang Qiao Mai | Bl62 | Dü3 | |
| Chong Mai | MP4 | Pe6 | beeinflusste Körperregionen: Uterus, Magen, Thorax, Brust, Herz |
| Yin Wei Mai | Pe6 | MP4 | |
| Dai Mai | Gb41 | 3E5 | beeinflusste Körperregionen: Außenseiten des Körpers, Hüft- und Beckenregion |
| Yang Wei Mai | 3E5 | Gb41 | |

Nur der Ren Mai und Du Mai verfügen über eigene Akupunkturpunkte. Die übrigen außerordentlichen Meridiane „leihen" sich Akupunkturpunkte (Kreuzungspunkte) der zwölf Hauptmeridiane, um die spezifische Wirkung des außerordentlichen Meridians auszulösen.

### 3.4.1 Ren Mai (Konzeptionsgefäß)

**Die wichtigsten allgemeinen Wirkungen der Ren-Mai-Akupunkturpunkte:** nähren das Yin und sind besonders wirksam bei Nieren-Yin-Mangel, regulieren die drei Ebenen des San Jiao, sehr wichtige Punkte für die Behandlung gynäkologischer Probleme, nehmen besonderen Einfluss auf die Menstruation und Fertilität, wichtige Punkte in der Schwangerschaft, regulieren das Jing, das Qi der Mitte und das Lungen-Qi, die Punkte gelten als das „Sammelbecken des Yin", wirken auf die Regionen: Genitalregion, Abdomen, Thorax, Kopf. Hinweis: Die Punkte des Ren-Mai-Meridians sind keine verbotenen Punkte in der Schwangerschaft, wie in manchen Literaturstellen erwähnt.

#### Ren Mai1 (Huiyin)

- **Element:** keine Elementzugehörigkeit, der Ren Mai gilt als das „Sammelbecken des Yin",
- **Besonderheit:** Anfangspunkt von Ren Mai, Du Mai und Chong Mai. Wichtiger geburtshilflicher Lokalpunkt,
- **Lokalisation:** im Zentrum des Damms, Hälfte der Strecke hintere Kommisur zum Anus,
- **Stichtechnik:** senkrecht oder unter der Geburt schräg angepasst an den Gewebszustand des ausgezogenen Dammgewebes, 1,0–1,5 cm. Cave: nicht auf das kindliche Köpfchen durchstechen,

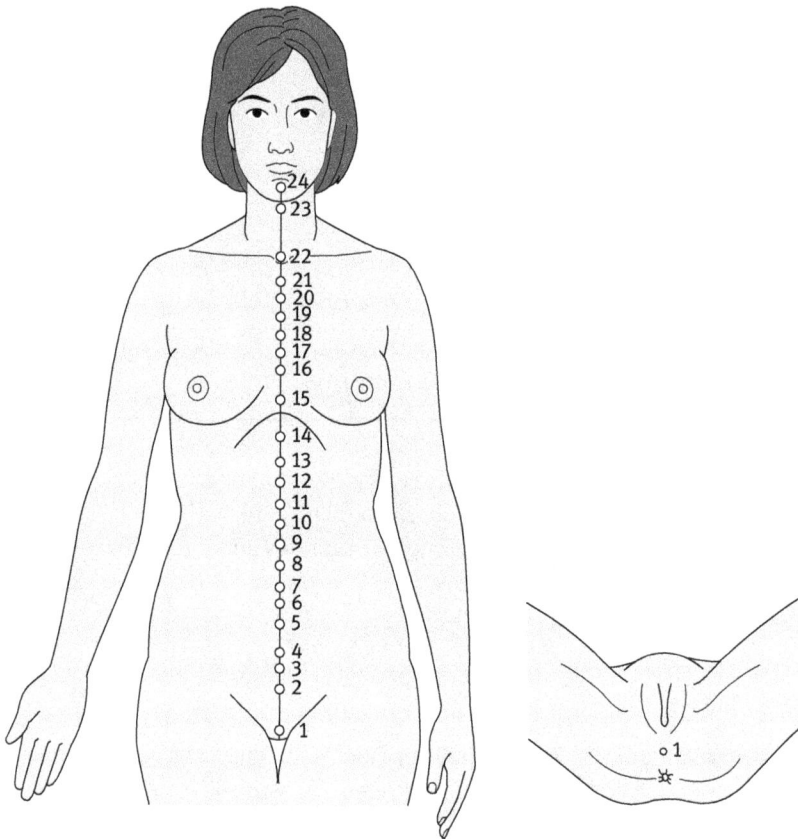

Abb. 3.13: Ren Mai, Konzeptionsgefäß (KG).

– **Wirkungen:** bewegt Qi und Blut, reguliert die unteren Öffnungen und die Genitalien, reflektorische „Entspannung" des Damms in der Austreibungsphase, wenn der kindliche Kopf aufzusteigen beginnt, wirkt entspannend auf das äußere Genitale (Spasmus), Hämorrhoiden, Pruritus vulvae, Dammnahtbeschwerden.

Ren Mai2 (Qugu)

– **Element:** keine Elementzugehörigkeit, der Ren Mai gilt als das „Sammelbecken des Yin",
– **Besonderheit:** Kreuzungspunkt mit dem Leber-Meridian. Wichtiger lokaler Punkt! Hinweis: **kein** verbotener Punkt in der Schwangerschaft, wie in manchen Literaturstellen erwähnt!
– **Lokalisation:** am Symphysenoberrand genau in der Medianlinie,
– **Stichtechnik:** senkrecht, 1,0–2,0 cm,

– **Wirkungen:** reguliert die Harnblase und die Miktion, stärkt Niere und Essenz, beseitigt Kälte im Uterus und Feuchtigkeit, bei urogenitalen Störungen, wichtiger lokaler Punkt bei Symphysenschmerzen.

**Allgemeiner Hinweis zur Lokalisation der Ren-Mai-Akupunkturpunkte im Unterbauchbereich:** Bei der Cun-Abmessung im Unterbauchbereich ist es besonders wichtig, sich an der Gesamtstrecke, Mitte des Symphysenoberrandes bis zum Nabel = 5 Cun, zu orientieren. Hilfreich ist dabei die Verwendung der sog. „Fünftel-Regel". So können individuelle Abweichungen des Bauchumfanges berücksichtigt werden, was mit den allgemeinen Daumen-Cun-Abmessungen nicht gelingt. Lokalisationshilfe: Ringfinger der einen Hand an den Symphysenoberrand (Ren Mai2), Ringfinger der anderen Hand in den Bauchnabel (Ren Mai8) legen und mit Hilfe von Ring" , Mittel- und Zeigefinger beider Hände diese Gerade fünfteln. Unter den Fingern liegt jeweils ein Ren-Mai-Punkt. Ausnahme: Der Punkt Ren Mai6 befindet sich zwischen Zeige- und Mittelfinger der kranialen Hand.

### Ren Mai3 (Zhongji)

– **Element:** keine Elementzugehörigkeit, der Ren Mai gilt als das „Sammelbecken des Yin",
– **Besonderheit:** Mu-(Alarm-)Punkt der Blase, Kreuzungspunkt mit Milz-, Leber- und Nieren-Meridian. Hinweis: Die Punkte unterhalb des Nabels sind in der Schwangerschaft erlaubt und wirkungsvoll. **Kein** verbotener Punkt in der Schwangerschaft, wie in manchen Literaturstellen erwähnt!
– **Lokalisation:** in der vorderen Medianlinie des Rumpfes, 1 Cun oberhalb des Symphysenoberrandes bzw. ⅕ nach der „Fünftel-Regel",
– **Stichtechnik:** senkrecht, 1,0–2,0 cm,
– **Wirkungen:** fördert und reguliert die Funktion der Blase, beseitigt Nässe und Feuchtigkeit im unteren San Jiao, stärkt den Uterus und reguliert die Menstruation, reguliert den Ren Mai, stärkt die Niere und die Essenz.

### Ren Mai4 (Guanyuan)

– **Element:** keine Elementzugehörigkeit, der Ren Mai gilt als das „Sammelbecken des Yin",
– **Besonderheit:** Mu-(Alarm-)Punkt des Dünndarms, Kreuzungspunkt des Ren Mai mit Milz-, Leber-, Nieren-Meridian und dem Chong Mai. Hinweis: kein verbotener Punkt in der Schwangerschaft, wie in manchen Literaturstellen erwähnt! Sehr wichtiger Akupunkturpunkt!
– **Lokalisation:** in der vorderen Medianlinie des Rumpfes, 2 Cun oberhalb des Symphysenoberrandes bzw. ⅔ nach der „ Fünftel-Regel",
– **Stichtechnik:** senkrecht, 1,0–2,0 cm,

- **Wirkungen:** stärkt Yin, Blut und Qi, bewegt Qi und Blut, vertreibt Kälte aus dem Uterus (Moxa), stärkt die Niere sowie den Uterus und reguliert die Menstruation, unterstützt die Essenz (Jing) und das Ursprungs-Qi (Yuanqi), reguliert rebellierendes Qi im Chong Mai, reguliert die Wanderseele (Hun), wichtiger Punkt bei allen geburtshilflichen, gynäkologischen und urogenitalen Krankheitsbildern, ähnliche Wirkung wie der Punkt MP6 (Kreuzung der Yin-Meridiane im Unterbauch),
- **Hinweis:** häufig verwendete wirkungsvolle Akupunkturpunktkombinationen: Ren Mai4 + MP6 + Ni6 (Tonisierung des Yin), Ren Mai4 + MP6 (Basiskombination bei urogenitalen Störungen).

### Ren Mai5 (Shimen)
- **Element:** keine Elementzugehörigkeit, der Ren Mai gilt als das „Sammelbecken des Yin",
- **Besonderheit:** Mu-(Alarm-)Punkt des San Jiao. Hinweis: kein verbotener Punkt in der Schwangerschaft, wie in manchen Literaturstellen erwähnt!
- **Lokalisation:** in der vorderen Medianlinie des Rumpfes, 3 Cun oberhalb des Symphysenoberrandes, bzw. ⅗ nach der „Fünftel-Regel",
- **Stichtechnik:** senkrecht, 1,0–2,0 cm,
- **Wirkungen:** reguliert die Wasserwege, reguliert und bewegt Qi im unteren San Jiao, reguliert und stärkt den Uterus und die Nieren, stärkt das Ursprungs-Qi.

### Ren Mai6 (Qihai)
- **Element:** keine Elementzugehörigkeit, der Ren Mai gilt als das „Sammelbecken des Yin",
- **Besonderheit:** Yuan-(Quell-)Punkt des Ren Mai. Wichtiger Tonisierungspunkt des Qi, „Meer der Energie"! Hinweis: kein verbotener Punkt in der Schwangerschaft, wie in manchen Literaturstellen erwähnt! Sehr wichtiger Akupunkturpunkt!
- **Lokalisation:** in der vorderen Medianlinie des Rumpfes, 1,5 Cun (!) unterhalb des Bauchnabelzentrums bzw. zwischen Ring- und Mittelfinger nach der „Fünftel-Regel",
- **Stichtechnik:** senkrecht, 1,0–2,0 cm,
- **Wirkungen:** stärkt ganz besonders das Qi, tonisiert das Yang (Moxa), beseitigt Kälte und Nässe aus dem Uterus (Moxa), reguliert die Menstruation, hebt das Qi (Bearing-down-Gefühl), stärkt das Ursprungs-Qi, bewegt Qi im unteren San Jiao, bei allen Formen von Qi-Mangel, chronische Mangel- und Erschöpfungsmuster, reguliert Yin und Blut,
- **Hinweis:** häufig verwendete wirkungsvolle Akupunkturpunktkombination: Ren Mai6 + Ma36 + MP6 (Basiskombination bei allen Schwäche- und Mangel-Mustern).

### Ren Mai7 (Yinjiao)

- **Element:** keine Elementzugehörigkeit, der Ren Mai gilt als das „Sammelbecken des Yin",
- **Besonderheit:** Kreuzungspunkt mit dem Nieren-Meridian und Chong Mai. Hinweis: kein verbotener Punkt in der Schwangerschaft, wie in manchen Literaturstellen erwähnt!
- **Lokalisation:** in der vorderen Medianlinie des Rumpfes, 1,0 Cun unterhalb des Bauchnabelzentrums bzw. ⅕ unterhalb des Nabels nach der „Fünftel-Regel",
- **Stichtechnik:** senkrecht, 1,0–2,0 cm,
- **Wirkungen:** reguliert den Uterus und die Menstrauton, reguliert den Chong Mai, beseitigt Feuchtigkeit aus dem unteren San Jiao, nährt Yin (Klimakterium), stärkt die Niere.

### Ren Mai8 (Shenque)

- **Element:** keine Elementzugehörigkeit, der Ren Mai gilt als das „Sammelbecken des Yin",
- **Besonderheit:** keine Akupunktur, nur Moxa! Dient als Lolalisationshilfe,
- **Lokalisation:** im Bauchnabelzentrum,
- **Stichtechnik:** keine Akupunktur! Nur Moxa,
- **Wirkungen:** stärkt das Yang (Moxa) sowie die Milz-Yang-Funktionen (Moxa), beseitigt Feuchtigkeit und Nässe (Moxa), stärkt das Ursprungs-Qi (Moxa), wärmt die Niere (Moxa).

### Ren Mai10 (Xiawan)

- **Element:** keine Elementzugehörigkeit, der Ren Mai gilt als das „Sammelbecken des Yin",
- **Besonderheit:** Kreuzungspunkt mit dem Milz-Meridian,
- **Lokalisation:** in der vorderen Medianlinie, 2,0 Cun oberhalb des Bauchnabelzentrums,
- **Stichtechnik:** senkrecht, 1,0–2,0 cm,
- **Wirkungen:** wirkt auf und reguliert das Qi des Magen, fördert das Absteigen des Magen-Qi, stärkt Milz, beseitigt Feuchtigkeit und Nässe, bewegt Qi (beseitigt Völle- und Spannungsgefühl).

### Ren Mai12 (Zhongwan)

- **Element:** keine Elementzugehörigkeit, der Ren Mai gilt als das „Sammelbecken des Yin",
- **Besonderheit:** Mu-(Alarm-)Punkt des Magens, Mu-(Alarm-)Punkt des mittleren San Jiao, Chinesischer Meisterpunkt der Fu-(Hohl-)Organe, Kreuzungspunkt mit dem Dünndarm-, Drei-Erwärmer- und Magen-Meridian,

–   **Lokalisation:** in der vorderen Medianlinie, die Hälfte der Strecke zwischen Brustbeinunterrand und Bauchnabelzentrum,
–   **Stichtechnik:** senkrecht, 1,0–2,0 cm,
–   **Wirkungen:** wirkt auf und reguliert Magen und Milz – „die Mitte" –, reguliert das Magen-Qi, stärkt Milz, tonisiert das Milz-Qi, beseitigt Feuchtigkeit und Schleim sowie Magen-Feuer, nährt und bewegt Qi und Blut, hebt Qi, beruhigt den Geist.

Ren Mai13 (Shangwan)
–   **Element:** keine Elementzugehörigkeit, der Ren Mai gilt als das „Sammelbecken des Yin",
–   **Besonderheit:** Kreuzungspunkt mit dem Dünndarm- und Magen-Meridian,
–   **Lokalisation:** in der vorderen Medianlinie, 5 Cun oberhalb des Bauchnabelzentrums,
–   **Stichtechnik:** senkrecht, 1,0–1,5 cm,
–   **Wirkungen:** reguliert Magen-Qi, unterdrückt rebellierendes Magen-Qi, bei Übelkeit und Erbrechen, Reflux, Spannungs- und Völlegefühl, bewegt und reguliert Qi und den Chong Mai,
–   **Hinweis:** häufig verwendete wirkungsvolle Akupunkturpunktkombination: Ren Mai13 + Ma36 + Pe6 (Hyperemesis).

Ren Mai14 (Juque)
–   **Element:** keine Elementzugehörigkeit, der Ren Mai gilt als das „Sammelbecken des Yin",
–   **Besonderheit:** Mu-(Alarm-)Punkt des Herzens,
–   **Lokalisation:** in der vorderen Medianlinie, 6 Cun oberhalb des Bauchnabelzentrums,
–   **Stichtechnik:** senkrecht, 1,0 cm,
–   **Wirkungen:** reguliert das Herz und das Herz-Qi, beruhigt den Geist (Shen), unterdrückt und reguliert rebellierendes Magen-Qi

Ren Mai15 (Jiuwei)
–   **Element:** keine Elementzugehörigkeit, der Ren Mai gilt als das „Sammelbecken des Yin",
–   **Besonderheit:** Luo-(Durchgangs-)Punkt des Ren Mai zum Du Mai,
–   **Lokalisation:** in der vorderen Medianlinie, 7 Cun oberhalb des Bauchnabelzentrums, 1 Cun bzw. unmittelbar unterhalb der Brustbeinspitze (Xiphoid),
–   **Stichtechnik:** senkrecht, 0,5–1,0 cm,
–   **Wirkungen:** beruhigt den Geist (Shen), öffnet die Öffnungen des Herzens und des Thorax, fördert und reguliert das Absteigen des Qi (Sodbrennen, Hypereme-

sis), reguliert und stärkt das Herz, funktionelle Magen-, Darm- und Herz-
beschwerden, wirkt bei Singultus,

- **Hinweis:** häufig verwendete wirkungsvolle Akupunkturpunktkombination: Ren Mai15 + He7 + Du Mai20 (psychische Regulation).

## Ren Mai17 (Shanzhong)

- **Element:** keine Elementzugehörigkeit, der Ren Mai gilt als das „Sammelbecken des Yin",
- **Besonderheit:** Mu-(Alarm-)Punkt des Perikards, Mu-(Alarm-)Punkt des oberen San Jiao, Chinesischer Meisterpunkt der Respirationsorgane, Kreuzungspunkt mit Milz-, Nieren-, Dünndarm- und Drei-Erwärmer-Meridan. Wichtiger Akupunkturpunkt!
- **Lokalisation:** im Verlauf des Ren Mai auf der Höhe des Brustbeins (Sternum), meistens in der Höhe der Brustwarzen, Höhe des 4. ICR, teilweise leicht darüber (kranial). Bei den meisten Menschen ist im Bereich des Punktes Ren Mai17 eine Mulde auf dem Brustbein zu ertasten. Der Punkt liegt auf der horizontalen Mamillarlinie (nie darunter!), bei Frauen meist oberhalb dieser Linie,
- **Stichtechnik:** schräg abwärts, 1,0–1,5 cm,
- stärkt und reguliert das Qi, stärkt das Lungen-Qi, stärkt und reguliert das Herz-Qi, kräftigt das Sammel-Qi, öffnet den Thorax, reguliert das Qi und fördert das Absteigen des Qi, bewegt das Qi und Blut des oberen San Jiao (Milchstau und Mastitis), beruhigt den Geist (Shen) und die Körperseele (Po), beseitigt Hitze, Feuchtigkeit, Nässe und Schleim, tonisiert die Brust und reguliert den Milchfluss (Cave: bewegt Qi, daher bei Stau und Schmerzen oder Mastitis, nicht zur Anregung der Milchbildung!), wichtigster Punkt für alle Funktionen im oberen San Jiao.

## 3.4.2 Du Mai (Lenkergefäß)

**Die wichtigsten allgemeinen Wirkungen der Du-Mai-Akupunkturpunkte:** stärken das Yang, stärken die Niere, leiten äußeren und inneren Wind aus, zeigen psychisch regulative Wirkungen, beeinflussen das Wei-Qi, die Punkte gelten als das „Sammelbecken des Yang", wirken auf die Regionen: Genitalregion, gesamter Rücken, Kopf und Gehirn.

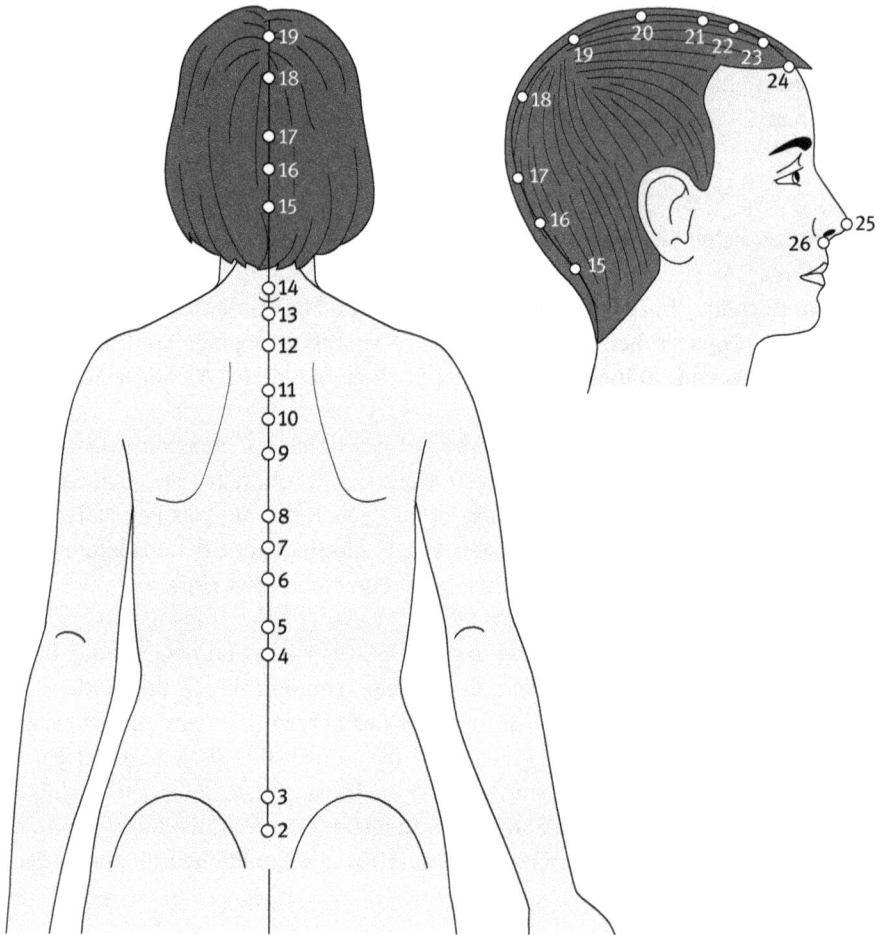

Abb. 3.14: Du Mai, Lenkergefäß (LG).

## Du Mai1 (Changqiang)

- **Element:** keine Elementzugehörigkeit, der Du Mai gilt als das „Sammelbecken des Yang",
- **Besonderheit:** Luo-(Durchgangs-)Punkt des Du Mai zum Ren Mai,
- **Lokalisation:** auf der Medianlinie, Hälfte der Strecke zwischen Steißbein und Anus,
- **Stichtechnik:** senkrecht oder schräg im Meridanverlauf, 0,5–1,0 cm,
- **Wirkungen:** reguliert und tonisiert die Funktionen des Du Mai und Ren Mai, beseitigt Feuchtigkeit, reguliert die unteren Öffnungen, wirksam bei Hämorrhoiden und Pruritus ani.

Du Mai3 (Yaoyangguan)

- **Element:** keine Elementzugehörigkeit, der Du Mai gilt als das „Sammelbecken des Yang",
- **Besonderheit:** sehr wichtiger, lokaler Akupunkturpunkt für den unteren Rücken!
- **Lokalisation:** in der Mulde unterhalb des Dornfortsatzes LWK4, auf der Medianlinie und der Verbindungslinie der beiden Spinae iliaca posterior superior (obere hintere Beckenoberkante),
- **Stichtechnik:** senkrecht oder schräg abwärts im Meridanverlauf, 1,0–1,5 cm. Moxa erwägenswert,
- **Wirkungen:** stärkt das Yang im unteren Rücken, bewegt Qi, beseitigt Stagnationen sowie Feuchtigkeit (Fluor vaginalis), stärkt bei Nieren-Yang-Mangel-Beschwerden, stärkt bei Leere-Mustern im unteren San Jiao.

Du Mai4 (Mingmen)

- **Element:** keine Elementzugehörigkeit, der Du Mai gilt als das „Sammelbecken des Yang",
- **Besonderheit:** sehr wichtiger lokaler und energetischer Akupunkturpunkt!
- **Lokalisation:** in der Mulde unterhalb des Dornfortsatzes LWK 2, auf der Medianlinie,
- **Stichtechnik:** senkrecht oder schräg abwärts im Meridanverlauf, 1,0–1,5 cm. Moxa erwägenswert,
- **Wirkungen:** stärkt das Nieren-Yang, tonisiert das Ursprungs-Qi, vertreibt Kälte, bewegt Qi, beseitigt Stagnationen, stärkt den Du Mai sowie den unteren und mittleren Rücken und die Essenz (Jing), klärt den Geist (Shen) sowie Hitze und Wind, wärmt das energetische Lebenstor (Ming Men), starker allgemeiner Tonisierungspunkt, wichtiger Punkt bei urogenitialen Störungen, Rückenschmerzen und gynäkologischen Problemen,
- **Hinweis:** häufig verwendete wirkungsvolle Akupunkturpunktkombination: Du Mai4 + Bl23 Moxa! (tonisierendes energetisches Dreieck).

Du Mai11 (Shendao)

- **Element:** keine Elementzugehörigkeit, der Du Mai gilt als das „Sammelbecken des Yang",
- **Besonderheit:** wichtiger lokaler Punkt für das Herz,
- **Lokalisation:** unterhalb des Dornfortsatzes BWK 5, auf der Medianlinie,
- **Stichtechnik:** senkrecht oder schräg abwärts im Meridanverlauf, 1,0–1,5 cm,
- **Wirkungen:** stärkt das Herz und beruhigt den Geist (Shen), tonisiert die Lunge, beseitigt Hitze und eliminiert Wind.

- **Element:** keine Elementzugehörigkeit, der Du Mai gilt als das „Sammelbecken des Yang".
- **Besonderheit:** Kreuzungspunkt aller Yang-Meridiane, die in den Kopf ziehen, die „Spinne"!
- **Lokalisation:** in der Mulde unterhalb des Dornfortsatzes des 7. HWK. Vertebra prominens HWK 7 = der am prominentesten hervortretende Dornfortsatz der HWS bei Beugung des Kopfes. Meist parallel der Schulterhöhe. Lokalisationshinweise: Mittel- und Zeigefinger bei Beugung der HWS auf die vermuteten Dornfortsätze des 6. und 7. HWK legen. Dann den Kopf zurückbeugen lassen. Bei dieser Reklination ist das Gleiten der HWK 6 nach ventral im Gegensatz zu 7. HWK, der unbeweglich stehen bleibt, zu tasten. Cave: Wird der HWK 7 zu hoch aufgesucht, verläuft die Horizontallinie im Halsbereich und bei zu tiefer Palpation unter der Schulter. Bei höhenrichtigem Aufsuchen des HWK 7 liegt die Horizontallinie auf der Schulter!
- **Stichtechnik:** senkrecht oder schräg abwärts im Meridanverlauf, 1,0–1,5 cm,
- **Wirkungen:** stärkt das Yang, bewegt Qi, beseitigt Stagnationen, klärt Hitze (senkt Fieber), stärkt das Wei-Qi, befreit die Oberfläche von pathogenen Faktoren, beseitigt äußeren und inneren Wind, beseitigt Wind-Hitze, klärt den Geist (Shen),

- **Element:** keine Elementzugehörigkeit, der Du Mai gilt als das „Sammelbecken des Yang",
- **Besonderheit:** Kreuzungspunkt mit dem Yang Wei Mai. Wichtiger lokaler Punkt der Windausleitung!
- **Lokalisation:** direkt unterhalb der Protuberantia occipitalis externa auf der Medianlinie, in gleicher Höhe wie der Punkt Gb20,
- **Stichtechnik:** schräg abwärts im Meridanverlauf, 0,5–1,0 cm,
- **Wirkungen:** beseitigt Wind, leitet Wind-Kälte aus, unterdrückt inneren Wind, beruhigt den Geist (Shen), unterstützt das Gehirn, bewegt Qi, beseitigt Stagnationen, wirksam bei Schwindel, Kopfschmerzen, Verspannungen, Unruhezuständen, Tremor, Tics und Schlaflosigkeit.

- **Element:** keine Elementzugehörigkeit, der Du Mai gilt als das „Sammelbecken des Yang",
- **Besonderheit:** Treffpunkt des Du Mai mit dem Blasen-, Gallenblasen-, Drei-Erwärmer- und Leber-Meridian (innerer Ast),

- **Lokalisation:** Lokalisationsvariante 1: Verlängerung der Verbindungslinie vom tiefsten Punkt des Ohrläppchens mit dem höchsten Punkt der Ohrmuschel (Ohrachse) und dem Schnittpunkt der Meridiane des Kopfes,
- Lokalisationsvariante 2: in der Medianlinie mit dem Zeigefinger über den Kopf fahrend, bis an die deutlichst empfindlichste Stelle (Mulde) knapp hinter einer tastbaren Erhebung des Schädeldaches,
- **Stichtechnik:** schräg nach hinten im Meridanverlauf, 0,5–1,0 cm,
- **Wirkungen:** hebt und tonisiert das Yang und Qi, unterstützt das Gehirn und die Sinne, psychisch entspannend und belebend, klärt die Psyche (bei depressiver Verstimmung), unterdrückt und reguliert aufsteigendes Leber-Yang, beseitigt inneren Wind, wirkt stabilisierend und hebend auf den unteren San Jiao und den Beckenboden, stellt das Bewusstsein her.

### Du Mai23 (Shangxing)

- **Element:** keine Elementzugehörigkeit, der Du Mai gilt als das „Sammelbecken des Yang",
- **Besonderheit:** wichtiger lokaler Punkt,
- **Lokalisation:** 1 Cun hinter (kranial) dem vorderen Haaransatz, in der Medianlinie,
- **Stichtechnik:** schräg nach vorne im Meridanverlauf, 0,5 cm,
- **Wirkungen:** Wirkungen auf Nase und Augen, leitet Wind-Hitze aus, bei akuten und chronischen Beschwerden der Nase, beseitigt Feuchtigkeit aus der Nase und macht diese durchgängig, unterstützt die Augen.

### Du Mai24 (Shenting)

- **Element:** keine Elementzugehörigkeit, der Du Mai gilt als das „Sammelbecken des Yang",
- **Besonderheit:** Kreuzungspunkt mit dem Magen-Meridian, wichtiger lokaler Punkt,
- **Lokalisation:** 0,5 Cun hinter (kranial) dem vorderen Haaransatz, in der Medianlinie,
- **Stichtechnik:** schräg nach vorne im Meridanverlauf, 0,5 cm,
- **Wirkungen:** senkt das Qi abwärts, unterdrückt rebellierendes Yang, beruhigt den Geist (Shen) und die Wanderseele (Hun), beseitigt inneren Wind, unterstützt die Nase und stärkt die Augen.

Du Mai26 (Renzhong)

- **Element:** keine Elementzugehörigkeit, der Du Mai gilt als das „Sammelbecken des Yang",
- **Besonderheit:** Kreuzungspunkt mit dem Magen- und Dickdarm-Meridian. Wichtiger Notfallpunkt! Im Notfall: Bei Akutzuständen, wenn keine Akupunkturnadel zur Hand ist, empfiehlt sich die Verwendung eines dünnen, stumpfen Gegenstandes (z. B. AP-Nadel-Hülle o. Ä.) oder kräftige Akupressur mit dem Nagel des Zeigefingers,
- **Lokalisation:** unterhalb der Nase, zwischen oberem und mittlerem Drittel der Strecke zwischen Nasenunterrand und Oberlippe,
- **Stichtechnik:** senkrecht, 0,5–1,0 cm,
- **Wirkungen:** Meisterpunkt der Wiederbelebung! Bei Koma-, Kollaps- und Schockzuständen, öffnet die Sinnesorgane, bei Krampfanfällen (Epilepsie/Grand mal), Differenzierung Schock – Koma.

## 3.5 Extrapunkte

### 3.5.1 Ex-Sishencong

- **Besonderheit:** Unterstützung der Wirkungen des Punktes Du Mai20,
- **Lokalisation:** eine zusammengehörige Gruppe von vier Punkten auf dem Schädeldach, jeweils 1 Cun in alle vier Himmelsrichtungen (vor, hinter, rechts und links) vom Punkt Du Mai20 (Baihui) entfernt,
- **Stichtechnik:** schräg in Richtung des Punktes Du Mai20, 0,5–1,0 cm,
- **Wirkungen:** Die Wirkung dieser Punkte ist entsprechend der des Punktes Du Mai20, sie verstärken bei Bedarf die Wirkung des Punktes Du Mai20, beseitigen inneren Wind, beruhigen den Geist.

### 3.5.2 Ex-Yintang

- **Besonderheit:** Der Punkt bildet zusammen mit den Punkten von Bl2 das „vordere magische Dreieck",
- **Lokalisation:** in der Medianlinie auf dem Du-Mai-Merdian, jedoch kein Du-Mai-Punkt, genau in der Mitte zwischen den Augenbrauen,
- **Stichtechnik:** schräg abwärts im Meridianverlauf des Du Mai, 0,5–1,0 cm. Hinweis: schmerzfreies Vorschieben der Akupunkturnadel wird durch eine senkrechte Faltenbildung möglich. Die Nadel wird beim Einstich schräg nach unten in der gebildeten Falte in Richtung Nasenwurzel vorgeschoben,
- **Wirkungen:** beseitigt Wind, stärkt und öffnet die Nase, beruhigt den Geist (Shen), zusammen mit den Punkten Bl2 entsteht das „vordere, kleine, magische

Dreieck" mit schnellem Wirkungseintritt bei Affektionen und Beschwerden im vorderen Kopfbereich.
- **Hinweis:** häufig verwendete, wirkungsvolle Akupunkturpunktkombination: Ex-Yintang + Bl2 + Di4 (Beschwerden im vorderen Gesichts- und Kopfbereich).

### 3.5.3 Ex-Taiyang

- **Besonderheit:** wichtiger lokaler Punkt im Kopfbereich bei lateralen Kopf-schmerzen,
- **Lokalisation:** In der Schläfengrube ist eine deutliche Vertiefung tastbar, wo eine gedachte horizontale Verlängerungslinie des äußeren Lidwinkels mit der Verlän-gerungslinie des Augenbrauenbogens nach lateral zusammentrifft (äußerer Orbi-tarand),
- **Stichtechnik:** schräg abwärts, 0,5–1,0 cm. Hinweis: schmerzfreies Vorschieben der Akupunkturnadel wird durch eine senkrechte Faltenbildung möglich,
- **Wirkungen:** unterdrückt Leber-Yang und Leber-Feuer, klärt den Kopf und den Geist, bewegt Qi, beseitigt Stagnationen, wirkungsvoll bei lateralem Kopf-schmerz, bei Schwindel, bewirkt eine Querdurchflutung des Kopfes.
- **Hinweis:** häufig verwendete, wirkungsvolle Akupunkturpunktkombination: Ex-Taiyang und Gb41 und Le3/Le2 (Kopfschmerzen und Schwindel bei Leber-Yang oder Leber-Feuer).

**Hinweis:** Die folgenden drei Extrapunkte im Bereich des Unterbauchs haben alle di-rekten Bezug zum Uterus und wichtige Wirkungen auf die Menstruation.

**Lokalisation:** Alle drei Punkte liegen auf einer senkrechten Linie 3 Cun, paral-lel zur Medianlinie (Ren Mai).

### 3.5.4 Ex-Zigong

Auf einer Höhe mit dem Punkt Ren Mai3.
- **Besonderheit:** wichtiger lokaler Punkt mit Wirkung auf den Uterus,
- **Lokalisation:** im Bereich des Unterbauches, 1 Cun oberhalb des Symphysen-oberrandes (Ren Mai2), in Höhe des Punktes Ren Mai3, 3 Cun auf einer Horizon-tallinie lateral dieses Punktes,
- **Stichtechnik:** senkrecht, 1,0–1,5 cm,
- **Wirkungen:** reguliert die Menstruation, stärkt den Uterus, tonisiert den Chong Mai, nährt Blut, nährt die Essenz (Jing), bewegt Qi und Blut, beseitigt dessen Sta-gnationen, stärkt die Fertilität.

### 3.5.5 Ex-Qimen

Auf einer Höhe mit dem Punkt Ren Mai4.
- **Besonderheit:** wichtiger lokaler Punkt mit Wirkung auf den Uterus,
- **Lokalisation:** im Bereich des Unterbauches, 2 Cun oberhalb des Symphysen-oberrandes (Ren Mai2), in Höhe des Punktes Ren Mai4, 3 Cun auf einer Horizontallinie lateral dieses Punktes,
- **Stichtechnik:** senkrecht, 1,0–1,5 cm,
- **Wirkungen:** reguliert die Menstruation (Hypermenorrhö), stärkt den Uterus, tonisiert den Chong Mai, nährt Blut sowie die Essenz (Jing), bewegt Qi und Blut, beseitigt dessen Stagnationen, stärkt die Fertilität.

### 3.5.6 Ex-JingZhong

Auf einer Höhe mit dem Punkt Ren Mai6.
- **Besonderheit:** wichtiger lokaler Punkt mit Wirkung auf den Uterus,
- **Lokalisation:** im Bereich des Unterbauches, 3 Cun von der Medianlinie (Ren Mai), auf Höhe des Punktes Ren Mai6 (Qihai),
- **Stichtechnik:** senkrecht, 1,0–1,5 cm,
- **Wirkungen:** reguliert die Menstruation (unregelmäßige Blutungen), stärkt den Uterus, tonisiert den Chong Mai, nährt Blut (Zwischenblutungen in der Zyklusmitte), nährt die Essenz (Jing), bewegt Qi und Blut, beseitigt dessen Stagnationen, stärkt die Fertilität.

### 3.5.7 Ex-Huatuojiaji

- **Besonderheit:** wichtige Punktekette im Rückenbereich,
- **Lokalisation:** 17 Punkte auf jeder Seite der Wirbelsäule, vom 1. Brustwirbel bis zum 5. Lendenwirbel, im Abstand 0,5 Cun seitlich der Dornfortsatzspitzen der Wirbelkörper. Die Punkte liegen somit jeweils in gleicher Höhe wie die Punkte des 1. Astes des Blasen-Meridans. Hinweis: Wenn die Punkte des 1. Astes des Blasen-Meridians, wie empfohlen, im 45-Grad-Winkel auf den Wirbelkörper hin gestochen werden, erreicht die Lage der Nadelspitze die Region der Huatuo-Punkte und führt zu einer Wirkungsverstärkung. Da die Punkte der Huatuo-Linie über den Wibelkörpern liegen, gelten sie auch bei senkrechter Stichrichtung als ungefährliche Punkte,
- **Stichtechnik:** schräg in Richtung der Wirbelkörper, 1,0–1,5 cm,
- **Wirkungen:** stärken den Rücken, stützen die Wirbelsäule, tonisieren die jeweiligen inneren Organe.

3.5.8 Ex-präaxillärer Brustpunkt (Ex-PBP)

- **Besonderheit:** wichtiger lokaler Punkt mit Wirkung auf den lateralen Bereich der Brust und die Achsel,
- **Lokalisation:** Der Punkt liegt am seitlichen Brustdrüsenansatz. Auf einer Verbindungslinie von der Mamille zum Ende der parallelen Achselfalte nach ca. zwei Drittel der Strecke, Lokalisationshilfe: Die Lage des Punktes entspricht bei der Projektion auf das Zifferblatt einer Uhr an der rechten Brust der Frau dem Bereich von 10–11 Uhr und an der linken Brust von 13–14 Uhr,
- **Stichtechnik:** schräg in Richtung der anatomischen Lage der Mamille, 1,0–1,5 cm. Cave: „Gefährlicher Punkt!",
- **Wirkungen:** außerordentlich wirkungsvoller Punkt bei Funktionsstörungen der Brust. Punkt des sog. „Brustpaketes", bestehend aus den Punkten Ma16, Ma18, Ren Mai17, Ex-präaxillärer Brustpunkt. Bewegt Qi und Blut, beseitigt Stagnationen, leitet Hitze aus, wirkungsvoll bei Beschwerden mit akzessorischen Milchdrüsen im Bereich der Achsel, fördert den Milchfluss (Cave: bewegt Qi und damit den Fluss der Muttermilch, fördert nicht deren Bildung!).

Die Physiologie der Frau wird nach der CM im Wesentlichen durch das Blut (Xue) bestimmt. Die Gebärmutter (Zi Bao) im Unteren Erwärmer speichert das Blut. Das Blut gilt nicht nur als die Grundlage für die Menstruation, sondern ist die wesentliche Grundlage für Fruchtbarkeit, Schwangerschaft, Geburt und Wochenbett.

Der Uterus gehört zu einem der sechs außergewöhnlichen Organe, mit Yang-Funktionen wie der Menstruation und der Geburt, sowie Yin-Funktionen wie der Speicherung von Blut und dem Erhalt des Fötus und der Schwangerschaft. Niere und Herz stehen mit dem Uterus in besonderer, funktioneller Beziehung. Das Herz ist über das Uterusgefäß (Bao Mai) und die Niere über die Uterusleitbahn (Bao Luo) mit dem Uterus verbunden. Daher sind Herz und Niere für die Funktion des Uterus von besonderer Bedeutung. Fertilität und Menstruation sind abhängig von der Nieren-Essenz und dem Herz-Blut. Bei Herz- und Nieren-Mangelzuständen können Menstruationsstörungen, Amenorrhoe und Fertilitätsstörungen die Folge sein.

**Niere:** liefert die Essenz für den Uterus, ist über Uterus-Leitbahn (Bao Luo) mit dem Uterus funktionell verbunden.
**Milz:** Bildet Blut und Qi für die Uterusfunktionen, hält Uterus an seinem Platz, erhält die Schwangerschaft und nährt den Fötus.
**Leber:** bewegt, verteilt und reguliert das Blut des Uterus.
**Herz:** steht über das Uterusgefäß (Bao Mai) mit dem Uterus funktionell in Verbindung und das Herzblut stellt die physiologische Grundlage für Uterusfunktionen dar.
**Ren Mai:** Essenz und Yin Bereitstellung für den Uterus.
**Du Mai:** liefert Yang für die Uterusfunktionen.
**Chong Mai:** liefert und bewegt Blut des Uterus.

https://doi.org/10.1515/9783110704426-004

## 4.3 Physiologie der Zyklusphasen

### I. Menstruation

- Funktion: Regelblutung
- Zustand: Blutbewegung
- Therapie bei Pathologie: Blut bewegen, Blut nähren (schwache Blutung), Blut halten (starke Blutung)

### II. Postmenstruell

- Funktion: Proliferation, Follikelreifung, Östrogenphase
- Zustand: Mangel von Yin und Blut
- Therapie bei Pathologie: Yin und Blut nähren, Leber-Blut und Nieren-Essenz stärken

### III. Zyklusmitte

- Funktion: Ovulation
- Zustand: Yin und Blut müssen Ren Mai und Chong Mai stärken
- Therapie bei Pathologie: Yin und Blut-Essenz stärken

### IV. Prämenstruell

- Funktion: prämenstruelle Phase, Progesteronphase
- Zustand: Yang- und Leber-Qi-Aktivierung
- Therapie bei Pathologie: Yang tonisieren, Leber-Qi bewegen, Stagnation beseitigen

Das Verständnis der Physiologie der Zyklusphasen ist von besonderer Bedeutung für eine individuelle, zyklusphasengerechte Therapiestrategie mittels Akupunktur oder Chinesischer Arzneimitteltherapie.

## 4.4 Die Physiologie der Frau im Hinblick auf Organ- und Meridianfunktionen

### 4.4.1 Niere

Die Niere speichert die vorgeburtliche Essenz und das Ursprungs-Qi (Jing). Diese Nieren-Essenz stellt die materielle Grundlage für die Bildung des Menstruationsbluts (Tian Gui) dar.

Die Niere ist Grundlage der Physiologie von Pubertät, Fertilität, Schwangerschaft, Geburt, Wochenbett und Menopause, wobei das Nieren-Yin die materielle Basis des Menstruationsblutes darstellt. Die Essenz der Niere ist die existenzielle Grundlage der Blutbildung.

Die Niere steht dabei in der Regulation der physiologischen Vorgänge und des Fortpflanzungssystems der Frau im Zusammenhang und wechselseitiger Beziehung mit den Organen von Leber, Milz, Herz und der Meridiane Ren Mai, Du Mai und Chong Mai.

Die Physiologie der Niere reguliert das Nieren-Wasser (Yin) und das Nieren-Feuer (Yang), diese wiederum beeinflussen die Funktion des Uterus.

Im Falle einer Nieren-Schwäche kann das Yin wie das Yang betroffen sein. Die Folge von Mangel und Kälte können zu Fertilitätsstörungen, Dysmenorrhoe und Libidostörungen führen. Unfruchtbarkeit, Hypermenorrhoe und Abort können die Folge von Fülle und Hitze darstellen.

Die Niere steht in der Physiologie der Frau auch für das Tor der Vitalität (Ming Men), welches dem Feuer der Niere entspricht, welches aus dem Gebiet zwischen den beiden Nieren entstammt. Das Ming Men hat funktionelle Beziehungen zum Ursprungs-Qi (Yuan-Qi), dem bewegenden Qi (Dong Qi), sowie den außerordentlichen Meridianen Ren Mai, Du Mai und Chong Mai. In der Therapie sind die Akupunkturpunkte Ren Mai4 und Du Mai4 in diesem Zusammenhang von besonderer Bedeutung.

### 4.4.2 Leber

Die Leber hat bei der Physiologie der Frau einen besonderen Stellenwert, aufgrund der Beziehung zum Uterus und dem Blut. Die wesentliche Funktion der Leber in der Chinesischen Medizin besteht in der Speicherung und Bewegung des Blutes, womit das Leber-Blut eine besondere Relevanz für die physiologische Menstruation darstellt.

So kann ein Leber-Blut-Mangel zu Amenorrhoe, Hypomenorrhoe und verlängertem Zyklus führen.

Die physiologische Funktion der Leber stellt die regelgerechte Bewegung des Blutes über die Bewegung des Qi dar. Besonders in der vierten Zyklusphase (prämenstruelle Phase) ist die Aufgabe der Leber die Qi Bewegung in Vorbereitung der Menstruation. Wird das Leber-Qi nicht regelgerecht bewegt, können Dysmenorrhoe, Zyklusstörungen und das prämenstruelle Syndrom die Folge sein. Das Leber-Qi entspricht dem Yang, das Leber-Blut dabei dem Yin, die in einer abhängigen Wechselbeziehung stehen. Ein Leber-Blut-Mangel (Yin) kann daher in der Folge zu einer Leber-Qi-Stagnation (Yang), einem Füllezustand führen.

### 4.4.3 Milz

Die Milz produziert das Blut aus den Substanzen der „Mitte". Das von der Milz gebildete Blut wird in der Leber gespeichert. Wenn auch die Leber den wichtigsten Einfluss auf die Regulation des Blutes im Zyklus und bei der Menstruation darstellt, so darf die Auswirkung der Milzfunktion über den Aspekt der Blutbildung nicht außer Acht gelassen werden. Einem Leber-Blut-Mangel liegt als Ursache oft ein Milz-Mangel mit unzureichender Blutbildung zu Grunde. Die Milz stellt die Quelle von Qi und Blut dar. Damit stellt die Milzfunktion eine direkte Einflussgröße auf die Stärke der Menstruationsblutung und die Menge an Muttermilch dar. Bei schwacher Blutung oder Muttermilchmangel muss daher das Blut durch die Stärkung der Milz tonisiert werden, da sowohl Menstruationsblut als auch Muttermilch durch Milz und Magen, die Mitte, gebildet werden.

Die Milz bildet neben dem Blut auch das Qi und hat daher einen wesentlichen Einfluss auf die Physiologie der Frau. Das Qi der Milz hat bei physiologischer Funktion eine aufsteigende Bewegung. Dadurch hält das Milz-Qi die Organe und den Uterus an seinem Platz. Eine Bindegewebsschwäche, die Blasen- und Uterussenkung entsprechen daher dem Absinken des Milz-Qi bei einer Milz-Qi-Schwäche. Die physiologische Milz-Qi-Funktion ist Grundlage für die regelgerechte Bildung des Blutes. Bei einer Milz-Qi-Schwäche können Menorrhagien vom Leere-Typ die Folge des Blut-Mangels darstellen.

### 4.4.4 Chong Mai (Durchdringungsgefäß)

Der Chong Mai gehört zu den Außerordentlichen Gefäßen (Sondermeridianen). Für den Bereich der Frauenheilkunde und Geburtshilfe kann er als wichtigster Sondermeridian angesehen werden, da ein wesentlicher Zusammenhang mit der Essenz des Blutes, der Versorgung des Uterus mit Blut und dessen Bewegung und damit der Kontrolle und Regulation der Menstruation besteht. Aufgrund der außergewöhnlichen Beziehung des Chong Mai zur Essenz des Blutes, wird der Chong Mai auch als das *Meer des Blutes* bezeichnet.

Der Verlauf des Chong Mai beginnt im Bereich zwischen den Nieren, wo er Beziehung zur bewegenden Kraft des *Dong Qi* hat, verläuft dann durch den Uterus zum Damm und zum Akupunkturpunkt Ren Mai1. In diesem Abschnitt verlaufen Chong Mai, Ren Mai und Du Mai gemeinsam, wodurch sie in gegenseitiger Wirkbeziehung stehen. Der Chong Mai kommt am Akupunkturpunkt Ma30 an die Oberfläche und hat dann Beziehung in Funktion und Verlauf zum Nierenmeridian. Ein weiterer Ast des Chong Mai verläuft zum Shu-Punkt der Niere, dem Akupunkturpunkt Bl23.

Neben den funktionellen Beziehungen des Chong Mai zum Blut, dem Uterus und der Regulation der Menstruation, hat der Chong Mai Einfluss auf die hormonelle Regulation der Frau, die nach der Chinesischen Medizin in 7 Zyklen von 7 Jahren beschrieben wird.

Mit (2 × 7) 14 Jahren wird unter Hilfe der Leber- und Milzfunktion das himmlische *Gui Qi* der Niere zu Blut umgewandelt und Chong Mai und Ren Mai regulieren die Funktion eines regelmäßigen Zyklus, der regelgerechten Menstruation und der Fortpflanzung.

Laut den Lehren der Chinesischen Medizin ist mit (7 × 7) 49 Jahren die Funktion des Ren Mai geschwächt, der Chong Mai „geleert", dass *Gui Qi* trocknet ein, die Menstruation sistiert und die Grundlagen für die Empfängnis der Frau sind damit nicht mehr gegeben.

Die ausreichende Menge und Bewegung von Blut wird auch im Zusammenhang mit der „Befeuchtung" von Haut und Haar gesehen. Somit steht der Chong Mai auch in Beziehung zu diesen Funktionen.

Da Chong Mai und Ren Mai das Blut nähren, bewegen und regulieren, stehen diese außergewöhnlichen Gefäße im Zusammenhang mit Störungen des Zyklus und der Menstruation, wie unregelmäßigen Blutungen, Menorrhagie, Dysmenorrhoe und dem prämenstruellen Syndrom.

Mangelzustände des Chong Mai können zu verlängerten Zyklen, sowie Hypo- und Amenorrhoe führen.

### 4.4.5 Ren Mai (Konzeptionsgefäß)

Dieses außergewöhnliche Gefäß hat eine sehr enge, funktionelle Beziehung zu den Genitalorganen und der Fortpflanzungsfunktion der Frau. Viele Störungen der Organe von Vulva, Vagina, Zervix und Uterus stehen im Zusammenhang mit dem Ren Mai.

Ähnlich wie der Chong Mai beginnt der Ren Mai im Raum zwischen den Nieren und zieht durch den Uterus an die Oberfläche zum Akupunkturpunkt Ren Mai1, um von hier aus den Meridianverlauf in der Mitte auf der Vorderseite des Körpers bis zum Punkt Ren Mai24 zu beeinflussen.

Im Gegensatz der besonderen Beziehung des Chong Mai zum Blut, besteht beim Ren Mai ein außergewöhnlicher, funktioneller Zusammenhang zu den *Substanzen* des Yin, der Essenz und der Flüssigkeiten, was die Bezeichnung des Ren Mai als „Meer des Yin" erklärt.

Für die physiologischen, funktionellen Abläufe der Frau im Rahmen von Pubertät, Fortpflanzung, Schwangerschaft, Geburt, Wochenbett und Wechseljahre ist die Funktion des Ren Mai mit der Bereitstellung von Yin-Substanzen von außergewöhnlicher Bedeutung.

Das außergewöhnliche Gefäß des Ren Mai nährt die Yin-Energie des Körpers, was besonders Bedeutung bei Yin-Mangel-Zuständen der Frau hat, wie in der

Schwangerschaft, dem Wochenbett oder der Menopause. Auch bei Yin-Mangel bedingten Leere-Hitze Symptomen wird der Ren Mai in die Therapie einbezogen.

Während eine der Hauptaufgaben des Chong Mai die Regulation des Blutes bei der Menstruation ist, wird die Bedeutung des Ren Mai im Rahmen der Therapie bei Yin-Mangel bedingten Störungen der Menarche, der Fortpflanzung, in der Schwangerschaft, im Wochenbett und der Menopause gesehen.

### 4.4.6 Du Mai (Lenkergefäß)

Auch das außerordentliche Gefäß des Du Mai entspringt im Raum zwischen den Nieren und verläuft wie der Chong Mai und der Ren Mai durch den Uterus zum Schambein und zur Vagina, um am Akupunkturpunkt Ren Mai1 an die Körperoberfläche zu treten. Über den Punkt Du Mai1 verläuft das Du Mai Gefäß entlang der Wirbelsäule zum Kopf, hat Einfluss auf die Funktionen des Gehirns und endet am Punkt Du Mai28. Du Mai und Ren Mai sind in Verlauf und Bedeutung sehr ähnlich, das Ren Mai Gefäß mit Yin-Charakter, das Du Mai Gefäß entspricht der Yang-Funktion. Der Genitalbereich der Frau wird vom Ren- wie vom Du Mai versorgt. In der Therapie des Yin ist der Ren Mai die erste Wahl. Bei Funktionsstörungen des Yang oder bei Nieren-Yang-Mangel ist der Du Mai in die Therapie mit einzubeziehen.

Der Du Mai steht auch für den Yang Aspekt bei der Fortpflanzung, die Libido, dabei kommt dem Akupunkturpunkt Du Mai4 (Ming Men) besondere Bedeutung in der Therapie zu.

Die Chinesische Medizin beschreibt die Verbindung von Ren Mai und Du Mai mit dem Uterus, den Nieren, dem Herz und Gehirn, wodurch Wechselbeziehungen zwischen mentalen und funktionellen Störungen des Uterus und der Menstruation gesehen werden, die nach der westlichen Medizin die Achse Hypothalamus-Hypophyse-Ovar und der Funktion der Ovulation entsprechen.

### 4.4.7 Dai Mai (Gürtelgefäß)

Von allen Meridianen ist der Dai Mai der einzig horizontal am Körper verlaufende Meridian.

Wie ein Gürtel umschließt er den Körper und hat Bezug zu den Akupunkturpunkten des Gallenblasenmeridians an den Punkten Gb26, Gb27 und Gb28, sowie dem Punkt Le13. Ferner steht der Dai Mai in Verbindung zum Nierenmeridian. Für die Physiologie der Frau sind nach der Chinesischen Medizin von wesentlicher Bedeutung, dass Nähren der Essenz, die Tonisierung der Niere, die Versorgung des Uterus mit Nieren-Qi, das Tonisieren des Milz-Qi und der glatte Fluss des Leber-Qi. Dem Dai Mai werden dabei die Stärkung und Regulierung des Qi des Uterus und der Essenz in der Therapie zugeschrieben. Der Dai Mai hat Verbindungen zu den Punkten

Le13 (Mu-Punkt der Milz) und Bl23 (Zustimmungspunkt der Niere), womit er in der Therapie von Fertilitätsstörungen, der Verbindung von vor- und nachgeburtlichem Qi, Bedeutung erlangt. Eine Schwäche des Dai Mai kann zu einer Schwäche von Niere und Leber führen. Die Schwäche des Dai Mai wird auch mit dem Absinken des Milz-Qi und den Folgen wie Fluor vaginalis, Uterusprolaps und Abortneigung in Verbindung gebracht.

### 4.4.8 Yin Qiao Mai (Yin Fersen Gefäß)

Das außerordentliche Gefäß des Yin Qiao Mai beginnt am Akupunkturpunkt Ni6, verläuft an der Innenseite des Beins, über die Genitalien, das Abdomen, den Thorax und endet am inneren Augenwinkel. Das Yin Qiao Mai beeinflusst nach der Chinesischen Medizin die Fortpflanzungsorgane der Frau und ist bei Störungen des Unteren Dreifachen Erwärmers, wie Stagnationen von Qi und Blut des Uterus, Myomen, abdomineller Resistenz (Endometriose), Störungen im Geburtsverlauf und in der Phase der Nachgeburt (Plazentaretention) und im Bereich der äußeren Genitalien indiziert, jedoch nur bei Störungen mit Fülle-Mustern.

### 4.4.9 Fertilität

Für die Fortpflanzung und den Eintritt einer Schwangerschaft sind nach der Chinesischen Medizin die ausreichende Menge an Jing, Qi und Blut genauso von Bedeutung, wie die regelgerechte Funktion der Organe von Niere, Milz, Leber und der Funktionen des Chong Mai und Ren Mai. Alle diese Funktionen sind abhängig von der Physiologie der Frau.

Größte Bedeutung hat dabei das vorgeburtliche Qi, die Essenz (Jing), das nachgeburtliche Qi, das Blut (Xue) und das „Tor des Lebens" die Yang-Energie der Niere (Ming Men) der Mutter.

### 4.4.10 Schwangerschaft

Eine Schwangerschaft ist ohne ausreichende Menge und regelgerechter Funktion von Qi und Blut nicht möglich. Ein Mangel oder die nicht regelgerechte Funktion von Qi und Blut führt zum Abort oder Störungen des Schwangerschaftsverlaufs. Im Verlauf einer Schwangerschaft kommt es zu starken Veränderungen und zu einer starken Beanspruchung des mütterlichen Qi und Blut.

Der Eintritt der Schwangerschaft und das Ausbleiben der Menstruation führen zu Veränderungen im Chong und Ren Mai, die es nur im Rahmen einer Schwangerschaft gibt.

Schwangerschaft entspricht zunächst einem Zustand relativen Yin-Überschuss, durch das Ausbleiben des monatlichen Blutverlustes. Im Verlauf der Schwangerschaft entsteht ein relativer Yin-Mangel der Mutter, durch die Beanspruchung der Schwangerschaft und des Fötus. In den ersten Monaten kann es ferner zu einem rebellierenden Qi im Chong Mai kommen, weil das Blut des Chong Mai nicht mehr der monatlich getakteten Bewegung zum Uterus folgt, sondern in „weißes Blut" umgewandelt wird und in Richtung der Mammae aufsteigt.

Symptome dieses Prozesses können die morgendliche Übelkeit, relative Hitze in der oberen Körperhälfte und Spannungsgefühle der Brüste sein.

Die Schwangerschaft kann unterschiedliche Effekte insbesondere auf die Niere haben.

Die Niere der Frau wird durch eine Schwangerschaft beansprucht, weil das Qi und die Essenz der Mutter benötigt wird den Fötus zu nähren. Dieser Bedarf des Fötus und der Verbrauch der Essenzen der Mutter wird von der Chinesischen Medizin mit dem eines Tumorwachstum verglichen, so muss „Frau die Schwangerschaft und die Geburt überleben".

In gewisser Weise ausgeglichen wird dieser Anspruch an die Essenz der Mutter, indem während der Schwangerschaft das nicht benötigte Menstrualblut in Essenz für Mutter und Fötus umgewandelt wird. Wie stark die Beanspruchung einer Schwangerschaft sich für die Mutter auswirkt, hängt von vielen Faktoren ab, insbesondere vom vorbestehenden Zustand des Nieren-Qi vor der Schwangerschaft, der Anzahl der Schwangerschaften, dem Alter der Mutter und dem individuellen Zustand des Jing, letztendlich auch von der Lebensführung während der Schwangerschaft. So erklärt sich, dass bestehende Störungen und Erkrankungen sich durch eine Schwangerschaft verbessern, jedoch auch verschlechtern können.

In keiner Lebensphase der Frau, außer der Menopause, sind die Symptome der Leere-Hitze so deutlich zu beobachten wie in der Schwangerschaft. Der schwangerschaftsbedingte, „physiologische" Yin-Mangel-Zustand führt zu aufsteigender Hitze, innerer Unruhe und Trockenheit. Die Chinesische Medizin sieht die Ursache in einer Umleitung des Blutes der Mutter zur Nährung des Foeten, statt dem Meer des Blutes (Chong Mai) zur Verfügung zu stehen.

Interessant ist die unterschiedliche Interpretation des Blut-Mangels in der Schwangerschaft durch Westliche und Chinesische Medizin.

Die westliche Medizin diagnostiziert in der Schwangerschaft häufiger eine Anämie, weil relativ zum starken Anstieg des Blutvolumens die Hämoglobin- und Erythrozytenzahl abnehmen. Die Chinesische Medizin betrachtet dieses nicht als Blut-Mangel, sondern als einen physiologischen Zustand, da das Blut durch das Sistieren der Menstruation insgesamt zunimmt, jedoch vom Chong Mai (Meer des Blutes) zur Nährung und für das Wachstum des Fötus umgeleitet wird.

Diese Lebensphase der Frau mit 49 Jahren (7 × 7 Jahre) wird von der Chinesischen Medizin mit einem entstehenden Leere-Zustand des Chong Mai und des Ren Mai beschrieben. Das *Gui* trocknet ein, die Flüssigkeiten sind erschöpft, die Niere und das Blut werden schwach.

Wichtig ist dabei der Unterschied zwischen Klimakterischem Syndrom und Menopausen-Syndrom. Der Übergang in die klimakterische Phase ist bezüglich des Alters der Frau von vielen Faktoren abhängig und kann auch schon deutlich vor dem 49 Lebensjahr durch oft verkannte Symptome beobachtet werden. Die Chinesische Medizin sieht in diesem Prozess ein individuelles Nachlassen des Nieren-Yin und des Jing. Es kommt zu einer deutlichen Abnahme der Zahl der ovariellen Follikel und einer Abnahme der Fortpflanzungsfähigkeit der Frau. Der AMH-Wert (Anti-Müller-Hormon) der westlichen Medizin kann einen guten Indikator, bei richtiger Bewertung, für die Interpretation dieses Prozesses darstellen.

In der Chinesischen Medizin steht dafür die Essenz des Jing. Das Jing steht in der Chinesischem Medizin nicht nur als wesentlicher Faktor für die Fortpflanzungsfunktion, sondern ist die Grundlage unserer ererbten Konstitution. Das Jing ist die Essenz der außerordentlichen Gefäße und bestimmt die individuelle Lebensenergie, Stärke, Wille, Antrieb, Konstitution und ist Grundlage für unser Immunsystem.

Das Klimakterium ist damit keine Erkrankung, sondern der physiologische Prozess eines zunehmenden Jing-Verlusts verbunden mit abnehmender Funktion der Nieren-Essenz. Das Muster der Nieren-Schwäche betrifft im Wesentlichen das Nieren-Yin, kann jedoch sehr viele Variationen aufweisen und auch das Nieren-Yang betreffen. Muster die häufig in der Phase des Klimakteriums auftreten können sind: Qi-Stagnation, Blut-Stagnation, aufsteigendes Leber-Yang, Leere-Hitze und Nässe oder Schleim. Symptome sind vielfältiger Natur und können sich u. a. in Müdigkeit, Antriebslosigkeit, Gewichtszunahme, Reizbarkeit, Kopfschmerzen, Schlafstörungen, Konzentrationsstörungen, Erregungszuständen, Nervosität, kraftloser Unruhe, Depression, Trockenheit sämtlicher Schleimhäute, Schweißausbrüche, Hitzewallungen zeigen. Der individuelle Grad und die Summe der Beschwerden hängt nach der Chinesischen Medizin wesentlich vom Lebensstil, den Ernährungsgewohnheiten, der individuellen Art der „Lebenspflege" nicht nur der letzten Jahre vor dem Klimakterium, sondern des ganzen Vorlebens ab. Stress, außergewöhnliche körperliche Beanspruchung, späte Schwangerschaften, Ernährungsfehler können die Symptome deutlich verstärken.

Die hormonellen Veränderungen, die in den Chinesischen Mustern sichtbar werden, sind nicht nur auf die Abnahme des Östrogens und des Progesterons zurückzuführen.

Ovarien und Schilddrüse bilden in dieser Lebensphase ein funktionell „magisches Dreieck", mit gegenseitiger Beeinflussung, der besondere Aufmerksamkeit geschenkt werden sollte.

So kann die klimakterische Symptomatik eines Nieren-Yin- bzw. Nieren-Yang-Mangel auch durch einen Funktions- und Substanzverlust der Schilddrüse mitbestimmt sein.

Der Leere-Zustand des Chong Mai und Ren Mai, die Erschöpfung der Flüssigkeiten, der Niere und des Blutes führen letztendlich nach einer unbestimmten Zeit des Klimakteriums zur Menopause, mit dem vollständigen und dauerhaften Ausbleiben der Menstruation.

## 4.5 Die Pathophysiologie der Frau im Hinblick auf Organfunktionen

### 4.5.1 Pathophysiologie der Organe

Die wichtigsten Organ-Muster bei Frauen
- Nieren-Yin-Mangel
- Nieren-Yang-Mangel
- Nieren-Qi-Mangel

- Leber-Qi-Stagnation
- Aufsteigendes Leber-Yang
- Leber-Blut-Mangel
- Leber-Blut-Hitze

- Milz-Qi- und Blut-Mangel
- Milz-Qi-Mangel mit Feuchtigkeit und Nässe
- Absinkendes Milz-Qi

- Herz-Feuer
- Herz-Yin-Mangel mit Leere-Hitze
- Herz-Blut-Mangel

### 4.5.2 Niere

Die wahrscheinlich häufigsten Pathologien der Frau sind der Blut-Mangel und die Schwäche der Niere, schon aus dem Grund, weil Blut-Uterus-Niere ein funktioneller Zusammenhang verbindet. Blut-Mangel und Nieren-Schwäche treten oft gemeinsam auf. Die Zungendiagnostik hilft hier gut bei der Differenzierung der Nieren-Muster. Die rote Zunge ist ein Indikator für den Nieren-Yin-Mangel, die blasse Zunge weist auf einen Nieren-Yang-Mangel hin. In der Phase des Klimakteriums tritt der simultane Nieren-Yin- und Nieren-Yang-Mangel häufig auf.

Die Nieren-Muster:

### Nieren-Yin-Mangel

Symptome: verfrühte Blutung, schwache Blutung, Amenorrhoe, Infertilität, Schwindel, Hitze, Nachtschweiß; Zunge: rot, wenig Belag; Puls: oberflächlich, leer, dünn.

### Nieren-Yang-Mangel

Symptome: verspätete Blutung, Leukorrhoe, Diarrhoe, Ödeme, Infertilität, Rückenschmerzen, Kälte, große Mengen klaren Urins, Depression; Zunge: blass, gedunsen; Puls: tief, langsam.

### Nieren-Qi-Mangel

Symptome: ähnliche Symptome wie beim Nieren-Yang-Mangel, ohne Kälte, stärkerer Energiemangel.

## 4.5.3 Leber

Leber-Muster kommen bei Frauen häufig vor. Die Leber steht für die wichtige Funktion der Regulation und Bewegung des Blutes und der Regulation der Menstruation, da das Leber-Qi beim Beginn der Menstruation die Aufgabe hat, dass Blut zu bewegen. Daher ist die häufigste Pathologie das Muster der Leber-Qi-Stagnation. Das Muster der Leber-Qi-Stagnation kann als Ursache einen Leber-Blut-Mangel haben, insbesondere bei Frauen im Klimakterium. Dem Muster der Leber-Blut-Stagnation liegt als Ursache häufig eine Leber-Qi-Stagnation zu Grunde und ist von den Symptomen ähnlich, die Schmerzsymptomatik ist jedoch deutlich verstärkt und die Menstruation geht mit dunklem Blut und starker Koagelbildung einher.

### Leber-Qi-Stagnation

Symptome: PMS, Brustspannen, Dysmenorrhoe, unregelmäßiger Zyklus, Amenorrhoe, Infertilität, Reizbarkeit, Spannungsgefühl, Stimmungsschwankungen, Obstipation, vorzeitige Menopause.

Zunge: geröteter Zungenrand; Puls: gespannt, saitenförmig.

Das Leber-Muster des aufsteigenden Leber-Yang ist häufig mit der Leber-Qi-Stagnation verbunden.

### Aufsteigendes Leber-Yang

Symptome: Kopfschmerzen vor oder während der Menstruation, Neigung zu Hypertonie, Augensymptome.

Der Leber-Blut-Mangel stellt eine häufige Pathologie bei Frauen dar. Die Leber bewegt und speichert das Blut und stellt zusammen mit dem Chong Mai die Versorgung des Uterus mit Blut sicher. Der Blut-Mangel von Frauen kann bedingt sein durch die überstarke oder verlängerte Menstruation, Ernährungsfehler, Schwangerschaft(en) und psychische und emotionale Belastungen.

Der Leber-Blut-Mangel kann bei Frauen Ursache für zahlreiche andere Pathologien sein, u. a. Aufsteigendes Leber-Yang, Leere-Hitze, Nieren-Yin-Mangel, Nieren-Yang-Mangel, Herz-Blut-Mangel, Kälte, Kälte im Uterus, Qi-Mangel, Leber-Blut-Stagnation und eben die Leber-Qi-Stagnation.

### Leber-Blut-Mangel

Symptome: Hypomenorrhoe, Amenorrhoe, Infertilität, schwache Blutung, Trockenheit, trockene Haare-Haut-Nägel, Schwindel, Parästhesien, Schlafstörungen, Sehstörungen

Zunge: blass; Puls: dünn, rau

Eine lange bestehende Leber-Qi Stagnation kann auch zum Muster der Leber-Blut Hitze führen.

### Leber-Blut-Hitze

Symptome: Starke Blutung, häufige Blutung, PMS, Sekretion aus den Mamillen, Unruhe, Reizbarkeit, Depression, Stimmungsschwankungen, Schmerzen, Durstgefühl.

Zunge: rot, rote Ränder; Puls: saitenförmig, schnell.

### 4.5.4 Milz

Die Milz ist die Quelle der Qi und Blutproduktion und somit bei vielen gynäkologischen Problemen, wo Qi und Blut eine Rolle spielen, direkt beteiligt.

Die Milz hat ferner die Aufgabe Flüssigkeiten zu verteilen. Bei einem Milz-Qi-Mangel kommt es daher häufig zum Problem der Feuchtigkeit und Nässe.

Das Milz-Qi ist aufwärtsgerichtet. Bei einem Milz-Qi-Mangel kommt es zu einem Absinken des Qi, mit schwachem Bindegewebe, Senkungen und Organvorfällen.

### Milz-Qi- und Blut-Mangel

Symptome: Amenorrhoe, schwache Blutung, seltene Blutung, Blässe, Müdigkeit, Schwäche, schnelle Erschöpfung, Antriebslosigkeit, Appetitmangel, weicher Stuhl.

Zunge: blass; Puls: schwach.

### Milz-Qi-Mangel mit Feuchtigkeit und Nässe

Symptome: Ödeme, Leukorrhoe, Infertilität, Amenorrhoe, Zysten, Schweregefühl, Müdigkeit, Kraftlosigkeit, weicher Stuhl.
Zunge: blass, weißer Belag; Puls: schwach, schlüpfrig.

### Absinkendes Milz-Qi

Symptome: Menorrhagie, starke Blutung, häufige Blutung, verlängerte Blutung, Abortneigung, Neigung zu blauen Flecken, Petechien, schwaches Bindegewebe, Striae, Prolaps von Uterus-Blase-Vagina, Leukorrhoe, Müdigkeit, Depression, weicher Stuhl.
Zunge: blass; Puls: schwach.

## 4.5.5 Herz

Das Herz beherbergt den Geist und regiert das Blut und steht über das Uterusgefäß mit dem Uterus in funktionellem Zusammenhang. Mentale und emotionale Probleme haben daher über das Herz einen Einfluss auf den Zyklus, die Menstruation, die Schwangerschaft und die Menopause. Ein Blut-Mangel des Uterus kann nach der Geburt das Herz beeinträchtigen und Depression oder postnatale Psychose verursachen. Das Herz kontrolliert somit die Menstruation und das „weiße Blut" bei der Laktation.

### Herz-Feuer

Symptome: Starke Blutungen, unregelmäßige Blutungen, Fluor vaginalis, innere Unruhe, Schlafstörungen, Stagnationen, Schmerzen, Juckreiz, Geschwüre, Hitzegefühl.
Zunge: rote Spitze; Puls: unruhig, schnell.

### Herz-Yin-Mangel und Leere-Hitze

Symptome: unregelmäßige, längere, schwache Blutungen, Traurigkeit, Unruhe, Konzentrationsstörungen, Schlafstörungen, aufsteigendes Hitzegefühl.
Zunge: gerötet, trocken; Puls: oberflächlich, leer, schnell.

### Herz-Blut-Mangel

Symptome: Amenorrhoe, schwache Blutung, seltene Blutung, Blässe, Schwächegefühl, Schlafstörungen, Konzentrationsstörungen, Unruhe.
Zunge: blass; Puls: schwach.

## 4.6 Pathophysiologie von Qi und Blut

Die wichtigsten Pathologiemuster von Qi und Blut bei Frauen:
– Qi-Mangel
– Qi-Stagnation
– Rebellierendes Qi


– Blut-Mangel
– Blut-Hitze
– Blut-Stase
– Blut-Kälte


### Qi-Mangel

Symptome: lange und starke Blutung, häufige Blutung, Blässe, Schwäche, Müdigkeit, Kraft- und Antriebslosigkeit
Zunge: blass; Puls: schwach, leer.


### Qi-Stagnation

Symptome: PMS, Brustspannen, unregelmäßige Blutungen, Dysmenorrhoe, Spannungsgefühl, Reizbarkeit, Stimmungsschwankungen, Depression.
Zunge: roter Rand; Puls: saitenförmig, gespannt.


### Absinkendes Qi

Symptome: Leukorrhoe, verlängerte Blutung, Prolaps von Uterus-Blase-Vagina, Müdigkeit, Depression, schwaches Bindegewebe, weiche Stühle.
Zunge: blass; Puls: schwach.


### Rebellierendes Qi

Symptome: PMS, Erbrechen, Sodbrennen, Erbrechen in der Schwangerschaft, Engegefühl im Thorax, Agitation, Ruhelosigkeit, innere Unruhe, Schlafstörungen.
Zunge: normal oder gerötete Ränder; Puls: saitenförmig.


### Blut-Mangel

Symptome: Amenorrhoe, schwache, seltene Blutung, Infertilität, Parästhesien, Sehstörungen, Trockenheit, trockene Haare-Haut-Nägel, Schwindel, Schlafstörungen, innere Unruhe, Konzentrationslosigkeit
Zunge: blass, klein, trocken; Puls: dünn oder rau.

### Blut-Hitze

Symptome: verlängerte, starke Blutung, häufige Blutung, helles Blut, Abortneigung, Hitzegefühl, rotes Gesicht, Durstgefühl, Schlafstörungen, innere Unruhe.

Zunge: rot, gelber Belag; Puls: schnell.

### Blut-Stase

Symptome: Schmerzen, Dysmenorrhoe, dunkles Menstrualblut mit Koageln, vorzeitige Menopause, abdominelle Resistenzen, Schlafstörungen.

Zunge: purpurfarben, livide; Puls: gespannt, saitenförmig.

### Blut-Kälte

Symptome: seltene, schwache Blutung, Dysmenorrhoe, Koagel, Infertilität, Leukorrhoe, starkes Kältegefühl, Schmerzen, abdominelle Schmerzen, Blässe.

Zunge: blass, weißer Belag; Puls: schwach, langsam.

## 4.7 Pathophysiologie der Außerordentlichen Gefäße

### 4.7.1 Einsatz der Außerordentlichen Gefäße in der Gynäkologie

Wann sollte an den Einsatz der Außerordentlichen Gefäße in der Gynäkologie der Chinesischen Medizin gedacht werden?

Besondere und komplexe (chronische) Störungen
- der inneren Organe
- von Kopf, Extremitäten und der Körperoberfläche
- von mehreren Meridianen und/oder Organen
- eines Organs und eines anderen Meridians
- mit verwirrenden Mustern (Leere-Fülle, Hitze-Kälte)
- der Psyche
- bei neurologischen Erkrankungen

### 4.7.2 Chong Mai (Durchdringungsgefäß „Meer des Blutes") MP6-Pe6

Der Chong Mai verläuft vom Uterus hinauf, stellt das „Meer des Blutes" dar und zieht über die Verbindung zu Punkten des Nierenmeridians zum Kopf. Er stellt somit eine Verbindung zwischen Uterus, Blut und Niere dar. Das wichtigste Syndrom des Chong Mai ist das rebellierende Qi, welches vom Abdomen zum Thorax und Kopf aufsteigt, mit der Folge von Symptomen wie Distension und Schmerzen im Abdomen sowie Enge- und Druckgefühl im Thorax. Stagnationen und rebellierendes Qi im Chong Mai können primär entstehen durch emotionale Belastungen oder eine Schwäche der

Niere. Sind die Niere und das Blut schwach, rebelliert das Qi des Chong Mai aufwärts in Richtung Thorax mit Hitzegefühl im Kopf und gleichzeitig kalten Füßen. Dieser Zustand ist bei Frauen häufig festzustellen und erklärt die vielen widersprüchlichen Zeichen von Mangel-Hitze und gleichzeitiger Kälte. Rebellierendes Qi des Chong Mai und die Schwäche von Blut und Niere zeigen sich in den gemischten Syndromen von Hitze-Kälte und Fülle-Leere. Da der Chong Mai in Beziehung zum Thorax und Herz steht, können Folgen des Chong Mai Ungleichgewichts in der Menopause die innere Unruhe, ängstliche Erregung oder Engegefühl und Palpitationen sein.

Das Symptom der morgendlichen Übelkeit in der Schwangerschaft ist durch rebellierendes Qi im Chong Mai und die Verbindung von Uterus und Chong Mai begründet.

Blut ist eine Yin-Substanz. Die Verbindung von Uterus, Blut und Niere erklärt warum bei Frauen der Blut-Mangel auch in Verbindung mit einer Nieren-Yin Schwäche und einer Mangelsituation des Chong Mai steht.

In der Stillphase wird Blut zu Muttermilch (weißes Blut) umgewandelt, dass durch den Chong Mai nach oben zu den Mammae fließt und im unteren Erwärmer und Uterus fehlt.

Die Kontrollfunktion auf alle Blutleitbahnen ist Aufgabe des Chong Mai. Eine Disharmonie des Blutes im Chong Mai und Uterus kann zu Muskelschmerzen führen, was häufig der Fall bei Blut-Mangel nach der Geburt der Fall ist.

**Rebellierendes Qi im Chong Mai und Chong Mai Disharmonie stehen im Zusammenhang mit folgenden Beschwerden**

Dysmenorrhoe, Schmerzen im Abdomen, Distension der Mammae, PMS, Stillschwierigkeiten, Laktationsstörungen, Engegefühl im Thorax, ängstliche Erregung, Kloßgefühl in der Kehle, Palpitationen, Menstruationsstörungen.

**Behandlungstipp:** Akupunkturpunktkombination **MP4 und Pe6**.

Die Akupunkturpunktkombination zum Einschalten des Chong Mai (MP4-Pe6) wird bei gynäkologischen Störungen oft mit folgenden Akupunkturpunkten kombiniert:
– **Ma30**: reguliert Leber, stärkt Niere, reguliert Menstruation, fördert Fruchtbarkeit, reguliert Magen-Qi, reguliert Chong Mai, tonisiert Blut
  → Schmerzen, Genitalschwellungen, unregelmäßiger Zyklus, Dysmenorrhoe, Plazentaretention, Kinderwunsch
– **Ni11**: tonisiert Niere und Yang, beseitigt Nässe-Hitze
  → Dysurie, Harnwegsprobleme, Zyklus- und Menstruationsstörungen
– **Ni12**: tonisiert Essenz und Niere, reguliert Qi- und Blut
  → Schmerzen im Genitalbereich, Prolaps, Ausfluss, Dysmenorrhoe, Infertilität

- **Ni13**: reguliert Ren Mai und Chong Mai, tonisiert Essenz und Niere
  → Zyklusregulierung, Ausfluss, Leere und Kälte im Uterus, Leere im Ren Mai und Chong Mai
- **Ni14**: reguliert Qi, tonisiert Essenz
  → Metrorrhagie, unregelmäßige Menstruation, Ausfluss, Unterbauchschmerz, Lochialretention, Infertilität
- **Ni16**: reguliert Qi, reguliert Chong Mai
  → Unregelmäßiger Zyklus, Nabelschmerzen, Obstipation, Distension im Abdomen, Schmerzen, Dysmenorrhoe
- **Ni18**: tonisiert Niere, stärkt Essenz, bewegt Qi
  → Schmerzen im unteren Abdomen, postpartale Schmerzen, Völlegefühl, Infertilität
- **Ni19**: öffnet Oberen Erwärmer, unterdrückt rebellierendes Qi, reguliert Qi und Magen-Qi
  → Wechseljahresbeschwerden, Engegefühl und Palpitationen im Thorax, Hitzegefühl, Infertilität
- **Ni20**: tonisiert Milz, harmonisiert Magen, öffnet Thorax, beruhigt Geist
  → Palpitationen, innere Unruhe, psychische Störungen, Schmerzen im Abdomen
- **Ni21**: tonisiert Milz, harmonisiert Magen, unterdrückt rebellierendes Qi im Chong Mai, beruhigt Geist
  → Palpitationen, Angst, innere Unruhe, Völle im Abdomen und Thorax, Störungen im Chong Mai

## 4.7.3 Ren Mai (Konzeptionsgefäß)

Das wohl mit am wichtigsten außerordentliche Gefäß bei Frauen ist der Ren Mai, der vom Uterus über das Abdomen zum Hals zieht und am Mund endet. Die Anwendung in der Gynäkologie und Geburtshilfe hat große Bedeutung, da der Ren Mai die Funktionen des Uterus, den Eintritt der Menarche, die Fruchtbarkeit und Empfängnis, die Schwangerschaft und Geburt sowie die Menopause kontrolliert. Der Ren Mai steht für das Yin und kann daher das Yin des Körpers und der Niere nähren, die Fruchtbarkeit fördern und den Fötus nähren.

Chong Mai und Ren Mai stehen bei diesen Funktionen in enger, wechselseitiger Beziehung.

An den Einsatz des Ren Mai zur Yin- und Blut-Tonisierung ist immer zu denken bei Störungen des Uterus, der Ovarien, bei Infertilität, Amenorrhoe, Hypomenorrhoe, Oligomenorrhoe und in der Menopause, um die Leere-Hitze Symptome aufgrund des Yin-Mangels zu regulieren. Der Ren Mai bewegt ferner das Qi im Unteren Erwärmer und Uterus. Somit ist der Einsatz bei Stagnationen wie Dysmenorrhoe, Resistenzen, Myomen indiziert. Über den Akupunkturpunkt Ren Mai17 reguliert der Ren Mai auch das Qi und Yin im Oberen Erwärmer.

Die Hauptaufgaben des Ren Mai in der Gynäkologie sind: Blut nähren, Uterus stärken, Menstruation regulieren, Yin und Essenz der Niere stärken.

**Ren Mai Disharmonie steht im Zusammenhang mit Nieren-Yin-Mangel und Leere-Hitze und kann zu folgenden Beschwerden führen:** Hitzewallungen, Hitzegefühl, Nachtschweiß, ängstliche Erregung, Reizbarkeit, Schwindel, Tinnitus, Mundtrockenheit, trockener Hals, Schlafstörungen, Dysmenorrhoe, Myome, Zahnfleischbluten, Heiserkeit, Asthma, Kurzatmigkeit, Atemnot.

Bei chronisch trockenem Hals und Heiserkeit im Zusammenhang mit gynäkologischen Störungen, ist an ein Ren Mai-Syndrom zu denken.

---

**Behandlungstipp:** Akupunkturpunktkombination **Lu7 und Ni6**.

---

Die Akupunkturpunktkombination zum Einschalten des Ren Mai (Lu7-Ni6) wird bei gynäkologischen Störungen oft mit folgenden Akupunkturpunkten kombiniert:

- **Ren Mai1:** tonisiert Niere, reguliert Ren Mai und Chong Mai, reguliert Qi und Blut
  → Schmerzen und Schwellungen im Genitalbereich, Amenorrhoe, Zyklusunregelmäßigkeiten
- **Ren Mai2:** bewegt Qi, vertreibt Nässe
  → Schmerzen, Harninkontinenz, Dysurie, Pruritus, Dysmenorrhoe, Flour, Kälte im Uterus
- **Ren Mai3:** tonisiert Niere und Yang, vertreibt Nässe, reguliert Qi und Blut
  → Harninkontinenz, Harnretention, Menorrhagie, Infertilität, Lochialretention, Pruritus, Plazentaretention
- **Ren Mai4:** tonisiert Essenz, Niere und Yang, nährt Yin und Blut, vertreibt Nässe
  → Unterbauchschmerzen, Harnwegsbeschwerden, unregelmäßiger Zyklus, Amenorrhoe, Dysmenorrhoe, Leukorrhoe, Menorrhagie, Lochial- und Plazentaretention, Blutresistenzen im Unterbauch und Genitalien
- **Ren Mai5:** reguliert Qi, stärkt Niere und Yang
  → Nabelschmerzen, Ödeme, Miktionsprobleme, Amenorrhoe, Flour, Menorrhagie, Lochialretention
- **Ren Mai6:** tonisiert Qi, Yang, Essenz, Niere, vertreibt Nässe, reguliert Zyklus und Menstruation (oft kombiniert mit MP6)
  → abdominale Schmerzen, Koliken, Zyklus- und Menstruationsstörungen, Dysmenorrhoe, Amenorrhoe, Menorrhagie, Leukorrhoe, Ödeme, vertreibt Kälte und Stagnationen im Unterbauch
- **Ren Mai7:** nährt Ni-Yin, vertreibt Nässe
  → unregelmäßige Menstruation, Menorrhagie, Leukorrhoe, Ödeme, Schmerzen mit Ausstrahlung in die Genitalien, Infertilität, Kältegefühl im Unterbauch
- **Ren Mai8:** tonisiert Niere und Yang, unterdrückt rebellierendes Qi
  → Nabelschmerzen, Ödeme, Distensionen, Harnwegsprobleme, Menorrhagie, Amenorrhoe, Infertilität

- **Ren Mai12:** tonisiert Milz und alle Yang-Organe, harmonisiert Magen, beseitigt Nässe
  → Verdauungsstörungen, Schwangerschaftsübelkeit, Erbrechen, Völlegefühl
- **Ren Mai14:** beruhigt Herz und Geist, öffnet Thorax, bewegt Qi
  → emotionale und psychische Störungen, Wochenbettdepressionen, Trauer, Schock, Schlafstörungen, klimakterische Beschwerden
- **Ren Mai15:** beruhigt Herz und Geist, öffnet Thorax, bewegt Qi,
  → bei gynäkologischen Störungen mit Nieren-Schwäche und Herz-Stagnation, innere Unruhe, Engegefühl im Thorax, emotionale und psychische Störungen, Wochenbettdepressionen, Trauer, Schlafstörungen, klimakterische Beschwerden

### 4.7.4 Du Mai (Lenkergefäß)

Der Du Mai steht in wechselseitiger, funktioneller Beziehung mit dem Ren Mai. Der Ren Mai nährt und reguliert das Yin (insbesondere das Nieren-Yin) und Blut, der Du Mai reguliert das Yang (insbesondere das Nieren-Yang) und die Funktion.

Der Du Mai verläuft von den äußeren Genitalien, über den Rücken und die Nieren zum Herz und dann zum Gehirn. Bei vielen funktionellen gynäkologischen Störungen ist die Anwendung des Du Mai in Betracht zu ziehen, wie z. B. Amenorrhoe, Oligomenorrhoe, Infertilität, insbesondere im Zusammenhang mit einem Nieren-Yang-Mangel.

Durch die Verbindung des Du Mai zum Herzen und Gehirn, besteht ein Zusammenhang mit mentaler und emotionaler Beeinflussung. Der Du Mai beeinflusst den Geist (Shen) über die Verbindung Niere, Herz und Gehirn und wird häufig bei Depressionen im Zusammenhang mit gynäkologischen Störungen verwendet, insbesondere bei gleichzeitigem Blut-Mangel.

Die Kombination der Anwendung von Ren Mai und Du Mai ist häufig, aufgrund der schon beschriebenen wechselseitigen Beeinflussung.

**Du Mai Disharmonie steht im Zusammenhang mit Nieren-Yang-Mangel und Kälte und kann zu folgenden Beschwerden führen:** Amenorrhoe, Oligomenorrhoe, Infertilität, Libidoverlust, ausgeprägtes Kältegefühl, Antriebslosigkeit, Funktionsverlust, Depressionen, funktionelle Störungen der Gehirnfunktion.

**Behandlungstipp:** Akupunkturpunktkombination **Dü3 und Bl62**.

Bei gemeinsamer Verwendung von Du Mai und Ren Mai: Akupunkturpunktkombination Dü3 und Bl62 (Du Mai) auf einer Seite, zusammen mit Lu7 und Ni6 (Ren Mai) auf der anderen Seite.

Depressionen und Blut-Mangel: Du Mai20 zusammen mit Ren Mai4.

Die Akupunkturpunktkombination zum Einschalten des Du Mai (Dü3-Bl62) wird bei gynäkologischen Störungen oft mit folgenden Akupunkturpunkten kombiniert:

– **Du Mai2:** reguliert Qi, beseitigt Hitze, beseitigt Nässe

  → Lumbalgie mit Ausstrahlung, Unbeweglichkeit im unteren Rücken, Amenorrhoe, Hämaturie

– **Du Mai4:** wärmt und tonisiert Nieren-Yang, tonisiert Yang, bewegt Qi

  → Der Punkt liegt zwischen den Nieren wo das *Dong Qi*, bewegende Kraft, entspringt, der Stelle wo auch die Nabelschnur an der Plazenta ansetzt. Ein außergewöhnlicher Punkt, der die Konstitution von der Empfängnis an beeinflusst. *Ming Men* – Tor des Lebens. Infertilität, drohender Abort, Leukorrhoe, Amenorrhoe, Dysmenorrhoe, bei allen Symptomen von Nieren-Yang-Mangel, mentale und emotionale Störungen, Depressionen, Erschöpfung, Antriebslosigkeit, Vergesslichkeit, menopausale Beschwerden, Rückenschmerzen mit mentalen Problemen.

## 4.7.5 Dai Mai (Gürtelgefäß)

Der Dai Mai ist das außerordentliche Gefäß, das wie ein Gürtel um den Körper verläuft und nicht auf- oder absteigt. Es hat eine haltende, zurückhaltende Funktion.

Bei einer Dai Mai Dysfunktion kann sich Nässe bilden, die sich nach unten ergießt und bei Frauen zu Ausfluss und dem Syndrom von Nässe-Hitze mit chronischen vaginalen und genitalen Entzündungen führen kann.

Störungen des Dai Mai können als Leere- oder Fülle-Muster auftreten.

**Leere des Dai Mai:** Durch einen Qi-Mangel, oft in Kombination mit einer Nieren-Qi-Schwäche, kann es zu einer Leere-Störung des Dai Mai kommen. Der Dai Mai kann dann die Essenz nicht halten, dass Milz-Qi sinkt ab, das nachgeburtliche Qi wird nicht gestützt. Die Folge ist ein Leere-Zustand im Ren Mai, Du Mai und Chong Mai, wodurch es zu Organsenkungen, Vorfällen und Abort- oder Fehlgeburtneigung kommen kann.

Therapieprinzip: Qi tonisieren und heben, Dai Mai regulieren und tonisieren.

**Fülle des Dai Mai:** Ist der Dai Mai in Dysfunktion und nicht reguliert, kommt es zum Fülle-Muster der Stagnation. Die Folge sind Symptome wie Völlegefühl des Abdomens, Rücken- und Unterbauchschmerzen, Schweregefühl und Stagnation im Körper, Kältegefühl im Rücken.

Therapieprinzip: Qi Stagnation im Dai Mai regulieren.

**Dai Mai Disharmonie steht im Zusammenhang mit Leere in Ren Mai, Du Mai und Chong Mai und kann zu folgenden Beschwerden führen:**

Organsenkungen, Vorfällen und Abort- oder Fehlgeburtneigung, Unfruchtbarkeit, Amenorrhoe, unregelmäßige Menstruation, Dysmenorrhoe, Völlegefühl des Abdomens, Rücken- und Unterbauchschmerzen, Schweregefühl und Stagnation im Körper, Kältegefühl im Rücken, Nässe und Ausfluss im Genitalbereich, Flour vaginalis (Nässe/Kälte) mit chronisch, rezidivierenden vaginalen und genitalen Infektionen

**Behandlungstipp:** Akupunkturpunktkombination **Gb41** und **3E5**.

Die Akupunkturpunktkombination zum Einschalten des Dai Mai (Gb41-3E5) wird bei gynäkologischen Störungen oft mit folgenden Akupunkturpunkten kombiniert:
– **Le13:** fördert Fluss des Leber-Qi, harmonisiert Leber und Milz, tonisiert Magen und Milz
  → Schmerzen und Distensionen im Abdomen, Kältegefühl im Rücken, Distension Mammae und Hypochondrium
– **Gb26:** tonisiert Milz, stärkt Dai Mai, vertreibt Nässe, reguliert Qi
  → Zyklusstörungen, Flour, Rückenschmerzen mit Ausstrahlung, Dysmenorrhoe, Kopfschmerzen während der Menstruation, Ödeme
– **Gb27:** tonisiert Dai Mai, reguliert Qi
  → Prolaps, Flour, Schwellungen und Resistenzen um den Nabel, Zyklusunregelmäßigkeiten, Schmerzen im Hypogastrium
– **Gb28:** tonisiert Dai Mai, reguliert Qi
  → Prolaps, starker Flour, Ödeme, Zyklusunregelmäßigkeiten, Schmerzen im Hypogastrium

## 4.8 Ätiologie von Störungen und Dysfunktionen bei der Frau

### 4.8.1 Die wichtigsten ätiologischen Ursachen

Die Chinesische Medizin beschreibt als wesentliche ätiologische Ursachen von Störungen und Dysfunktionen bei der Frau:
– äußere pathogene Faktoren
– körperliche Arbeit und Belastung
– Stress
– Folgen von Schwangerschaft und Geburt
– Ernährung
– Folgen von Operationen
– orale Kontrazeption
– unzureichende wie übermäßige sexuelle Aktivität

Die Phase der Regelblutung und des Wochenbetts wird durch den Blutverlust mit einem Zustand des relativen Blut-Mangels als „verletzlicher Zustand" beschrieben, in dem der entstehende Zustand von Leere und Stagnation die Ursache von Störungen darstellen kann.

Mit der Regelblutung soll altes Blut ausgeleitet werden und danach neues Blut gebildet werden. Stress und emotionale Probleme, Überlastung, Kälte- und Feuchtigkeitseinwirkung sowie kalte Nahrungsmittel verhindern die Ausscheidung und die Abwärtsbewegung des alten Blutes, dass sich dadurch im Körper ansammelt und zu Blutstagnation, Resistenzen und Dysmenorrhoe führt. Kälte in dieser Phase verhindert zudem die Blutbildung, mit der Folge von Müdigkeit und Erschöpfung, blasse Haut und Ausfluss.

Halten die Einflüsse längere Zeit an, treten Störungen auf und können Ursache einer Unfruchtbarkeit sein.

Zur Therapie der Blut-Stase ist die Dauer der Regelblutung der ideale Therapiezeitpunkt. Danach muss eine das Blut tonisierende Therapie erfolgen.

## 4.8.2 Äußere pathogene Faktoren als Ursache von Störungen bei der Frau

Äußere pathogene Faktoren können in den Uterus eindringen und zu Störungen des Ren Mai und Chong Mai führen. Die wichtigsten äußeren pathogenen Faktoren bei Frauen sind Kälte, Feuchtigkeit und Hitze.

**Kälte:** Kälteeinfluss kann direkte Wirkungen auf den Uterus haben und während der Menstruation zu Dysmenorrhoe oder nach der Geburt zu Gelenkschmerzen führen.

**Feuchtigkeit:** Feuchtigkeit ist bei Frauen ein ganz wichtiger äußerer pathogener Faktor, der über die Meridiane des Beins das Urogenitalsystem erreicht. Folgen können Schmerzen, Dysmenorrhoe, Ovulationsstörungen und Ausfluss darstellen. Der äußere pathogene Faktor Feuchtigkeit kann bei längerer Dauer auch Ursache für den entstehenden inneren pathogenen Faktor Hitze sein und das Muster von Nässe-Hitze bilden.

Nässe-Hitze führt zu Dysmenorrhoe, Resistenzen, Zysten, entzündlichem Ausfluss, chron. vaginalen Infekten, Unfruchtbarkeit und Menorrhagien.

**Hitze:** Hitze kann durch äußere Hitze oder Wind entstehen und das Blut beeinträchtigen. Das Muster von Blut-Hitze ist eine der wesentlichen Ursachen von verstärkten Regelblutungen.

## 4.8.3 Körperliche Arbeit und Belastung als Ursache von Störungen bei der Frau

Ein Zuviel an Arbeit, Belastungen, Training und Sport können Milz, Niere und Leber schädigen und Ren Mai und Chong Mai schwächen, mit der Folge von Qi- und Blutstagnation. Schmerzen und Dysmenorrhoe sind dann oft die Folge. Insbesondere in der Pubertät und während Schwangerschaft und Wochenbett, ist die Auswirkung dieser Faktoren von besonderer Bedeutung, mit der Folge von Amenor- oder Dysmenorrhoe. In der Schwangerschaft besteht die Gefahr eines Abortus. Eine andauernde Überarbeitung kann ferner zu einem Nieren-Yin-Mangel führen, der zusätzlich das Blut schwächt.

4.8.4 Emotionaler Stress als Ursache von Störungen bei der Frau

Zum emotionalen Stress zählen auch Wut, Zorn, Sorgen, Angst, Schock, Schuldgefühle und Trauer. Stressfaktoren haben bei Frauen einen ganz erheblichen Einfluss auf Menstruation, Konzeption, Schwangerschaft, Geburt, Wochenbett und Menopause.

Das Uterusgefäß verbindet die Gebärmutter und das Herz, das den Shen (Geist) und die Emotion beeinflusst. Dadurch erklärt sich der starke psychische Einfluss und die Wechselwirkungen zwischen Herz und Uterus bei Menstruationsstörungen. Emotionale Störungen schädigen den Ren Mai und den Chong Mai. Stress hat Auswirkungen auf die Bewegung von Qi und Blut, mit der Folge von Qi-Mangel, Qi-Stagnation oder rebellierendem Qi. Diese Pathologien betreffen dann auch das Blut, dass stagniert. Das Uterusgefäß ist blockiert, die Menstruation kann ausbleiben.

**Wut und Zorn** führen zu einer Leber-Qi-Stagnation mit unregelmäßigen Zyklen und Blutungen, PMS, Dysmenorrhoe und Resistenzen.

**Sorgen** beeinträchtigen die Funktion von Milz, Herz und Lunge, mit der Folge einer Qi-Stagnation. Symptome wie PMS, Mastopathie, Fibroadenome der Mammae, Engegefühl im Thorax, Dyspnoe, Blässe und Amenorrhoe können die Folge sein.

**Angstzustände,** die plötzlich auftreten oder von chronischer Dauer sind, führen zu einem Nieren-Yin-Mangel mit der Folge einer Leere-Hitze bei perimenopausalen Frauen und bei der Menstruation zu Blut-Stagnation und Blut-Mangel.

**Schock oder Schuldgefühle** beeinträchtigen die Funktion von Milz, Niere und Herz. Es kommt zu Stagnationen und absinkendem Qi, zu einer Schwäche des Nieren-Qi.

Symptome sind Zyklusunregelmäßigkeiten, Amenorrhoe, Senkungstendenz mit häufigem Harndrang, einem nach unten ziehenden Druckgefühl „bearing down" und leichter Harninkontinenz.

**Trauer** kann Lunge, Herz, Milz und Leber beeinflussen. Bei entstehendem Herz-Blut-Mangel kommt es zu Hypo- oder Amenorrhoe. Führt die Trauer zu einem Lungen-Qi-Mangel wird das Qi nicht ausreichend bewegt, was eine Amenorrhoe zur Folge hat. Beim Milz-Qi-Mangel wird das Blut nicht mehr in den Gefäßen gehalten, die Menorrhagie ist die Folge bzw. der Milz-Qi-Mangel führt zu Prolapserscheinungen. Bei einem durch Trauer bedingten Leber-Blut-Mangel kommt es zur Hypo-, Oligo- oder Amenorrhoe in Verbindung mit Depressionen.

4.8.5 Schwangerschaft, Geburt und Wochenbett als Ursache von Störungen bei der Frau

Auch wenn Schwangerschaft, Geburt und Wochenbett dem Grunde nach keine Krankheitsursache darstellen, muss Frau diese Phase „überleben" und nach der Chinesischen Medizin können bestimmte Umstände dazu führen, dass diese Zeit die Ursache für Krankheiten darstellt.

Diese Ursachen sind: großer Blutverlust, vorbestehende psychische Probleme oder eine Nieren- und Blut-Schwäche, keine ausreichende Erholung nach der Geburt oder körperliche und seelische Überforderung im Wochenbett, sowie zu viele Kinder bzw. ein zu geringer Abstand zwischen den Schwangerschaften und Fehlgeburten.

Es können sich während der Schwangerschaft bestimmte Störungen verbessern (z. B. Migräne und Hauterkrankungen), jedoch ist auch eine schwangerschaftsbedingte Verschlechterung möglich, je nach vorbestehendem Zustand der Niere.

Eine mangelnde Erholung nach der Geburt und im Wochenbett kann zu einer gravierenden Nieren-Schwäche und einem Blut-Mangel führen, ebenso wie der zu geringe Schwangerschaftsabstand, zu viele Kinder oder Aborte.

Großer Blutverlust durch die Geburt mit der Folge eines bedeutsamen Blut-Mangels hat Wochenbettpsychosen und ausgeprägte Laktationsstörungen zur Folge. Eine sich im Wochenbett entwickelnde Blut-Stase kann ebenfalls eine Psychose zur Folge haben, durch die Beeinträchtigung von Herz und Shen.

Am gravierendsten sind die Auswirkungen auf die Frau durch eine vorbestehende Blut- und Nieren-Schwäche und die Beanspruchung durch Schwangerschaft und Geburt. Trotz ausreichender Ruhe und Erholung kann dieser Mangel zum Auftreten von Beschwerden oder deren Verschlimmerung führen, wie z. B. chronische Leistungsschwäche und Erschöpfung, Antriebslosigkeit, psychische Probleme, Bindungsstörungen, Gelenk- und Rückenschmerzen, Migräne und Asthma.

## 4.8.6 Ernährungsfehler als Ursache von Störungen bei der Frau

Essen kann nähren, aber auch Schaden zuführen. Blut ist die Essenz, die aus Nahrung durch Magen und Milz gebildet wird. Sind Magen und Milz gestört kommt es zu einem Blut-Mangel mit der Folge einer Hypo- oder Amenorrhoe. Kalte Nahrungsmittel schädigen die Milzfunktion und führen zu Kälte im Uterus. Dies ist eine Ursache für Dysmenorrhoe oder Infertilität.

Heiße Nahrungsmittel hingegen können zu Blut-Hitze mit der Folge einer Menorrhagie führen.

Der Blut- und Qi-Mangel ist die häufige Ursache für Hypo-, Amenorrhoe sowie der Unfruchtbarkeit. Der Blut- und Qi-Mangel kann durch Diäten, vegetarische Ernährung und andere Ernährungsfehler wie unregelmäßige Nahrungsaufnahme, zu kalte und feuchte Nahrungsmittel, zu viele Milchprodukte und Stress beim Essen entstehen.

Der Qi- und Blut-Mangel stört die Funktionen von Ren Mai und Chong Mai.

Fettige Nahrung kann zu Feuchtigkeit und Nässe führen, mit der Folge von Dysmenorrhoe, Flour und Zysten.

Die Milz wird durch Zucker und Süßigkeiten geschwächt, es entsteht ebenfalls Feuchtigkeit, Nässe, sowie ein Blut- und Qi-Mangel, mit den Folgen von weichen Stühlen, Durchfall, Ödemen, Leistungsschwäche, Müdigkeit und Erschöpfung, Blässe, Hypo- oder Amenorrhoe und Infertilität.

4.8.7 Operationen als Ursachen von Störungen bei der Frau

Gynäkologische Operationen wie die Entfernung von Endometriose, Zysten oder die Hysterektomie führen oft zu Adhäsionen. Die Folge sind Qi- und Blut-Stagnationen.

Die Hysterektomie führt zu einem Blut-Mangel, weil der Uterus Blut speichert. Der Uterus steht in Verbindung zur Niere, dem Herz und den außerordentlichen Gefäßen, daher führt eine Hysterektomie nach der Chinesischen Medizin zu einer Nieren-Schwäche, die oft mit Leistungsschwäche und Müdigkeit einhergeht.

Durch die Hysterektomie kann eine Qi-Stagnation der Blase entstehen, die Harnwegsbeschwerden wie häufigen Harndrang, leichte Inkontinenz, Harnretention und rezidivierende Zystitiden erklären. Der Uterus steht über das Uterusgefäß mit dem Herz in Verbindung. Die Auswirkung einer Hysterektomie können daher zu psychischen Veränderungen, innerer Unruhe, Schlafstörungen oder Kopfschmerzen führen.

4.8.8 Kontrazeption als Ursachen von Störungen bei der Frau

Aus Sicht der Chinesischen Medizin kann die zu frühe und zu langfristige Anwendung der oralen Kontrazeption zu einem Zustand des Blut-Mangel oder der Blut-Stase führen, mit den Folgen einer sekundären Amenorrhoe, unregelmäßigen oder langen Zyklen sowie Infertilität. Häufiger finden sich Zeichen eines Blut-Mangels mit Blässe, Müdigkeit, Lustlosigkeit und Schwindel.

4.8.9 Unzureichende oder übermäßige sexuelle Aktivität als Ursache
          von Störungen bei der Frau

In der Chinesischen Medizin wird der sexuellen Aktivität besondere Bedeutung zugeschrieben. Zuviel sexuelle Aktivität schwächt die Niere und die Essenz. Die Erschöpfung der Essenz kann das Minister-Feuer (pränatale, vorgeburtliche Essenz) schwächen, was in der Chinesischen Medizin als besonders gravierend angesehen wird, da diese Essenz die Lebensgrundlage darstellt. Die übermäßige sexuelle Aktivität hat jedoch für Frauen keine große Bedeutung und Auswirkung, da anders als beim Mann mit dem Verlust von Sperma, keine Essenz verloren geht. Männer verlieren durch die Ejakulation die Nieren-Essenz des Spermas.

Frauen hingegen verlieren bei sexueller Aktivität aber nicht ihre Nieren-Essenz des Blutes und der Eizellen. Eine zu frühe sexuelle Aktivität von Frauen kann hingegen die Niere, den Ren Mai und den Chong Mai schädigen, was zu Blut-Mangel und Zyklusunregelmäßigkeiten führen kann. Die Chinesische Medizin beschreibt auch als Ursache für Störungen und Dysmenorrhoe den Sex während der Menstruation als stagnations- und blutstasefördernde Ursache.

Als wesentliche Ursache der unzureichenden sexuellen Aktivität werden von der Chinesischen Medizin emotionale Krankheitsursachen, Sorgen und Grübeln sowie Depressionen beschrieben. Milz, Herz, Geist müssen sich im Einklang befinden. Eine Nieren-Schwäche, die Depression mit nachfolgender Stagnation, der chronische Qi- und Blut-Mangel, Stress und die Leber-Qi-Stagnation werden als die Hauptursachen für mangelnde sexuelle Aktivität angesehen, wobei das Fehlen von sexuellem Verlangen sowie die herabgesetzte sexuelle Betätigung nicht als Krankheitsursache angesehen werden. Sexuelles Verlangen ist abhängig vom Minister-Feuer und der Yang-Energie. Der Uterus hat eine Verbindung über das Uterusgefäß zum Herz und zum Shen. Diese Verbindung von Herz und Uterus zeigt in der Chinesischen Medizin den Zusammenhang von Psyche, emotionalem Stress und sexueller Aktivität auf. Demnach ist sexuelle Frustration oft die Ursache von emotionaler Frustration.

Während der erfüllten sexuellen Vereinigung kommt es zu einem Energieaustausch, bei dem die Frau die Yang-Energie des Mannes aufnimmt und dem Mann ihre Yin-Energie gibt. Durch Küssen und die Vereinigung der Geschlechtsorgane kommt es zu einem Austausch der Energien und der Vereinigung von Du Mai und Ren Mai beider Partner.

## 4.9 Die Diagnoseprinzipien in der Gynäkologie in der Chinesischen Medizin

Die Diagnose in der Gynäkologie unterschiedet sich nicht von den sonst üblichen Prinzipien der Diagnose in der Chinesischen Medizin und umfasst die
– Befragung
– Palpation
– Beobachtung
– Auskultation.

> Das Vorgehen bei der Diagnose hat zum Ziel, die **Symptome** *bian* bing und das **Muster** *bian zheng* (Syndrom) zu identifizieren, um den Therapieauftrag festzulegen.

Dabei ist es in der Chinesischen Medizin von besonderer Bedeutung, dass die Beschwerdesymptome besonders genau und umfassend festgestellt werden, um die Beschwerden zu differenzieren. Erst dann kann das Muster bestimmt und der daraus resultierende Therapieauftrag festgelegt werden, denn jede chinesische Beschwerdekategorie hat ihre eigene Pathogenese, Ätiologie und Therapie.

Es ist dabei nicht ausreichend nur das Muster zu bestimmen, da ein Muster verschiedene Symptome aufweisen kann, die einer unterschiedliche Behandlungsstrategie bedürfen.

Beispiel: Das Muster einer Leber-Qi Stagnation kann zum Beispiel folgende Beschwerden verursachen: verzögerte Menstruation, Dysmenorrhoe, PMS, Kopfschmerzen.

Also ist zunächst die individuelle Beschwerde nach dem Prinzip *bian bing* zu identifizieren, dann kann das Muster *bian zheng* bestimmt werden, um den Therapieauftrag und die individuelle Behandlungsstrategie festzulegen. Dabei ist die westliche schulmedizinische Diagnose mit einzubeziehen, jedoch zu beachten, dass eine westliche Diagnose, z. B. die der Dysmenorrhoe in der Chinesischen Medizin mit zahlreichen Mustern im Zusammenhang steht, die unterschiedliche Therapiestrategien erfordern.

## 4.10 Befragung im Rahmen der Diagnose

Die Befragung umfasst die Bereiche:
– Schmerz
– Menstruation
– Fruchtbarkeit und Schwangerschaft
– Geburt und Wochenbett
– Aborte
– Ausfluss.

### 4.10.1 Schmerz

Schmerzen sind ein häufiges gynäkologisches Problem, dass meist mit der Stagnation von Qi oder Blut im Zusammenhang steht. Als Ursache kommen Kälte, Hitze, Leere, Fülle und äußere pathogene Faktoren in Betracht und müssen bei der Bestimmung des Musters differenziert werden.
Schmerzdifferenzierung:
– stark: Fülle
– dumpf: Leere
– schlechter durch Druck: Fülle
– besser durch Wärme: Kälte
– besser durch Druck: Leere
– krampfartig: Kälte
– punktuell, scharf: Blut-Stase
– Schweregefühl, Druck: Feuchtigkeit
– Schmerzen, die nach unten ziehen: Milz- oder Nieren-Schwäche
– Schmerzen, die in den Rücken ziehen: Nieren-Schwäche
– Schmerzen, die vom Rücken nach vorne ausstrahlen: Leere, Dai Mai oder Nieren-Schwäche

## 4.10.2 Menstruation

Bezüglich der Menstruation sollten folgende Punkte in der Anamnese abgeklärt werden:

Menarche, Zyklus, Schmerzen, prämenstruelle Symptome, Blutungsstärke, Farbe und Konsistenz der Blutung, menstruationsbegleitende Symptome.

**Menarche:** Eintritt zwischen 13–17 Jahren. Eine zu späte Menarche wird auf Nieren- oder Blut-Schwäche, eine zu frühe auf Blut-Hitze zurückgeführt.

**Zyklus:** Regelgerechte Dauer 26–30 Tage. Regelmäßige Taktung ist dabei wichtiger als die absolute Dauer. Eine Zyklusdauer unter 26 Tagen wird auf Blut- und Qi-Mangel zurückgeführt, eine Dauer über 30 Tage im Zusammenhang mit Blut- oder Kälte-Stagnation oder dem Mangel an Blut gesehen, ein unregelmäßiger Zyklus hat nach der Chinesischen Medizin seine Ursache in dem Muster einer Le-Qi-Stagnation, einer Leber-Blut-Stase oder der Schwäche von Milz oder Niere.

**Schmerzen:** Die regelgerechte Menstruation (glatter Mondfluss) ist schmerzlos. Menstruationsschmerzen werden in der Chinesischen Medizin wie folgt differenziert:
– Schmerz während der Menstruation: Qi-Stagnation, Blut-Stase, Blut-Hitze
– Schmerz vor der Menstruation: Leber-Qi-Stagnation, Blut-Stase
– Schmerz nach der Menstruation: Blut-Mangel
– Ovulationsschmerzen: Milz-Schwäche, Nässe-Hitze
– starke, krampfartige Menstruationsschmerzen die durch Wärme gebessert werden: Kälte

**Prämenstruelle Symptome:** Symptome wie Reizbarkeit, An- und Verspannung, emotionale Labilität, Depression, Mammadistension, Übelkeit und Kopfschmerzen sind Zeichen einer Leber-Qi-Stagnation. Bei sehr gespannten und geschwollenen Mammae ist an Schleim zu denken. Milz- bzw. Nieren-Muster sind auch die Ursache für Ödeme, Flüssigkeitsansammlungen und Durchfall. Kopfschmerzen vor der Menstruation sind auf das Aufsteigen von Leber-Yang, nach der Periode auf einen Leber-Blut-Mangel zurückzuführen. Menstruationsbedingte Schlafstörungen sieht die Chinesische Medizin bedingt durch Leber- oder Herz-Feuer.

**Blutungsstärke:** Die regelgerechte Blutungsstärke ist sehr individuell, zwischen 40 bis 100 ml.
– starke Blutung: Blut-Hitze, Qi-Mangel
– schwache Blutung: Blut-Mangel, Kälte- und Blut-Stase

**Farbe und Konsistenz der Blutung:** Individuell sehr unterschiedlich und im Verlauf der Menstruation veränderlich. Das normale Menstruationsblut koaguliert nicht, hat keine Klumpen und ist von hellroter Farbe.
– schwarze, sehr dunkle Farbe: Blut-Stase
– blasse Farbe: Blut-Mangel
– dunkelrote Farbe: Blut-Hitze

- kleine Koagel: Kälte, Stase
- große Koagel: Blut-Stase
- wässrige Konsistenz ohne Koagel: Yin- und Blut-Mangel

**Menstruationsbegleitende Symptome:**
- PMS: Le-Qi-Stagnation
- Kopfschmerzen: vor der Menstruation Leber-Yang und Qi-Stagnation, nach der Menstruation Leber-Blut-Mangel
- Schlafstörungen: Blut-Hitze, Leber- und Herz-Feuer
- Durchfall: Milz-Yang oder Nieren-Yang-Mangel
- Ödeme: Milz-Yang oder Nieren-Yang-Mangel
- schmerzhafte, geschwollene Mammae: Qi-Stagnation, Feuchtigkeit, Nässe

### 4.10.3 Fruchtbarkeit und Schwangerschaft

Infertilität kann zahlreiche Ursachen haben. In der Chinesischen Medizin werden die Ursachen in Fülle- und Leere-Zustände differenziert.
- Leere: Schwäche der Niere (Nieren-Qi, Nieren-Yin, Nieren-Yang), Jing-Mangel, Qi- und Blut-Mangel
- Fülle: Kälte-, Blut-Stase, Nässe-Hitze, Blut-Hitze

Schwangerschaftsbedingte Beschwerden können durch zahlreiche Muster ausgelöst werden. Betroffen sind insbesondere die Milz, die Nieren und die Leber, das Qi und Blut. Mangelzustände sind weitaus häufiger als Füllezustände.
- Schwangerschaftsübelkeit und Erbrechen: Milz-Schwäche, rebellierendes Magen-Qi, Chong Mai
- Zervixinsuffizenz: Milz-Schwäche
- Schwangerschaftsödeme: Milz-Qi-Mangel mit Feuchtigkeit, Nieren-Yang-Mangel
- Schwangerschaftshypertonus: Nieren-Schwäche, aufsteigendes Leber-Yang
- Eklampsie mit Krampfanfällen: Leber- und Nieren-Schwäche, Leber-Wind
- Müdigkeit, Erschöpfung: Milz-Qi-Mangel

### 4.10.4 Geburt und Wochenbett

Unter der Geburt sind Muster von Leber und Milz, Qi und Blut wesentlich.
- Unregelmäßige, unkoordinierte Wehentätigkeit: Leber-Qi Stagnation
- Wehenschwäche: Milz-Qi-Mangel
- Wehenschmerzen: Qi-Stagnation, Blut-Stase
- Zervixdystokie: Leber greift Milz an, Leber-Qi-Stagnation mit Milz-Schwäche

Im Wochenbett müssen bei Störungen und Beschwerden die Muster von Niere, Milz, Blut und Qi besonders beachtet werden. Es handelt sich fast ausschließlich um Leere-Muster.

- starke Blutungen und Nachblutungen: Chong Mai, Qi- und Blut-Mangel
- Wochenbettdepression: Herz- oder Leber-Blut-Mangel
- Schwitzen: Nieren-Schwäche, Blut- und Qi-Mangel
- Nachtschweiß: Nieren-Yin-Mangel
- Gelenkschmerzen: Leber-Blut-Mangel
- Knochenschmerzen: Nieren-Schwäche
- Haarausfall: Nieren-Yin-Schwäche, Blut-Mangel

### 4.10.5 Aborte

Zur gynäkologischen Anamnese in der Chinesischen Medizin sollte auch immer die Frage nach Aborten oder Schwangerschaftsunterbrechungen gehören, da diese einen wesentlichen Einfluss auf den Organismus der Frau haben können.

In der Chinesischen Medizin gibt es den Spruch „Fehlgeburten sind belastender als Geburten". Der starke Blutverlust, die emotionale und mentale Belastung der Frau und Faktoren von Angst und Trauer, können Ursachen für Beschwerden sein, auch noch lange nach dem Ereignis.

- Abort 1. Trimenon: Milz- und Nieren-Schwäche
- spätere Aborte: absinkendes Milz-Qi, Blut-Hitze, Leber-Blut-Mangel oder Stase

### 4.10.6 Ausfluss

Die vaginale Sekretion während des Zyklus oder in der Schwangerschaft ist bezüglich der Menge individuell und sehr unterschiedlich. In der Anamnese gilt es Informationen zu Geruch, Konsistenz und Farbe zu erhalten. Die normale vaginale Sekretion ist flüssig, klar, farb- und nahezu geruchlos.

- wässrige Konsistenz: Leere-Zustand, Kälte, Nässe
- dickflüssige Konsistenz: Fülle-Zustand, Nässe-Hitze
- weiße Farbe: Kälte, Milz- oder Nieren-Yang-Mangel, äußerer pathogener Faktor Kälte-Nässe
- gelbe Farbe: Hitze, Nässe-Hitze
- gelb, rot mit Eiter: toxische Hitze
- grüne Farbe: Leber, Nässe-Hitze
- lederartiger Geruch: Hitze
- fischartiger Geruch: Kälte, Nässe

4.11 Palpation

In der Chinesischen Medizin können wesentliche diagnostische Informationen durch die Palpation des Pulses, des Abdomens, der Haut und der Meridianverläufe gewonnen werden.

**Puls:** Die sonst in der Pulsdiagnostik geltenden Kriterien sind auch in der gynäkologischen Anamnese gültig.

Männer haben mehr Yang und weniger Yin, Frauen mehr Yin und weniger Yang, daher ist der Puls bei Frauen von Natur aus nicht so stark wie bei Männern. Die proximale Pulstaststelle ist von besonderer Bedeutung, sie entspricht der Niere, dem Ming Men, dem Minister-Feuer und dem Uterus. Der am häufigsten zu diagnostizierende Pulsbefund ist der schwache-tiefe Puls an beiden Nieren Pulstaststellen. Ob jedoch ein Nieren-Yin- oder Nieren-Yang-Mangel vorliegt, kann nur unter Einbeziehung der Zungendiagnose getroffen werden.

- proximal, leerer, schwacher Puls: Nieren-Schwäche, Blut-Mangel, Schwäche des Uterus
- proximal, saitenförmiger Puls: Blut-Stase im Uterus
- proximal, gespannter Puls: Kälte im Uterus
- proximal, schlüpfriger Puls: Nässe, Feuchtigkeit, Flour vaginalis
- proximal, linker Puls stärker als rechts: Kind ist männlichen Geschlechts
- proximal, gespannt, schlüpfrig, schnell: unter der Geburt
- proximal, schwach, weich, tief: Blut- und Qi-Mangel nach der Geburt
- proximal, oberflächlich, voll, schnell: Blut-Hitze, Infektionen
- großer, schlüpfriger, schneller Puls: während der Menstruation, außerhalb der Menstruation Zeichen von Nässe-Hitze oder Blut-Hitze
- leerer, hohler, tiefer Puls: starker Blut-Mangel nach Blutverlust
- dünner, feiner, rauer Puls: Blut-Mangel bei chronischer Menorrhagie

**Abdomen:** Die Palpation des Abdomens kann bei Frauen Auskünfte über den Zustand von Uterus, Niere, Ren Mai und Chong Mai ergeben.
- weiches Abdomen: Nieren-Yang-Mangel, Ren Mai oder Chong Mai Schwäche
- gespanntes Abdomen: Qi-Stagnation, Blut-Stase, Schleim

**Haut/Meridianverläufe:** Bei der Palpation der Haut oder der Haut im Bereich des Meridianverlaufs ist besonders auf Schwellungen, Druckdolenz, Temperatur und Feuchtigkeit oder Trockenheit zu achten.
- Kälte im Abdomen: Kälte im Chong Mai, Ren Mai oder Uterus
- trockene Haut: Yin- oder Blut-Mangel
- Hautschwellungen: Nieren- oder Milz-Yang-Mangel, Feuchtigkeit, Qi-Stagnation
- Hitze der Haut Handrücken: Fülle-Hitze, Blut-Hitze
- Hitze der Haut Handflächen: Leere-Hitze
- Hitze der Haut Fußsohlen: Nieren-Yin-Mangel, Leere-Hitze

- Kälte der Haut von Händen und Füßen: Leber-Qi-Stagnation
- Kälte der Haut an Armen und Beinen: Milz- und/oder Nieren-Yang-Mangel
- Kälte der Haut nur der Hände: Herz-Blut-Mangel
- Kälte und trockene Haut von Händen und Füßen: Blut-Mangel

## 4.12 Beobachtung

Die Betrachtung der Gesichtsfarbe, der Lippen und der Zunge ist in der gynäkologischen Anamnese besonders wichtig, da Auskunft über den Zustand von Milz und Niere sowie von Qi und Blut gewonnen werden kann. Die Chinesische Medizin beschreibt, dass alle Organe einen Bezug zum Teint des Gesichts haben.

Die **Gesichtsfarbe** bei Frauen wird in enger Beziehung zum Zustand des Blutes gesehen, wobei ein strahlender, gesunder Teint einen gesunden Zustand des Blutes und des Shen widerspiegeln.

Ist die Gesichtsfarbe stumpf, sieht trocken und glanzlos aus, so ist der Blut-Mangel wahrscheinlich, mit möglichen Auswirkungen auf Milz, Leber und Herz.

Auch die Muster der Leber-Qi-Stagnation, der Blut-Hitze, der Blut-Stase, des Nieren-Yang-Mangel und der Leere-Hitze oder Fülle-Hitze können zu Veränderungen und Auffälligkeiten des Antlitzes führen.

Die **Lippen** geben Auskunft über den Zustand von Milz und Blut.
- blasse Lippen: Milz-Schwäche
- trockene Lippen: Blut-Mangel, Milz-Yin-Mangel
- dunkelrote Lippen: Blut-Hitze
- hellrote Lippen: Leere-Hitze durch Yin- oder Blut-Mangel
- purpurfarbene Lippen: Blut-Stase

Die **Zunge** ist bezüglich der Aspekte Form, Farbe des Zungenkörpers und des Zungenbelags hin zu betrachten. Die Zungendiagnose in der gynäkologischen Anamnese ist nicht unterschiedlich zum allgemeinen Vorgehen in der Zungendiagnostik.

Diese **Formen des Zungenkörpers** können häufig beobachtet werden.
- dünn: Yin- oder Blut-Mangel
- Zahnabdrücke: Milz-Qi-Mangel
- gedunsen: Nässe, Feuchtigkeit, Schleim, Milz-Schwäche
- steif: Leber-Wind, Blut-Stase, Yin-Mangel
- Risse: Yin-Mangel, Blut-Mangel
- Mittelriss: Magen-Yin-Mangel

Bei der **Farbe des Zungenkörpers** sind drei Farben von besonderer Bedeutung: blass, rot, purpurfarben.
- blass: Yang-Mangel, Qi- oder Blut-Mangel, Nässe
- rot/dunkelrot mit Belag: Fülle-Hitze, Blut-Hitze

- rot/dunkelrot ohne Belag: Leere-Hitze, Yin-Mangel
- rote Zungenspitze: Herz-Feuer, Leere-Hitze, Leber-Qi-Stagnation
- rote Zungenränder: Leber-Qi-Stagnation, Leber-Feuer mit Blut-Hitze
- Purpurfarben: Blut-Stase, Qi-Stagnation

Kann eine purpurfarbene Zunge bei Frauen diagnostiziert werden, ist das ein therapeutisch eher ungünstiges Zeichen, da der Befund auf eine chronische Blut-Stase hindeutet.

Daraus resultiert unter anderem die Bildung von Resistenzen und Knoten wie benigne oder maligne Tumoren, Zysten, Myome, Endometriose. Eine ausgeprägte purpurfarbene Zunge bei Tumorpatienten zeigt keine günstige Prognose an, aufgrund der weiterhin bestehenden Blut-Stase und ihren Folgen.

## 4.13 Auskultation

Unter der Auskultation werden in der Chinesischen Medizin das Hören und das Riechen verstanden.

Wird beim **Hören** eine schwache Stimme festgestellt, ist das ein Zeichen eines Qi-Mangels. Eine Leber-Qi-Stagnation zeigt sich durch häufiges Seufzen.

Kann beim **Riechen**, zum Beispiel des Ausflusses ein fischartiger Geruch festgestellt werden, ist das ein Hinweis auf Kälte-Nässe, ein lederartiger Geruch tritt bei Nässe-Hitze auf.

Das Menstruationsblut weist einen stark fauligen Geruch bei Hitzezeichen auf.

## 4.14 Therapieprinzipien und Methoden in der Gynäkologie der Chinesischen Medizin

Für eine erfolgreiche Therapie von gynäkologischen Beschwerden sind folgende Punkte in der Chinesischen Medizin von besonderer Bedeutung:
- *Bian Bing:* Erfassung der individuellen Beschwerdesymptome
- *Bian Zheng:* Festlegung des vorliegenden Musters (Syndrom)
- Ableitung des Therapieauftrages (Festlegung aufgrund des Musters)
- Festlegung der Therapiemethode (Auswahl der richtigen Methode für das Muster, z. B. Entscheidung ob Akupunktur oder Arzneimitteltherapie)

Bei der Anwendung der Therapiemethode Akupunktur ist von besonderer Bedeutung:
- korrekte Punktauswahl (Kombination) und Punktlokalisation
- korrekte Technik (Tonisieren, Sedieren, neutrale Technik)
- korrektes Behandlungsintervall (akut = kurzer Abstand; chronisch = einmal pro Woche)

Die Besonderheit in der Gynäkologie besteht darin, dass oft gemischte Muster vorliegen.
Beispiele:
-   PMS: Leber-Blut-Mangel mit Leber-Qi-Stagnation:
-   Ovarialzysten: Nieren-Schwäche mit Feuchtigkeit
-   Harnwegsprobleme im Wochenbett: Milz-Qi-Mangel mit Nässe
-   Dysmenorrhoe: Nieren-Schwäche mit Blut-Stase
-   Infertilität: Blut-Mangel und Kälte im Uterus
-   Menopausale Beschwerden: Yin-Mangel mit Leere-Hitze

Wichtig bei gemischten Mustern ist auch die Reihenfolge der Therapie. So gilt, dass vor der Tonisierung pathogene Faktoren auszuleiten sind. Werden zunächst bestehende pathogene Beschwerdeursachen eliminiert, so kann die Tonisierung besser wirken. Eliminierende Therapien müssen daher nicht immer zur Schwächung führen, sondern können die erfolgreiche Therapie erst ermöglichen, da die Entfernung pathogener Faktoren zum freien Qi Fluss führt. Für die diagnostische Entscheidung wird dabei der Zungen- und Pulsbefund mit einbezogen. Der Pulsbefund ist in dem Fall eine wichtige Entscheidungshilfe über Fülle- oder Leere-Zustand und der Entscheidung zur Sedierung oder Tonisierung.

Akupunktur und Arzneimitteltherapie unterscheiden sich dabei, weil die Akupunktur die Funktionen der Meridiane reguliert, während die Arzneimitteltherapie über zugeführte Substanzen die Wirkungen erzielt.

Akupunktur kann teilweise gleichzeitig mehrere Funktionen erfüllen. So tonisiert der Akupunkturpunkt Ren Mai12 die Milzfunktion, leitet aber gleichzeitig Feuchtigkeit aus, je nachdem welche Technik angewandt wird.

Die Verbindung von Chinesischen Mustern und westlichen Diagnosen ergänzen sich perfekt, obwohl gänzlich andere Philosophien über Krankheiten bestehen. So kann die Chinesische Medizin sehr gut Ungleichgewichte zwischen Qi und Blut diagnostizieren, organische Erkrankungen aber weniger gut feststellen. In der Chinesischen Medizin werden Schmerzen bedingt durch Zysten als abdominelle Resistenzen beschrieben, obwohl nicht diagnostiziert wurde, dass der Schmerz durch Ovarialzysten bedingt ist. Westliche Diagnose und Chinesische Muster und Therapie sollten unbedingt kombiniert werden.

In der Chinesische Medizin haben alle Yin-Organe, außer der Lunge, Einfluss auf gynäkologische Störungen, ebenso wie Pathologien von Qi und Blut.

Daher folgt eine Zusammenfassung der wichtigsten Therapieprinzipien innerer Organe, sowie von Qi und Blut in der Gynäkologie der Chinesischen Medizin.

**Niere:**
-   Nieren-Yang tonisieren bei Nieren-Yang-Mangel, Ming Men Schwäche
-   Nieren-Yin tonisieren bei Nieren-Yin-Mangel
-   Nieren-Essenz nähren bei Nieren-Essenz-Mangel
-   Nieren-Yin und Nieren-Yang tonisieren bei Nieren-Schwäche

**Leber:**
- Leber nähren bei Leber-Yin oder Leber-Blut-Mangel
- Leber besänftigen bei Leber-Qi-Stagnation
- Leber-Blut regulieren und bewegen bei Blut-Stase
- Leber-Hitze ausleiten bei Leber-Hitze
- Leber-Feuer ausleiten bei Leber-Feuer
- Leber-Yang und Leber-Wind regulieren und ausleiten bei aufsteigendem Leber-Yang oder Leber-Wind

**Herz:**
- Herz-Blut oder Herz-Yin tonisieren bei Herz-Blut und Herz-Yin-Mangel
- Herz-Feuer ausleiten bei Herz-Feuer
- Blut-Hitze des Herzes ausleiten bei Blut-Hitze des Herzes
- Blut-Stase beseitigen, Blut bewegen bei Blut-Stase des Herzes

**Milz:**
- Milz-Qi und Blut tonisieren bei Milz-Schwäche
- Milz-Yang tonisieren bei Milz-Yang-Mangel
- Milz tonisieren, um Blut in den Gefäßen zu halten (Blutungen)
- Milz und Leber harmonisieren bei Leber-Milz-Disharmonie
- Milz tonisieren, um Qi zu heben bei absinkendem Milz-Qi
- Bei Nässe die Milz tonisieren und Milz-Schwäche bedingte Feuchtigkeit ausleiten

**Qi:**
- Qi bewegen bei Qi-Stagnation
- Qi heben bei absinkendem Qi
- Qi regulieren und nach unten leiten bei rebellierendem Qi

**Blut:**
- Blut stärken bei Blut-Mangel
- Blut kühlen bei Blut-Hitze
- Blut bewegen bei Blut-Stase
- Kälte ausleiten und wärmen bei Blut-Kälte

4.14.1 Therapieprinzipien und Methoden der inneren Organe in der Gynäkologie der Chinesischen Medizin

In der Chinesische Medizin haben die Yin-Organe Niere, Leber, Herz, Milz die größte Bedeutung in der Behandlung gynäkologischer Störungen.

### 4.14.2 Therapieprinzipien und Methoden der Behandlung der Niere bei gynäkologischen Störungen

Die Niere kennt nur Mangelmuster und daher sind tonisierende Behandlungen indiziert.

- **Nieren-Yang** tonisieren: Bl23, Ni3, Ni7, Ni13, Ren Mai6, Du Mai4 Technik: Moxa!
  → You Gui Wan, You Gui Yin, Jin Gui Shen Qi Wan
- **Nieren-Yin** tonisieren: MP6, Bl23, Ni3, Ni6, Ni9, Ni10, Ni13, RenMai4
  → Liu Wie Di Huang Wan, San Jia Fu Mai Tang, Qing Hao Bie Jia Tang
- **Nieren-Essenz** stärken: Es gibt keine spezifischen Punkte, um die Essenz zu nähren, MP6, Bl23, Ni3, Ni6, Ni13, Ren Mai4
  → Jede Rezeptur, die das Nieren-Yin und das Nieren-Yang nähren, können die Essenz stärken
- **Nieren-Yin und Nieren-Yang** tonisieren: Alle bei Nieren-Yang oder Nieren-Yin-Mangel angegebenen Punkte können verwendet werden, auf die Anwendung von Moxa sollte verzichtet werden.
  → Er Xian Tang, Jin Gui Shen Qi Wan

### 4.14.3 Therapieprinzipien und Methoden der Behandlung der Leber bei gynäkologischen Störungen

Die Lebermuster sind in der Gynäkologie häufige Ursache von gynäkologischen Beschwerden. Daher sind die Therapieprinzipien und Behandlungsmethoden der Leber sehr wichtig.

- **Leber-Yin/Leber-Blut** tonisieren: Ma36, MP6, Bl17, Bl18, Le8, Ren Mai4
  → Yi Guan Jian, Si Wu Tang, Ba Zhen Tang, Dang Gui Shao Yao San
- **Leber-Qi-Stagnation** beseitigen: Pe6, 3E6, Gb34, Le3, Le5, Le13, Le14 sedierende Technik
  → Yue Ju Wan, Ban Xia Hou Po Tang, Jin Ling Zi San, Xiao Yao San, Si Ni San
- **Leber-Blut-Stase** beseitigen: MP10, Bl17, Gb26, Gb34, Le3, Le5, Le13, Le14
  Es gibt zahlreiche Rezepturen zur Beseitigung der Blut-Stase, die zwei Gruppen zugeordnet werden: Blut beleben – Stasen beseitigen oder Blut aufbrechen – Stasen beseitigen.
  → Xue Fu Zhu Yu Tang, Bu Yang Huan Wu Tang, Ge Xia Zhu Yu Tang, Dan Shen Yin, Shao Fu Zhu Yu Tang, Shi Xiao San, Gui Zhi Fu Ling Wan, Da Huang Mu Dan Tang, Si Wu Tang, Wen Jing Tang
- **Leber-Hitze** ausleiten: Di11, Gb26, Gb34, Le2, Le3, Le5, Le13, Le14
  → Dan Zhi Xiao Yao San, Xiao Jao San, Jia Wei Xiao Yao San, Yue Ju Wan
- **Leber-Feuer** ausleiten: Di4, Di11, 3E5, Le2 Kein Moxa!
  → Long Dan Xie Gan Tang
- **Leber-Yang und Leber-Wind** regulieren: Di4, 3E5, Gb20, Le3, Du Mai16
  → Tian Ma Gou Teng Yin, Zi Shui Qing Gan Yin, Zhen Gan Xi Feng Tang

4.14.4 Therapieprinzipien und Methoden der Behandlung des Herzes
bei gynäkologischen Störungen

- **Herz-Blut oder Herz-Yin** tonisieren: Ma36, MP6, He6, He7, Bl15, Bl17, Ni6, Ren Mai14, Ren Mai15
  → Gui Pi Tang, Su Wu Tang, Bai Zi Ren Wan, Tian Wang Bu Xin Dan
- **Herz-Feuer** ausleiten:
  → Hunag Lian Jie Du Tang, Xie Xin Tang, Dao Chi San
- **Herz Blut-Hitze** ausleiten: Di11, MP10, He6, Bl17, Ni6, Pe6, Du Mai14
  → Dao Chi San
- **Herz Blut-Stase** beseitigen: MP10, He7, Bl14, Bl15, Bl17, Ni1, Ni25, Pe4, Pe6, Pe7, Gb17, Gb18, Le3, Ren Mai14, Du Mai20, DuMai24
  → Sha Xiang San, Xiao Tiao Jing Tang, Bai Zi Ren Wan

4.14.5 Therapieprinzipien und Methoden der Behandlung der Milz
bei gynäkologischen Störungen

- **Milz-Qi und Blut** tonisieren: Ma36, MP6, Bl20, Bl21, Ren Mai6, Ren Mai12
  → Ba Zhen Tang, Si Jun Zi Tang, Gui Pi Tang
- **Milz-Yang** tonisieren: Ma36, MP6, Bl20, Bl21, Ren Mai6, Ren Mai12, Therapie: Moxa!
  → Li Zhong Wan, Quan Sheng Bai Zhu San
- **Milz-Blut** halten: MP1, Du Mai20
  → Gui Pi Tang, Bu Qi Gu Jing Wan
- **Leber-Milz-Disharmonie**: Ma36, MP6, Bl18, Bl20, Gb34, Le3, Le13, Ren Mai12
  → Xiao Yao San
- **Milz-Qi heben**: Ma36, MP6, Bl20, Bl21, Ren Mai6, Ren Mai12, Du Mai20
  → Bu Zhong Yi Qi Tang
- **Milz-Feuchtigkeit** ausleiten: Ma28, Ma36, MP6, MP9, Bl20, Bl21, Bl22, Ren Mai9, Ren Mai12
  → Si Jun Zi Tang, Li Zhong Wan, Shen Ling Bai Zhu San, Quan Sheng Bai Zhu San, Wan Dai Tang, Shen Ling Bai Zhu San

### 4.14.6 Therapieprinzipien und Methoden der Behandlung des rebellierenden Qi bei gynäkologischen Störungen

Rebellierendes Qi kann bei gynäkologischen Störungen in den Organen Magen und Leber auftreten.

**Rebellierendes Qi** besänftigen:
- **Magen:** Ma19, Ma20, Ren Mai10, Ren Mai13
  → Xuan Fu Dai Zhe Tang
- **Leber:** 3E5, Gb20, Le3
  → Yi Gan He Wie Yin, Tian Ma Gou Teng Yin, Zhen Gan Xi Feng Tang, Ling Jiao Gou Teng Tang, Dao Jing Tang

### 4.14.7 Therapieprinzipien und Methoden der Behandlung des Blutes bei gynäkologischen Störungen

Blut-Kälte ist eine häufige Pathologie bei Frauen die zu gynäkologischen Störungen führt. Das Muster kann durch äußere pathogene Faktoren versursacht sein. Aber auch das Muster des Yang-Mangel mit der Folge der Leere-Kälte kann Ursache sein. Kälte beeinträchtigt den Uterus. Die Folgen sind Infertilität, Dysmenorrhoe, abdominelle Resistenzen. Das Menstrualblut ist dunkel und weist kleine Koagel auf.
- **Blut-Kälte** vertreiben: Ren Mai3, Ren Mai4, Ni13, Ex-Punkt „Qimen", Therapie: Moxa!
  → Ai Fu Nuan Gong Wan, Wen Jing Tang, Shao Fu Zhu Yu Tang

## 4.15 Prävention in der Gynäkologie der Chinesischen Medizin

In der traditionellen Chinesischen Medizin werden Präventionsmaßnahmen postuliert, die uns heute zum Teil absonderlich anmuten. Viele dieser Verhaltensmaßregeln basieren auf dem Verständnis der Chinesischen Medizin, dass der Uterus in der Zeit der Menstruation, der Schwangerschaft und im Wochenbett „offen" und für pathogene Faktoren empfänglich ist. Alle traditionellen Empfehlungen beziehen sich auf die Phase der Menstruation und haben noch größere Bedeutung in der Phase des Wochenbetts.

Frauen sollten ...
- keine sexuelle Aktivität während der Menstruation haben
  → Qi- und Blut-Stagnation (Schmerzen, verstärkte Menstruation)
- keinen Urin zurückhalten
  → Stagnation der Blase (Schmerzen, Harnverhalt)
- keine sexuelle Aktivität mit voller Harnblase haben
  → Stagnation im Uterus (Schmerzen, Störung der sexuellen Aktivität)

- pathogenen Faktoren Kälte und Feuchtigkeit während der Menstruation und in der Phase danach vermeiden
  → Kälte im Uterus (Schmerzen, Blutungs- und Zyklusstörung)
- schwere körperliche Tätigkeiten und schweres Heben während der Menstruation und in der Phase danach vermeiden
  → Absinken des Qi (Senkungsbeschwerden, leichte Inkontinenz)
- kalte Getränke und Nahrungsmittel während der Menstruation vermeiden
  → Kälte und Stagnation im Uterus (Dysmenorrhoe, Bi-Syndrom)
- keinen Stress und Zorn während der Menstruation haben
  → Stagnation (Schmerzen, Sistieren der Menstruation)
- keinen Alkohol während der Menstruation konsumieren
  → Blut-Mangel, Qi-Schwäche (verstärkte Blutung, Kreislaufprobleme)
- keine sauren Nahrungsmittel während der Menstruation konsumieren
  → adstringierende Wirkung (Menstruation sistiert)
  → Essig, Apfelsinen, Pampelmusen, Johannisbeeren, Stachelbeeren, sauer einge-legtes Gemüse, Joghurt
- während der Menstruation blutnährende Nahrungsmittel konsumieren
  → Blut nähren (Blutbildung)
  → Möhren, Rindfleisch, Huhn, Eigelb, Leber, Spinat, Erdnüsse
- in der perimenopausalen Phase bestimmte Nahrungsmittel bevorzugen
  → Soja-(bohnen), Milch, Fleisch, Fisch, Huhn, Ei, Sellerie
- nicht zu viel, an einem Stück, oder in der Nacht arbeiten, insbesondere nicht während der Menstruation oder im Wochenbett
  → Nieren-Qi und Milz-Qi Mangel (Schwäche, Senkungen, leichte Harninkon-tinenz)
- im ersten und letzten Trimenon der Schwangerschaft keine sexuelle Aktivität ha-ben
  → Yang-Aktivierung (Abort, Fehl- oder Frühgeburt)
- in der Schwangerschaft Stress, Wut, Zorn, Drogen, Alkohol und Verletzungen vermeiden
  → Yang-Aktivierung, Hitze (Fehlbildungen, Schwangerschaftsbeschwerden, Blutverlust, Abort, Fehlgeburt)
- nach der Geburt besonders auf sich achten und ausreichende Ruhe und Erho-lung bekommen
  → Qi-, Blut-Mangel, Schwäche der Niere und Milz, Jing-Schwäche (Erschöpfung, Antriebslosigkeit, Müdigkeit, Schlafstörungen, Wochenbettdepression, Still-schwierigkeiten, Förderung chronischer Beschwerden)
- nach der Geburt Kälteexposition vermeiden
  → Nieren-Schwäche, Kälte im Uterus, Kälte im Chong Mai und Blutverbindungs-meridianen (Schmerzen, diffuse Schmerzzustände, Knochen- und Gelenkschmer-zen, Zahnschmerzen)

Im Verständnis der traditionellen Chinesischen Medizin wurde die Gynäkologie und Geburtshilfe in fünf klassische Gruppen unterteilt:

1. Menopathien Yue Jing Bing,
2. Leukorrhö Dai Xia,
3. Schwangerschaftbeschwerden Tai Chang Bing,
4. postpartale Krankheiten
5. und – typisch in der Chinesischen Medizin – alle sonstigen Krankheiten.

Darüber hinaus gibt es noch die äußere Gynäkologie *Wai Fu Ke*.

Für die Traditionelle Chinesische Medizin war die Einteilung stimmig, für die moderne, praxisorientierte Anwendung aber nicht zweckmäßig. Daher wurde in diesem Werk die pragmatische Aufteilung nach gynäkologischen Krankheits- und Beschwerdebildern, sofern möglich, unter Berücksichtigung der klassischen chinesischen Reihenfolge, gefolgt von den geburtshilflichen Beschwerde- und Krankheitsindikationen, gewählt.

Die Ätiologie eines Krankheitsbildes, dessen Kenntnis und Verständnis die Voraussetzungen für das Erfassen und eine gute, erfolgreiche Behandlung sind, war nicht Gegenstand dieses Praxishandbuchs. Es wurde daher bewusst darauf verzichtet und es wird zur Auffrischung und Vertiefung dieses Wissens auf die zahlreichen Grundlagenlehrwerke verwiesen, wie beispielsweise auf das von *Maciocia* [1].

Bei den in diesem Praxishandbuch bei den Mustern und Krankheitsbildern angegebenen Akupunkturpunktübersichten und Rezepturempfehlungen handelt es sich um eine zusammenfassende Überschau aus chinesischer, westlicher, traditioneller und moderner Betrachtungsweise. Sie baut auf das erste Lehrbuch des Autors auf [2].

---

**Wichtiger Hinweis:** Keineswegs sollten alle angebenenen Punkte zur Anwendung kommen! Die Akupunkturaufstellung bei den einzelnen Indikationen und Mustern dient nur der umfassenden und schnellen Übersicht bzw. als Erinnerungshilfe.

---

**Merke:** Die Reihenfolge der Angabe der Akupunkturpunkte stellt keine Wertigkeit dar, sondern es handelt sich vielmehr um eine Akupunkturpunktaufstellung, die der Reihenfolge der Meridiane nach den drei Umläufen folgt: **Lu-Di-Ma-MP/He-Dü-Bl-Ni/Pe-3E-Gb-Le**, die außergewöhnlichen Meridiane **Ren Mai** und **Du Mai** sowie **Extrapunkte** (Ex-P) und den **Kardinal- und Schließerpunkt** der außergewöhnlichen Meridiane in das Therapiekonzept einbeziehen.

https://doi.org/10.1515/9783110704426-005

**Merke:** Akupunkturpunktkonzepte und Rezepturen sind in **jedem Fall** an die jeweilige individuelle Behandlungssituation und -notwendigkeit anzupassen! Die chinesische Arzneimitteltherapie sollte nur mit entsprechender Ausbildung und Erfahrung und durch berechtigte Therapeuten angewandt werden.

Je chronischer eine Beschwerde, desto länger ist die Therapiedauer anzusetzen und desto früher sollte der Einsatz chinesischer Arzneimittel erwogen werden.

Eine alte chinesische Regel beschreibt: „Es dauert so lange, wie es gekommen ist, bis es wieder geht." Diese Regel hat natürlich nur bildlichen Charakter. Grundsätzlich gilt jedoch, Akutes wird in aller Regel schnell erfolgreich zu behandeln sein, Chronisches wird längere Behandlungszeit in Anspruch nehmen.

Heilung ist nicht berechenbar. In Behandlungen gibt es anzunehmende Wahrscheinlichkeiten, aber keine vorhersebare Sicherheit. Ferner lassen sich bestimmte Beschwerden auch erst vollständig beseitigen, wenn Geist und Seele zur Heilung bereit sind. Ebenso sollten sich Therapeuten und Patientinnen darüber im Klaren sein, ob eine Linderung von Symptomen oder eine Heilung als Therapieziel erwartet werden kann.

Blutungen, die wiederholt oder ständig bis zu einer Woche zu früh eintreten. Die Blutungsstärke ist beliebig. Dieser verkürzte Zyklus kann zu erniedrigten Hämoglobin-Werten führen.

| Muster | Symptome | Punkte → Phytotherapie |
|---|---|---|
| Qi-Mangel | – Schwäche, Müdigkeit, dünnes, blasses Menstruationsblut<br>– Zunge: blass, eventuell Zahnabdrücke<br>– Puls: schwach | Ma36, MP6, Bl20, Bl23, Ni3, Ren Mai4, Ren Mai6, Ren Mai12 → Bu Zhong Yi Qi Tang, Gui Pi Tang |
| Blut-Hitze | – Hitzegefühl, unruhiger Geist, Schlafstörungen<br>– Blutungen stark und intensiv, rotes Menstruationsblut<br>– Zunge: rot, eventuell trocken, rissig, gelber Belag<br>– Puls: schnell | Di11, MP6, MP10, Bl17, Ni6, Le2, Le3, Ren Mai4, Du Mai14, Lu7/Ni6 → (Qin Lian) Si Wu Tang, (Dan Zhi) Xiao Yao San |
| Yin-Mangel mit Mangel-Hitze | – wenig Menstruationsblut (Yin-Mangel), stärkere Blutung (Mangel-Hitze), „fünf heiße Flächen", Nachtschweiß, rote Wangen<br>– Zunge: belaglos, rot, eventuell rissig<br>– Puls: schneller, schwach, oberflächlich | MP6, He6, Ni3, Le8, Ren Mai14, Lu7/Ni6 → Liang Di Tang |

https://doi.org/10.1515/9783110704426-006

## 6.2.2 Verlängerter Zyklus

Blutungen, die wiederholt oder immer nach mindestens erst 32 Tagen oder mehr eintreten.

| Muster | Symptome | Punkte → Phytotherapie |
|---|---|---|
| Blut-Mangel | – wenig und blasses Blut, Blässe, Schlafstörungen, trockene Haut, Haare, Nägel, Schwindel<br>– Zunge: blass, klein<br>– Puls: rau | Ma36, MP6, Bl20, Bl23, Le8, Ren Mai4, Lu7/Ni6<br>→ Ba Zhen Tang, Shi Quan Da Bu Tang |
| Kälte im Uterus | – Regelschmerzen, Wärme tut gut, klumpiges Blut<br>– Zunge: blass-blau, eventuell weißer Belag<br>– Puls: langsam | Ma29, Ma36, MP6, Bl32, Ren Mai4, Ren Mai6, Du Mai4 Moxa! → Wen Jing Tang |
| Qi-Stagnation | – ziehender Regelschmerz, klumpiges Blut, gespannter Bauch, Abwehr, eventuell PMS, Reizbarkeit<br>– Zunge: eventuell gerötete Ränder<br>– Puls: gespannt | MP10, Pe7, Ni16, Le3, Le14, Ren Mai4, Ren Mai6, MP4/Pe6 → Xiao Yao San |

## 6.2.3 Unregelmäßiger Zyklus

Ein Zyklus, der mal zu früh (< 20–26 Tage) und dann wieder zu spät (> 30 Tage) kommt. Zyklusunregelmäßigkeiten beim Eintritt der Menopause und im ersten Jahr nach der Menarche gelten als normal und sind in der Regel nicht therapiebedürftig.

Für die zeitliche Regulation des Zyklus ist nach der Chinesischen Medizin in erster Linie die Funktion der Leber – neben den Nieren – verantwortlich.

| Muster | Symptome | Punkte → Phytotherapie |
|---|---|---|
| Leber-Qi-Stagnation | – gespannter Bauch, PMS, Reizbarkeit, Dysmenorrhö, z. T. klumpiges Menstruationsblut<br>– Zunge: oft unauffällig, eventuell gerötete Ränder<br>– Puls: gespannt | Ni8, Le3, Le14, Ren Mai4, Ren Mai6, MP4/Pe6<br>→ Xiao Yao San |
| Nieren-Schwäche | – schwächere Blutung, kaum Klumpen, Kältegefühl, Rückenschmerzen, Tinnitus, Erschöpfung, dunkle Ringe unter den Augen<br>– Zunge: Atrophie der Wurzel, Farbe: gerötet (Yin-Mangel), blass (Yang-Mangel)<br>– Puls: schwach, schneller (Yin-Mangel), langsam und tief (Yang-Mangel) | Ma36, MP6, Bl23, Ni3, Ni7, Du Mai4, Lu7/Ni6<br>immer tonisieren, Moxa (bei Yang-Mangel)<br>→ Shen Qi Wan (Yang-Mangel)<br>→ Zuo Gui Wan (Yin-Mangel) |
| Herz-Qi-Stagnation | – eventuell dickes Menstruationsblut mit purpurner Farbe, Spannungsgefühl und Schmerzen im Thorax, Depressionen, unruhiger Geist, gestörter Schlaf, unruhige Träume<br>– Zunge: eventuell purpurne Farbe, auffällige Spitze<br>– Puls: gespannt | Ma29, MP8, Pe6, 3E6, Le3, Ren Mai6, Ren Mai17<br>→ Ban Xia Huo Po Tang |

Eine Menstruation, die zwar regelmäßig und von normaler Dauer (bis zu ca. fünf Tagen) ist, aber deutlich über die Norm verstärkt. Teilweise schwallartige Blutung, sehr häufiger Binden- und Tamponwechsel erforderlich. Kann die Ursache für erniedrigte Hämoglobin-Werte darstellen.

Differenzierung: die uterine Blutung = längere Dauer (> 6 Tage) und unregelmäßig (s. unregelmäßige Uterusblutung, uterine Blutung).

| Muster | Symptome | Punkte → Phytotherapie |
|---|---|---|
| Blut-Hitze | – Hitzegefühl, intensive Blutung, Abneigung gegen Hitze, rote Lippen, innere Unruhe, unruhiger Geist<br>– Zunge: rot, eventuell gelber Belag, trocken<br>– Puls: schnell | DI11, MP6, MP10, Bl17, Le3, Du Mai14, MP4/Pe6<br>Cave: kein Moxa!<br>→ Qing Re Zhi Beng Tang |
| Blut-Stagnation | – klumpiges Blut, dunkles Blut, Dysmenorrhö,<br>– Abneigung gegen Druck, teilweise Besserung nach Koagelabgang<br>– Zunge: gestaute Zungengrundvenen, purpurne Farbe<br>– Puls: gespannt, eventuell unregelmäßig | Ma29, Ma36, MP1, MP6, MP10, Bl17, Le3, Ren Mai4, Ren Mai6, MP4/Pe6<br>→ Shi Xiao San, Si Wu Tang |
| Qi-Mangel | – allgemeine Schwäche, Müdigkeit, Erschöpfung, kein Antrieb, dünnes Blut, blasses Gesicht und Haut<br>– Zunge: blass, geschwollen, eventuell Zahnabdrücke<br>– Puls: schwach, eventuell schlüpfrig | Ma36, MP6, Bl20, Bl23, Ren Mai6, Ren Mai12<br>+ He7, Pe6 bei Palpationen<br>→ Gu Ben Zhi Tang (tonisierend), Bu Zhong Yi Qi Tang (tonisierend, hebend), Gu Chong Tang (adstringierend) |

Menstruation, die nur zwei bis drei Tage andauert und sehr schwach ist (kaum Binden- und Tamponwechsel erforderlich). Häufig empfinden Frauen diese Stärke der Blutung als normal. Genaue Anamnese! Kann Ausdruck (!) eines erniedrigten Hämoglobin-Wertes sein, nicht die Ursache!

| Muster | Symptome | Punkte → Phytotherapie |
|---|---|---|
| Blut-Mangel | – wenig Blut, blass, blasse Lippen, eventuell Schwindel, Verstimmung, trockenes Haar, trockene Haut, spröde Nägel, unruhiger Geist, Schlafstörungen, unruhige Träume<br>– Zunge: blass, dünn, eventuell rissig<br>– Puls: rau | Ma36, MP6, Bl18, Bl20, Bl23, Le8, Ren Mai4<br>→ Ba Zhen Tang |
| Nieren-Schwäche | – blasses, dünnes Menstruationsblut, Rückenschmerzen, Tinnitus, kalte Füße, dunkle Ringe unter den Augen<br>– Zunge: Atrophie an der Wurzel, rot (Yin-Mangel), blass (Yang-Mangel)<br>– Puls: schwach, schneller und oberflächlich (Yin-Mangel), langsam, tiefer (Yang-Mangel) | Ma36, MP6, Bl23, Ni3, Ni8, Le8, Ren Mai4, Du Mai4, Lu7/Ni6<br>Moxa (bei Nieren-Yang-Mangel)<br>→ Dang Gui Di Hunag Yin (Yin-Mangel), Zuo Gui Wan (Yang-Mangel) |
| Blut-Stagnation | – klumpiges Blut, Dysmenorrhö, Druck verschlechtert, eventuell Besserung nach Koagelabgang<br>– Zunge: gestaut, purpurne Farbe, Zungengrundvenen gestaut<br>– Puls: gespannt, eventuell unregelmäßig | Di 4, Ma29, MP6, MP10, Bl17, Le3, MP4/Pe6<br>(Tao Hong) Si Wu Tang |
| Feuchte-Hitze/ Schleim im Uterus | – eventuell schleimiges Menstruationsblut, häufig Adipositas, gelber Fluor, unangenehmer Geruch, Hitzegefühl, Gefühl von „Schleim im Kopf"<br>– Zunge: belegt, gelber Belag<br>– Puls: schlüpfrig, voll, schnell | Ma28, Ma40, MP6, MP9, Bl20, Bl21, Ren Mai6, Ren Mai12, Lu7/Ni6<br>→ (Xiong Gui) Er Chen Tang, Si Miao San |

## 6.2.6 Lange Regelblutung

Menstruation, die regelmäßig verlängert ist (> 6 Tage) – bei normaler Stärke. Dieses kann auf Dauer die Ursache für einen erniedrigten Hämoglobin-Wert darstellen.

| Muster | Symptome | Punkte → Phytotherapie |
|---|---|---|
| Qi- und Blut-Stagnation | – spärliche Blutung, dunkel, Depressionen, Reizbarkeit, Schmerzen und Druckgefühl im Abdomen<br>– Dysmenorrhö<br>– Zunge: gestaut, eventuell Zahnabdrücke, gestaute Zungengrundvenen<br>– Puls: gespannt | Di4, Ma29, MP6, MP10, Bl17, Le3, Ren Mai6, MP4/Pe6<br>→ (Tao Hong) Si Wu Tang |
| Blut-Hitze durch Yin-Mangel | – wenig intensivrotes Menstruationsblut, Trockenheit, heißes Gesicht, Nachtschweiß, trockene Haut, Obstipation, konzentrierter Urin<br>– Zunge: rot, ohne Belag<br>– Puls: oberflächlich, leer, schnell | MP6, Ni3, Ni6, Ren Mai4, Lu7/Ni6<br>→ Liang Di Tang, Er Zhi Wan |

6.2.7 Unregelmäßige Uterusblutung (uterine Blutung)

Bei dieser Zyklusstörung handelt es sich um eine Menstruationsblutung, die sich nicht an dem regelmäßigen Takt und der üblichen Stärke eines normalen Zyklus orientiert. Die Blutung kann sehr stark sein und vor dem regulären Zeitpunkt schwallartig beginnen oder im Anschluss an die normale Blutung als „Nachträufeln" auftreten.

| Muster | Symptome | Punkte → Phytotherapie |
|---|---|---|
| Blut-Hitze | – starke intensive Blutung, dunkler Harn, Hitzegefühl, unruhiger Geist und Schlaf<br>– Zunge: rot, eventuell gelblicher Belag<br>– Puls: oberflächlich, schnell | Di11, MP1, MP6, MP10, Ni5, Le1, Le3, Le5, Ren Mai6, Du Mai14, MP4/Pe6<br>Cave: kein Moxa!<br>→ Qing Re Gu Jing Tang |
| Blut-Stagnation | – dunkles Menstruationsblut mit Koagel, starke Dysmenorrhö, nach Abgang von Klumpen ggf. Besserung, Druck verschlechtert<br>– Zunge: gestaut, eventuell livide Farbe<br>– Puls: gespannt | Ma30, MP1, MP6, MP8, MP10, 3E6, Le3, MP4/Pe6<br>→ (Tao Hong) Si Wu Tang |
| Milz-Mangel | – kontinuierlich mäßig starkes Bluten, blasses Blut, Krampfadern, Neigung zu Ödemen, Neigung zu blauen Flecken, Neigung zu Adipositas<br>– Zunge: geschwollen, feucht, Zahnabdrücke<br>– Puls: schlüpfrig | Ma36, MP6, Bl20, Bl23, Ren Mai4, Ren Mai6, Ren Mai12<br>→ Gu Ben Zhi Beng, Bu Zhong Yi Qi Tang, Gui Pi Tang |
| Nieren-Yin-Mangel | – dünne Blutung, rote Wangen, Nachtschweiß, Rückenschmerzen, eventuell Tinnitus<br>– Zunge: rot, eventuell Atrophie am Zungengrund<br>– Puls: schneller, oberflächlicher | MP6, Bl23, Ni3, Ren Mai4, Ren Mai6, Lu7/Ni6<br>→ Liu Wei Di Hunag Wan, Zuo Gui Yin |
| Nieren-Yang-Mangel | – tröpfelnde Blutung, kalte Füße, generelles Kältegefühl<br>– Depressionen, Hörschwäche, Rückenschmerzen durch Kälte<br>– Zunge: blass<br>– Puls: langsam, tief | MP6, Bl23, Ni7, Ren Mai4, Ren Mai6, Du Mai4<br>Moxa!<br>→ Shen Qi Wan, You Gui Wan |

6.2.8 Zwischenblutungen

Wenige Tage (einen bis drei Tage) andauernde Blutungen im Verlauf des Zyklus oder der Zyklusmitte, unabhängig von der eigentlichen Menstruation. Nach der Chinesischen Medizin ist die wesentliche Ursache bei chronischen Zwischenblutungen im Bestehen einer Feuchten-Hitze (oder Leere-Hitze) sowie in einem Milz-Mangel zu sehen.

In diesem Fall ist an das Dai Mai (Gürtelgefäß) zu denken, das über Gb41/3E5 ggf. mit in die Therapie einbezogen werden sollte. Bei Milz-Mangel steht die Tonisierung der Milz im Vordergrund.

| Muster | Symptome | | Punkte → Phytotherapie |
|---|---|---|---|
| Yin-Mangel der Leber oder Niere mit Mangel-Hitze | – | spärliche Blutung, eventuell in der Zyklusmitte, keine Klumpen, keine Schmerzen, Schwindel, Tinnitus | Di11, MP6, MP10, Ni3, Ni10, Le3, Le8, Ren Mai4, Lu7/Ni6 |
| | – | Zunge: klein, gerötet | → Liang Di Tang, Er Zhi Wan |
| | – | Puls: schnell | |
| Milz- und Nieren-Mangel | – | wenig Blut, eventuell kalte Hände und Füße, Müdigkeit, Neigung zu Durchfällen, Ödeme, Rückenschmerzen | Ma36, MP6, Ni3, Ni6, Bl20, Bl23, Ren Mai3, Ren Mai4, Ren Mai6, Ren Mai12 |
| | – | Zunge: blass, Zahnabdrücke | → Gu Ben Zhi Beng Tang, ggfs. Yang-Tonika |
| | – | Puls: schwach, schlüpfrig | |
| Feuchte-Hitze | – | klebriges Blut ohne Klumpen, Hitzegefühl, eventuell übelriechender gelber Fluor | Ma29, Ma40, MP6, MP9, Bl22, Bl32, Ren Mai3, Ren Mai9 |
| | – | Zunge: rot, klebrig, gelber Belag | Gb41/3E5 |
| | – | Puls: schnell, oberflächlich, schlüpfrig | → Er Miao San, Wan Dai Tang |
| Blut-Stagnation | – | dunkles Blut mit Koagel, Dysmenorrhö, Druck verschlechtert | Di,4 Ma29, Ma36, MP6, MP8, MP10, Bl17, Le3, MP4/Pe6 |
| | – | Zunge: gestaut, purpurne Farbe, gestaute Zungengrundvenen | → (Tao Hong) Si Wu Tang |
| | – | Puls: gespannt, eventuell unregelmäßig | |

### 6.2.9 Schmerzhafte Regelblutung

Schmerzhafte Regelblutungen sind Menstruationsschmerzen, die vor, während oder nach der Regelblutung auftreten. Nach den Lehren der Chinesischen Medizin sind Regelschmerzen niemals normal, weil die regelgerechte Menstruation als „glatter Mondfluss" beschrieben wird, also frei von Stagnationen und damit verbundenen Schmerzzuständen. Natürlicherweise beginnt, verläuft und endet eine normale Menstruationsblutung **ohne Schmerzen**. Für diesen Zustand ist ein regelgerechter, freier Fluss von Qi und damit auch Blut notwendig. Alle Faktoren, die den glatten Fluss von Qi und Blut stören, können zu Schmerzen führen.

Die Ursachen sind zahlreich. Daher stellen die hier aufgeführten Muster die wichtigsten und am häufigsten auftretenden dar, anhand derer die Grundprinzipien der Behandlung von Regelschmerzen verstanden werden sollen. Auch wenn es eine Vielzahl von Mustern gibt, lassen diese sich letztendlich auf ein Grundprinzip zurückführen.

Bei Schmerzen, die vor oder während der Regel auftreten, handelt es sich normalerweise um Fülle-Muster. Hier heißt das Therapieprinzip: Bewegen und Sedieren!

Bei Schmerzen nach der Menstruation geht es um Leere-Muster. Therapieprinzip hier: Tonisieren und Nähren!

Einfache Differenzierung:
- Wärme und Massage tun gut = Leere-Muster,
- Druck, Massage und Wärme sind unangenehm = Fülle-Muster.

| Muster | Symptome | Punkte → Phytotherapie |
|---|---|---|
| Qi- und Blut-Stagnation | – Wärme und Massage tun gut = Leere-Muster,<br>– Druck, Massage und Wärme sind unangenehm = Fülle-Muster.<br>– Schmerzen vor (Qi-) und während (Blut-Stagnation) der Regel, klumpiges Menstruationsblut (Blut), Nachlassen der Schmerzen mit Beginn der Menstruation, ziehende (Qi), stechende (Blut) Schmerzen, Reizbarkeit, Spannungsgefühl, PMS<br>– Zunge: violett (Blut), gerötete Ränder (Qi), gestaute Zungengrundvenen<br>– Puls: gespannt | Ma29, MP6, MP8, MP10, Bl17, Ni14, Le3, Ren Mai6, MP4/Pe6<br>→ Xiao Yao San (Qi), (Tao Hong) Si Wu Tang (Blut), Ge Xia Zhu Yu Tang (starke Blut-Stagnation) |
| Feuchte-Kälte im Uterus | – Kältegefühl im Unterbauch, Schmerzen eher während der Menstruation, Linderung durch Wärme und Moxa, eventuell chronischer Fluor (eher weiß)<br>– Zunge: feuchter, eventuell weißer Belag, eventuell purpurn<br>– Puls: langsam, schlüpfrig, tief | Ma29, Ma36, Ma40, MP6, MP8, MP9, Ni3, Ren Mai4, Ren Mai6, Lu7/Ni6<br>→ Shao Fu Zhu Yu Tang, Cang Zhu, Fu Ling, bei Kälte und Leere im Uterus, Ren Mai und Chong Mai: Wen Jing Tang |
| Feuchte-Hitze in der Leber oder dem Uterus | – Schmerzen werden durch Wärme und Druck schlimmer, Ruhelosigkeit, eventuell vaginaler Pruritus<br>– Zunge: rot, gerötete Ränder, gelber Belag<br>– Puls: gespannt und beschleunigt | Di4, Di11, Ma28, MP6, MP9, MP10, Bl22, Bl32, Le2, Le3, Ren Mai2, Ren Mai3, Ren Mai9<br>→ Er Miao San, Long Dan Xie Gan Tang |
| Qi- und Blut-Mangel | – dumpfe Schmerzen, zum Ende der Menstruation werden die Schmerzen stärker, wenig Blut, ziehendes Gefühl nach unten, Blässe stärker während und nach der Menstruation, Müdigkeit, Besserung durch Wärme und warme Nahrung, Neigung zu Schwindel vor allem während und nach der Menstruation<br>– Zunge: dünn, blass<br>– Puls: schwach, rau | Ma36, MP6, MP8, Bl20, Bl23, Ren Mai4, Ren Mai6<br>Ba Zhen Tang (Qi), Si Wu Tang (Blut) |

## 6.2.10 Keine Regelblutung

In der Schulmedizin wird zwischen der primären und sekundären Amenorrhö unterschieden, wobei bei einer sekundären Amenorrhö bereits eine Blutung durch den Körper selbst stattgefunden hat (nicht hormonell ausgelöst!).

Die echte, primäre Amenorrhö ist schwer, teilweise nicht beeinflussbar, da auch organisch-hormonelle Gründe eine Menstruation verhindern können. Aus Sicht der TCM liegt eine Störung der außerordentlichen Gefäße vor, die gefüllt sein müssen, damit mit 2 × 7 Jahren die Blutung überhaupt möglich wird. Weiterhin muss genügend Blut vorhanden sein, das von ausreichendem Qi bewegt werden muss. Deshalb wirkt Akupunktur bei einer durch Anorexie bedingten Amenorrhö nicht, solange über die Nahrung nicht genügend Qi und Blut aufgebaut wurden. Die sekundäre Amenorrhö lässt sich recht gut beeinflussen, wenn auch andere pathogene Faktoren (Psyche, Ernährung, Blockaden) nach dem Prinzip Lebenspflege Yang Sheng mit verändert werden.

| Muster | Symptome | Punkte → Phytotherapie |
|---|---|---|
| Leber- und Nieren-Schwäche | – primär oder sekundär nach immer schwächer werdender Blutung, allgemeine Schwäche, schwache Konstitution, Kälte, Müdigkeit, Antriebslosigkeit, falsche, zu viel kalte Nahrung kann Ursache sein (Vegetarier, Veganer)<br>– Zunge: Atrophie am Zungengrund, blasse Ränder<br>– Puls: schwach | Ma36, MP6, Bl17, Bl18, Bl20, Bl23, Ni3, Ni6, Ni7,Le3, Le8, Ren Mai4, Ren Mai6, Du Mai4, Lu7/Ni6<br>→ (Gui Shao) Di Huang Wan, Er Xian Tang |
| Qi- und Blut-Mangel | – meist sekundär, vorher schon geringe Blutmenge, kalte Extremitäten, Blässe, Müdigkeit, Schwindel, schlechte Konzentration, unruhiger Schlaf, unruhige Träume, Trockenheit an Haut, Haaren und Nägeln<br>– Zunge: blass<br>– Puls: schwach, rau | Ma36, MP6, MP10, Bl20, Bl23, Ni3, Le8, Ren Mai4, Ren Mai6, Ren Mai12, Ex-Zi Gong<br>→ Shi Quan Da Bu Tang |
| Qi- und Blut-Stagnation | – sekundäre Amenorrhö, davor oft klumpiges Blut, Ziehen im Unterbauch, PMS, Reizbarkeit<br>– Zunge: gestaut, purpurne Farbe, Ränder gerötet<br>– Puls: gespannt, eventuell unregelmäßig | Di4, Ma30, MP6, MP10, Bl32, Le3, Ren Mai3, Ren Mai6, MP4/Pe6<br>→ (Tao Hong) Si Wu Tang, Xiao Yao San |
| Feuchtigkeit und Schleim im Uterus | – sekundäre Amenorrhö, davor Menstruationsblut schleimig, häufig Adipositas, Fluor vaginalis, Schweregefühl, Gefühl von „Schleim im Unterbauch und Kopf"<br>– Zunge: schleimiger Belag (Zunge wird geputzt), groß, feucht, meist Zahnabdrücke<br>– Puls: schlüpfrig, langsam | Ma28, Ma40, MP6, MP9, Bl20, Bl22, Ren Mai3, Ren Mai6, Ren Mai9, Ren Mai12, Gb41/3E5<br>→ Cang Fu Dao Tan Wan |

6.3 Prämenstruelles Syndrom (PMS)

Der Begriff Prämenstruelles Syndrom (PMS) umfasst verschiedene körperliche wie emotionale Symptome, die in der Phase vor der Menstruation auftreten. Die Funktion der Menstruation ist nach der TCM abhängig vom komplikationslosen Zusammenspiel von Qi, Blut und dessen Fluss. Die Phase vor der Periode entspricht einem relativen Füllezustand, die Phase danach einem relativen Leerezustand. Die Menstruation dient der Entfernung von altem Blut aus dem Uterus. Ohne Entfernung des alten Blutes wäre eine Obstruktion die Folge. Die Menstruation entsteht aus einem Überschuss von Blut. Die normale Menstruation tritt nach TCM-Lehre (Mondfluss *Yue Jing*) in einem Zeitraum von 26–32 Tagen ein und dauert drei bis fünf Tage. Die regelgerechte Blutung ist am Anfang eher hellrot, dann dunkler und ohne Klumpen. Schmerzen sind ein Hinweis auf gestauten Fluss von Qi und/oder Blut.

Der Verlauf des Zyklus wird den Wandlungsphasen zugeordnet:

- 1.–5. Tag: Phase der Menstruation (Qi- und Blutbewegung),
- 6.–14. Tag: Phase der Niere und Milz (Leere bei relativem Blut-Mangel),
- 14.–28. Tag: Phase der Leber (relativer oder absoluter Füllezustand von Blut und Qi).

Bei einem Prämenstruellen Syndrom zeigt sich das am häufigsten auftretende Muster der Leber-Qi-Stagnation (Füllezustand). Symptome wie Stimmungsschwankungen, Gereiztheit, Spannungszustände im Unterbauch, Rücken und in der Brust, Kopfschmerzen, Konzentrationsmangel, innere Unruhe, Heißhungerattacken, Libidoveränderungen, Obstipation und Übelkeit treten auf. Die Symptome sind ausgesprochen wechselhaft und von unterschiedlicher Intensität. Diagnostisch finden sich meist ein geröteter Zungenrand und ein gespannter Puls. Das Prämenstruelle Syndrom spricht ausgesprochen gut auf die Akupunkturtherapie an, dessen Aufgabe es ist, dass Qi zu beruhigen und den Qi-Fluss zu bewegen, um die zugrundeliegende Stagnation zu beseitigen.

**Praxistipp:** Die antikonzeptionelle Hormonbehandlung (Pille) kann zu zwei wesentlichen Effekten bei Frauen führen. Während eine Gruppe von Frauen von der Therapie profitiert und der hormonelle Effekt zu einer Beseitigung des Qi-Staus führt, kommt es bei der anderen Gruppe zu einer durch die Pille bedingten Le-Qi-Stagnation und dem Auftreten oder der Verstärkung der PMS-Symptome. Klassisch schulmedizinisch muss der Wechsel auf ein besser verträgliches Präparat vorgenommen werden, nach dem Prinzip: „Pille und Frau müssen zusammenpassen."

| Muster | Symptome | Punkte → Phytotherapie |
|---|---|---|
| Leber-Qi-Stagnation | – gespannte Brüste und Bauch vor der Menstruation, Stimmungsschwankungen, Reizbarkeit, depressive Stimmung, Druckgefühl im Thorax und Rippenbereich<br>– Zunge: eventuell geröteter Zungenrand<br>– Puls: gespannt | Di4, Ma16, Ma18, MP6, Pe6, 3E6,Gb21, Gb34, Gb41, Le3, Le14, Ren Mai4, Ren Mai17<br>→ Xiao Yao San, Jia Wei Xiao Jao San, Chai Hu Shu Gan San |
| Milz- und Nieren-Yang-Mangel | – depressive Stimmung – vor allem prämenstruell, kalte Extremitäten, Antriebsarmut, Müdigkeit, Rückenschmerzen, Kältegefühl, viel heller Harn, Libido-Mangel<br>– Zunge: blass, Zahneindrücke, feucht<br>– Puls: langsam, schlüpfrig, schwach | Ma36, Ma40, MP6, MP9, Bl20, Bl23, Ni3, Ni7, Ren Mai4, Ren Mai6, Du Mai4 (Moxa)<br>Lu7/Ni6 (Ren Mai)<br>→ You Gui Wan |
| Leber- und Nieren-Yin-Mangel | – Schwächegefühl, Depression, Blässe (Blut-Leere), Schwindel, Reizbarkeit vor der Menstruation, Schlafstörungen, „Hitze der Fünf Flächen", Trockenheit, schwache und blasse Menstruation<br>– Zunge: trocken, rot (Yin-Mangel)<br>– Puls: schwach, tief | MP6, MP10, Bl15, Bl17, Bl18, Bl23, Ni3, Pe6, Gb34, Le3, Le8, Ren Mai4<br>→ modif. Yi Guan Jian |
| Leber-Blut-Mangel | – Depression, Blässe, Müdigkeit, Schwäche, Schwindel, Schlafstörungen, trockene Haare, Haut und Nägel, ganz schwache Blutung<br>– Zunge: trocken, rissig, blass (Blut-Mangel)<br>– Puls: schwach, rau, dünn, saitenförmig | Ma36, MP6, Bl18, Bl20, Ni6, Pe6, Gb34,Le8, Ren Mai4, Ren Mai6<br>Lu7/Ni6 (Ren Mai)<br>→ Si Wu Tang, modif. Gui Pi Tang |

### 6.3.1 Mastopathie

Bei dieser Beschwerdesymptomatik kommt es zyklusabhängig und besonders in der Phase vor der Menstruation zu leichten bis starken Spannungs- und Schwellungszuständen, Schmerzen und Berührungsempfindlichkeit im Bereich der Mammae. Es können auch kleine Knoten auftreten, die wechselhaft größer und kleiner werden. Bei diesen Beschwerden ist die Akupunkturtherapie sehr schnell und effektiv wirksam, insbesondere wenn es sich um eine Leber-Qi-Stagnation handelt.

| Muster | Symptome | Punkte → Phytotherapie |
|--------|----------|------------------------|
| Leber-Qi-Stagnation | – gespannte Brüste, Schmerzen in den Brüsten, Berührungsempfindlichkeit, Stimmungs-schwankungen, Reizbarkeit, depressive Stim-mung, Druckgefühl im Thorax und Rippen-bereich<br>– Zunge: normal, eventuell geröteter Zungenrand<br>– Puls: gespannt, saitenförmig | Di4, Ma15/16, Ma18, MP6, Pe6, 3E6, Gb21, Gb34, Gb41, Le3, Le14, Ren Mai17<br>Ex-präaxillärer Brustpunkt<br>→ Xiao Yao San, Jia Wie Xiao Jao San, Chai Hu Shu Gan San, Yue Ju Wan |
| Leber- und Nieren-Yin-Mangel | – leichtes Brustspannen (meist prämenstruell, selten danach), Wangenrötung, psychische Un-ruhe, Schlafstörungen, „Hitze der fünf Flä-chen", trockener Hals<br>– Zunge: rot, belaglos<br>– Puls: schwach, dünn, ggf. gespannt oberfläch-lich | Ma15/16, Ma18, M36, MP6, He6, Bl18, Bl23, Ni3, Ni6, Pe7, Gb34, Gb25, Le3, Le14, Ren Mai4, Ren Mai7, Ren Mai17, Ex-präaxil-lärer Brustpunkt<br>Lu7/Ni6 (Ren Mai)<br>→ Yi Guan Jian, (Qi) Ju Di Huang Wan, Rou Gan Zhi Tong Tang, Liu Wei Di Huang Wan |

### 6.3.2 Mammaknoten Ru Fang Zhong Kuai (Fibroadenome)

*Ru Yan* ist die alte chinesische Bezeichnung für Knoten in der Brust. Die alten chine-sischen Definitionen sagten nichts aus über die Gut- oder Bösartigkeit, sondern be-schreibt nur den Zustand, ggf. mit Prognose. *Ru Pi* entsprach der Zustandsbeschrei-bung eines oder mehrerer benigner Knoten, wie sie beim Fibroadenom oder Zysten zu tasten sind – fest, schmerzlos, aber verschieblich. Vereinfacht gesagt führt die Qi-Stagnation zur Blut-Stase sowie Qi-Stagnation und die Milz-Schwäche zu Schleim, was letztendlich eine Bildung der Knoten bewirkt. Als pathogene Faktoren werden emotionale Probleme gesehen, die eine Qi-Stagnation nach sich ziehen, aber auch eine Disharmonie zwischen Ren Mai und Du Mai sowie Ernährungsfehler mit zu viel feuchter und schleimreicher Nahrung (übermäßig Milchprodukte, kalte Nahrung, Zu-cker, Fette). Auch körperliche Überforderung und pathogene Faktoren wie Bestrah-lungen, Umweltbelastungen und erbliche Vorbelastung werden als Ursachen be-trachtet.

Selbstverständlich dürfen nur gutartige Knoten mit TCM primär behandelt wer-den. Vorherige Abklärung und Diagnostik sind obligat!

| Muster | Symptome | Punkte → Phytotherapie |
|---|---|---|
| Le-Qi-Stagnation | – unregelmäßiger Zyklus, Mammadistension vor der Menstruation, Stimmungsschwankungen, Schmerzen in der Brust, empfindliche Brustwarzen, kleine weiche Knoten, verschiebliche Knoten, depressive Zustände, Reizbarkeit, Verschlechterung durch Stress<br>– Zunge: normale Farbe oder gerötete Ränder<br>– Puls: gespannt, saitenförmig | Ma15/16, M18, Ma40, MP6, Bl18, Bl20, Pe6, 3E6, Gb21, Gb34, Gb41, Le3, Le8, Le14, Ren Mai17<br>→ Jia Wei Xiao Jao San, Chai Hu Shu Gan San, Ru He Nei Xiao San, Qing Gan Jie Yu Tang |
| Milz-Yang-Mangel und Schleim | – weiche Knoten in der Brust (Schleim), kein Schmerz, allgemein berührungsempfindliche Brust, dumpfes Gefühl in der Brust, Druck im Thorax, Müdigkeit, Kältegefühl, weicher Stuhl, Myome<br>– Zunge: blass, feucht, aufgedunsen<br>– Puls: tief, schwach, schlüpfrig | Ma15/Ma16, Ma18, Ma36, Ma40, MP4, MP6, MP9, Bl18, Bl20, Bl21, Bl23, Ni3, Le3, Ren Mai12, Ren Mai17<br>→ Shi Wei Liu Qi Yin |
| Disharmonie von Ren Mai und Du Mai | – langer Zyklus, Infertilität, kleine harte Knoten, geschwollene Brüste, Schmerzempfindlichkeit vor und während der Menstruation, Engegefühl im Thorax, abdominelle Beschwerden, Dysmenorrhö, Erschöpfung, Rückenschmerzen, Kältegefühl – besonders Unterbauch<br>– Ursache: Nieren-Schwäche mit Auswirkung auf Ren Mai und Chong Mai<br>– Zunge: blass<br>– Puls: dünn, gespannt, saitenförmig | Ma15/M16, Ma18, Ma40, MP6, Ni3, Ni13/Ni14, 3E6, Le3, Ren Mai4<br>MP4/Pe6 (Chong Mai) (Moxa)<br>→ Jia Wei Yang He Tang, Er Xian Tang, Lu Pu Tang |
| Stagniertes Leber-Qi wandelt sich in Feuer (Cave: Entwicklung von toxischer Hitze möglich) | – harte, feste Knoten in der Brust mit der Haut verbacken, eingezogene Brustwarze, „Orangenhaut", Reizbarkeit, Mundtrockenheit, Hitzegefühl, bitterer Mundgeschmack, Kopfschmerzen, dunkler Harn, Obstipation, rotes Gesicht<br>– Zuge: rot, gelber Belag, gerötete Ränder, trocken<br>– Puls: schnell, saitenförmig, gespannt | Di11, Ma15/Ma16, Ma18, Ma44, MP6, 3E6, Gb41, Le2/Le3, Le14, Ren Mai17, Du Mai14<br>MP4/Pe6 (Chong Mai)<br>→ Modf. Qing Gan Jie Yu Tang, Wu Wei Xiao Du Yin (toxische Hitze), Xue Fu Zhu Yu Tang (Blut-Stase) |
| Nieren- und Leber-Yin-Mangel | – schweres Krankheitsbild mit längerer Tumorerkrankung, Ulzera, gelbes Sekret oder Blut aus der Mamille, Erschöpfung, Müdigkeit, Schwäche und Schmerzen im Rücken und Knie, unregelmäßiger Zyklus, Schwindel, Hitzegefühl obere Körperhälfte, Nachtschweiß, Schlafstörungen, schlechte Träume<br>– Zunge: rot, belaglos<br>– Puls: schnell, oberflächlich, schwach | Ma15/Ma16, Ma18, Ma36, Ma40, MP6, MP9, Bl20, Bl22, Bl23, Ni3, Ni6, Le8, Ren Mai4, Ren Mai12, Ren Mai17<br>Lu7/Ni6 (Ren Mai) (kein Moxa!)<br>→ Xiang Bei Yang Rong Tang, modif. Qi Ju Di Huang Wan |

6.4 Klimakterische Beschwerden

Menopause: vollständiges Ausbleiben der Regel für mindestens sechs bis zwölf Monate. Nach TCM-Lehre nach 7 × 7 Jahren. In westlichen Kulturen angenommen mit „Ende 40", jedoch wird der „Eintritt" in die Wechseljahre heute zunehmend früher beobachtet. Das Klimakterium (Ursache: Schwäche der Nieren) mit und ohne Beschwerden (Der Hormonstatus ist bei der Diagnostik wenig zielführend!) kann bereits eingetreten sein, der Zyklus und die Menstruation (Zusammenspiel von Leber und Milz) sind aber noch regelgerecht.

Als das Klimakterium wird die Phase bezeichnet, in der die Frau vom fruchtbaren in das unfruchtbare Stadium übergeht, meist zwei bis fünf Jahre vor der Menopause. Alle Beschwerden des Klimakteriums hängen mit der nachlassenden Nieren-Essenz zusammen. Der materielle Aspekt der Essenz der Nieren wird dem Nieren-Yin zugeschrieben. Durch die natürliche Abnahme des Nieren-Yin kommt es zu einem relativen Überwiegen von Nieren-Yang mit Symptomen wie Hitzegefühl, Schwitzen, Unruhe, Schlafstörungen, psychischen Problemen (unruhiger Shen), Engegefühl im Thorax, Herzklopfen und unregelmäßigem Herzschlag. Die Abnahme von Nieren-Yin ist in verschiedenen Kulturen sehr unterschiedlich, abhängig vom individuellen Lebensstil und verlauf. Im westlichen Kulturkreis kann zunehmend ein gleichzeitiger Nieren-Yin- und Nieren-Yang-Mangel beobachtet werden.

| Muster | Symptome | Punkte → Phytotherapie |
|---|---|---|
| Nieren-Yin-Mangel | – Hitzegefühl, „Hitze der fünf Flächen", Hitzewallungen, Trockenheit, Trockenheit von Mund, Haut, Haaren, Schleimhäuten, Juckreiz, Obstipation<br>– Schwindel, Tinnitus, Wangenrötung, Schlafstörungen, psychische Auffälligkeiten<br>– Zunge: rot, wenig bis kein Belag<br>– Puls: oberflächlich, leer, dünn und rel. schnell | Di4, MP6, He6, He7, Bl23, Ni3, Ni6, Ni10, Pe6, Le3 (bei aufst. Le-Yang), Ren Mai4 (kein Moxa!)<br>Lu7/Ni6 (Ren Mai/Niere)<br>→ Zou Gui Yin, Qi Ju Di Huang Wan, modif. Er Xian Tang |
| Nieren-Yang-Mangel | – Hitzewallungen bei gleichzeitig kalten Füßen, Blässe, Antriebslosigkeit, Depression, Kältegefühl, Rückenschmerzen, Ödeme<br>– Zunge: blass, feucht<br>– Puls: langsam, tief, dünn | MP9, Bl23, Ni3, Ni7, Ren Mai4, Ren Mai6<br>Lu7/Ni6 (Ren Mai/Niere)<br>→ You Gui Wan |
| Nieren-Yin- und Nieren-Yang-Mangel | – Hitzewallungen, kalte Füße und Hände, Nachtschweiß, viel heller Urin, Frösteln, trockener Hals, Schwindel, Tinnitus, Rückenschmerz<br>– Zunge: blass oder rot<br>– Puls: oberflächlich, leer und schnell/tief und schwach | MP6, He6, Bl23, Ni3, Ni6, Ni7, Ren Mai4, Ren Mai7<br>Lu7/Ni6 (Ren Mai/Niere)<br>→ Er Xian Tang |

| Muster | Symptome | Punkte → Phytotherapie |
|---|---|---|
| Nieren-Yin- und Leber-Yin-(Blut-)Mangel mit aufsteigendem Leber-Yang | – Gereiztheit, Schwindel, Kopfschmerzen, Tinnitus, Augenprobleme, trockene Augen, Hitzewallungen, Gelenkschmerzen, Nachtschweiß, Rückenschmerzen, Unkonzentriertheit, Schlafprobleme, unruhige Träume | Ni3, Pe7, Gb20, Le3. Le8, Le14, Ren Mai4<br>Lu7/Ni6 (Ren Mai/Niere)<br>→ Zou Gui Wan, Qi Ju Di Hunag Wan |
| Nieren-Yin-Mangel und Leere-Hitze des Herzens | – Schlafstörungen, unruhige Träume, Palpationen, Hitzegefühl, unruhiger Geist (Shen), Unkonzentriertheit, Nachtschweiß, abendliches Hitzegefühl, Trockenheit, Obstipation<br>– Zunge: rot, rote Zungenspitze<br>– Puls: schnell, oberflächlich, schwach vor allem proximal, distal voll | MP6, He6, He8, Ni3, Ni7, Pe7, Ren Mai4, Ren Mai17<br>Lu7/Ni6 (Ren Mai/Niere)<br>→ Liu Wei Di Huang Wan |
| Nieren-Jing-Mangel und Leber-Blut-Mangel | – starke Beschwerden, Osteoporose, Arthritis, Schwindel, Tinnitus, trockene Haut, Palpationen<br>– Zunge: blass, dünn, trocken, evtl. rissig<br>– Puls: dünn, rau | Ma36, MP6, He6, Bl11, Bl17, Bl20, Bl23, Ni3, Gb39, Le8, Ren Mai4, Du Mai4<br>→ Zou Gui Wan, modif. Er Xian Tang |
| Qi-Stagnation mit Schleim | – Adipositas, Druckgefühl im Thorax, Völlegefühl, Knoten in der Brust, Myome, Aufstoßen, Übelkeit, Appetitlosigkeit, Stimmungsschwankungen, Depressionen, Konzentrationsschwierigkeiten<br>– Zunge: rote Ränder, klebriger Belag<br>– Puls: schlüpfrig, gespannt | Ma15/Ma16, Ma18 (bei Brustbeschwerden) Ma28/Ma29,Ma40, MP6, MP9, Pe6, 3E6, Le3, Ren Mai4, Ren Mai6, Ren Mai17<br>→ Xiao Yao San, Liu Jun Zi Tang |

## 6.5 Fluor vaginalis Dai Xia

In der TCM wird der vaginale Ausfluss als eine Erkrankung unterhalb des Gürtelgefäßes (Dai Mai) angesehen. Ausfluss, der zu stark und nicht farblos oder nicht dünnflüssig ist und übel riecht, wird als pathologisch angesehen. Normal ist ein leichter Ausfluss, der zur Zyklusmitte an Viskosität und Menge zunimmt und von der Niere gebildet, gespeichert und abgegeben, dann von der Milz umgewandelt und verteilt wird. An der Regulation sind ferner Ren Mai und Du Mai beteiligt. Fluor vaginalis stellt ein häufiges Problem in der gynäkologischen Praxis dar. Aus Sicht der TCM kommen als Ursachen neben äußeren pathogenen Faktoren eine zu „feuchte" und kalte Ernährung, zu viel Zucker und Fett in Betracht. Chronischer Fluor wird als eine Schwäche des Gürtelgefäßes gesehen. Daher ist bei diesem Befund an die Akupunkturpunkte Gb41 + 3E5 (Dai Mai) sowie lokale Punkte zu denken.

| Muster | Symptome | Punkte → Phytotherapie |
|---|---|---|
| Milz-Schwäche (Milz-Yang-Mangel und absinkendes Milz-Qi) | – weißer oder gelblicher Ausfluss, klebrig, geruchlos, Müdigkeit, Depressionen, Kältegefühl, weicher Stuhl<br>– Zuge: blass, klebriger weißer Belag<br>– Puls: schwach, schlüpfrig | Ma29, Ma36, Ma40, MP4, MP6, MP9, Bl20, Bl32, Gb26, Ren Mai2, Ren Mai3, Ren Mai6, Ren Mai12, Du Mai20 (Moxa)<br>→ Wan Dai Tang, Bu Zhong Yi Qi Tang, Wu Zi Yan Zong Wan |
| Nieren-Yang-Mangel | – weißer Fluor, dünn wie Wasser, Schwindel, Müdigkeit, Rückenschmerzen, kalte Füße, viel und heller Harn, Kältegefühl<br>– Zunge: blass, feucht<br>– Puls: tief, schwach | Ma36, MP6, Bl23, Ni3, Ni13, Gb26, Ren Mai4, Du Mai4, Du Mai20 (Moxa)<br>→ Nei Bu Wan, modif. Wu Zi Yan Zong Wan |
| Nieren-Yin-Mangel | – dünner, weißer, geruchloser Ausfluss, Schwindel, Tinnitus, „Hitze der fünf Flächen", abendliches Hitzegefühl<br>– Zunge: rot, kein Belag<br>– Puls: oberflächlich, schwach | MP6, Ni,3, Ni6, Ni13, Ren Mai4, Du Mai20<br>Lu7/Ni6 (Ren Mai/Niere) (kein Moxa!)<br>→ Zou Gui Wan, (Zhi Bai) Di Huang Wan |
| Feuchte-Hitze | – dicker, gelber Fluor, übelriechend, Juckreiz, Hitzegefühl, Ruhelosigkeit, Reizbarkeit, weiche Stühle<br>– Zunge: gelber klebriger Belag<br>– Puls: schnell, schlüpfrig | Ma29, Ma40, Ma44, MP6, MP9, Bl30, Bl32, Le5, Ren Mai2, Ren Mai3<br>Gb41/3E5 (Dai Mai) + Gb26<br>→ Bi Xie Shen Shi Tang, Long Dan Xie Gan Tang |
| Leber-Qi-Stagnation | – weißer und gelber Fluor, klebrig, geruchlos, Schmerzen im Hypochondrium, Reizbarkeit, Depression, innere Unruhe und Anspannung<br>– Zunge: rote Ränder<br>– Puls: gespannt, saitenförmig | Ma36, MP6, MP9, Bl18, Bl20, 3E6, Gb26, Gb34, Le3, Le5 Gb41/3E5(Dai Mai)<br>→ Xiao Yao San, Jia Wei Xiao Jao San |

## 6.6 Pruritus vulvae Yin Yang

Diese Beschwerden gehören zu den Syndromen der äußeren Gynäkologie. Chronischer Juckreiz der Vulva und/oder Vagina tritt isoliert oder in Kombination mit Fluor vaginalis auf. Juckreiz hat nach der TCM etwas mit der Leber zu tun (schnell sich ändernde Symptome entsprechend Wind, Holz, Leber) oder steht im Zusammenhang mit Feuchtigkeit und feuchter Hitze.

| Muster | Symptome | Punkte → Phytotherapie |
|---|---|---|
| Feuchte-Hitze im Leber-Meridian | – starker Juckreiz, lässt nach Kratzen teilweise nach, entzündliches Sekret, gelber Fluor, Schmerzen beim Geschlechtsverkehr, psychische Unruhe, Reizbarkeit, Wut, dunkler Harn, Schlafstörungen<br>– Zunge: rot, rote Ränder, feucht und gelber Belag<br>– Puls: schlüpfrig, gespannt | Ma29, MP6, MP9, MP10, Le3, Le5, Ren Mai2, Ren Mai3<br>→ Long Dan Xie Gan Tang |
| Milz-Qi-Mangel mit Feuchtigkeit | – Juckreiz mit weißem Fluor, Müdigkeit, weiche Stühle<br>– Zunge: blass, klebriger, weißer Belag<br>– Puls: schlüpfrig, schwach | Ma36, MP6, MP9, Bl20, Bl32, Bl33, Ren Mai2, Ren Mai3, Ren Mai9, Ren Mai12 (Moxa)<br>→ Bi Xie Fen Qing Yin |
| Leber-Yin- und Nieren-Yin-Mangel | – Blutungsstörung, Dysmenorrhö, Rückenschmerzen, Sehstörungen, Tinnitus, Puritus vulvae, trockene Schleimhaut, „Hitze der fünf Flächen", Schwindel, Hitzegefühl | Ma36, MP6, Bl18, Bl23, Ni3, Ni7, Le3, Le5, Le8, Ren Mai3, Ren Mai4<br>→ modif. Ba Wei Di Huang Wan<br>Lu7/Ni6 (Ren Mai/Niere) |

## 6.7 Abdominale Resistenzen Ji Ju Kuai (Zysten, Myome, Endometriose)

Ji steht in der Chinesischen Medizin für unbewegliche Resistenzen. Diese sind auf das Muster der Blut-Stase zurückzuführen und gehören zu den „sonstigen Krankheiten". Es werden Myome und Zysten unterschieden. Weitere westliche Diagnosen, die unter den chinesischen Begriff der Resistenzen fallen, sind das polyzystische Ovar (PCO), die Endometriose und Dermoide. Qi-Stagnation, Blut-Stagnation und Schleim bilden die wesentlichen Ursachen für abdominelle Resistenzen. Während Qi-Stagnationen kommen und gehen, sind Blut-Stagnationen sehr fest, hart und fixiert. Blut-Stase und Schleim können meist durch Akupunktur alleine nicht gelöst werden und müssen zusätzlich mit chinesischen Arzneimitteln (Kräutern) behandelt werden. Ferner muss die Begrenztheit der Methode bei fortgeschrittenen Befunden beachtet werden. Myome bis zu einer Größe von zwei Zentimetern im Durchmesser sind mittels Akupunktur und Ernährungsumstellung behandelbar. Alle Befunde, die über diese Größe hinausgehen, müssen mindestens mit Kräutern behandelt werden, wobei auch dann Therapiegrenzen gesetzt sind. In diesen Fällen muss einer schulmedizinischen Therapie (z. B. endoskopischer Myomenukleation) zunächst der Vorzug gegeben werden. Anschließend kann adjuvant das Wiederauftreten durch eine Behandlung mit Akupunktur und Kräutern vermieden werden.

## 6.7.1 Palpable Massen – Myome

| Muster | Symptome | Punkte → Phytotherapie |
|---|---|---|
| Qi-Stagnation (Le-Qi-Stagnation) | – bewegliche Resistenzen, wechselnder Befund, Schmerzen, die mit den Resistenzen kommen und gehen, Druck im Hypochondrium, Depression, Stimmungsschwankungen, Reizbarkeit, Wechsel von Obstipation und weichen Stühlen<br>– Zunge: normal oder gerötete Ränder<br>– Puls: gespannt, saitenförmig | MP6, Pe6, 3E6, Gb34, Le3, Ren Mai6<br>Lu7/Ni6 (Ren Mai)<br>→ Xiao Yao San |
| Blut-Stagnation | – tastbare, sehr feste Resistenzen, schmerzhafte Knoten und Menstruation mit Klumpen, dunkles Blut, verzögerte Blutung, Infertilität<br>– Zunge: gestaut, purpurn, gestaute Zungengrundvenen<br>– Puls: gespannt, saitenförmig | MP6, MP10, Bl17, Pe6, 3E6, Gb34, Le3, Le6, Ren Mai3, Ren Mai6, Ex-Zigong<br>Lu7/Ni6 (RenMai)<br>→ Gu Zhi Fu Ling Wan, Tao Hong Si Wu Tang, Ge Xia Zhu Yu Tang, Jin Ling Zi San |
| Qi- und Blut-Schwäche | – blasses Menstruationsblut, weiches Abdomen, Blässe, Schwäche, trockene Haut, Haare und Nägel<br>– Zunge: blass, trocken, mögliche Zahnabdrücke<br>– Puls: rau, schwach | Ma36, MP6, Bl20, Bl23, Ren Mai4<br>→ Gui Zhi Fu Ling Wan, Ba Zhen Tang, Ba Zhen (Yi Mu) Wan |
| Leber- und Nieren Schwäche | – Blutungsstörungen, eventuell Dysmenorrhö, Rückenschmerzen, Sehstörungen, Tinnitus<br>– Zunge: blasser Rand<br>– Puls: schwach | Ma36, MP6, Bl18, Bl23, Ni3, Ni7, Le3, Le5, Le8, Ren Mai3, Ren Mai4<br>→ modif. Ba Wei Di Huang Wan |

## 6.7.2 Palpable Massen – Zysten

| Muster | Symptome | Punkte → Phytotherapie |
|---|---|---|
| Blut-Stagnation mit toxischer Hitze | – tastbare Resistenzen, druckempfindlich, Entzündungszeichen, Hitze- und Krankheitsgefühl, Durst, konzentrierter Harn, Obstipation<br>– Zunge: gestaut, purpurn, gelber Belag<br>– Puls: schnell, gespannt | Di11, Ma29, Ma44, MP6, MP10, Ni6, Le3, Ren Mai3<br>→ Gui Zhi Fu Ling Wan |
| Blut-Stagnation mit feuchter Hitze | – schmerzhafte Blutungsstörung, klumpiges Blut, stark riechender gelber Fluor, Druck verschlechtert, Abneigung gegen Wärme<br>– Zunge: gestaut, purpurn, feucht-gelber Belag<br>– Puls: schnell, gespannt, schlüpfrig | Ma29, Ma40, MP9, MP10, Bl32, Ren Mai3<br>→ (Tao Hong) Si Wu Tang, Gui Zhi Fu Ling Wan |
| Blut-Stagnation bei Yin-Mangel | – schmerzhafte Menstruationsstörung, klumpiges Blut, Druck verschlechtert, Konstitutionsschwäche, Nachtschweiß und Rückenschmerzen<br>– Zunge: gestaut, purpurn, rissig<br>– Puls: schnell, gespannt | MP6, Ni6, Ni10, Le3, Le8, Ren Mai4<br>→ Shao Fu Zhu Yu Tang, Si Wu Tang |

## 6.8 Infertilität Bu Yu Zheng

Die Indikation gehört zu den „sonstigen Krankheiten" und manche Autoren ordnen Infertilität und Amenorrhö denselben Mustern zu. Infertilität trifft zu, wenn eine Frau mit einem Partner mit unauffälligem Spermiogramm innerhalb von zwei Jahren bei normalem Sexualleben nicht schwanger wird.

Der *Palast des Kindes* (Uterus) gehört nach der TCM als Sonderorgan zum Wasserelement. Um empfangen zu können, benötigen beide Partner genügend Essenz der Niere und somit wird die konstitutionelle Schwäche der Nieren-Essenz als wichtiger Grund für Infertilität angesehen, da die Essenz der Niere die Basis für das himmlische *Gui* bildet. Diese Schwäche kann ihre Ursache darin haben, dass die Mutter der Frau zu alt war, als sie selbst empfing, oder die Konstitution oder Gesundheit beider Elternteile nicht stark genug war, um ausreichend und gutes Jing (Ursprungsessenz) weiterzugeben.

Dieses Jing wird als die Basis bei der Frau angesehen, um Eizellen und einen regelgerechten Zyklus mit gut aufgebautem Endometrium hervorzubringen. Beim Mann ist das Jing wichtig für eine ausreichende und qualitativ hochwertige Spermaproduktion. Bei der Frau kann der die ovarielle Kapazität anzeigende Anti-Müller-Hormon-(AMH-)Wert als Vergleich zum TCM-Begriff des Jing gesehen werden. Bei extrem reduziertem AMH-Wert ist die ovarielle Reserve nicht mehr gegeben und eine Schwangerschaft nicht mehr möglich. Dies kann auch der Fall sein, obwohl die Frau noch einen völlig unauffälligen Zyklus und eine Menstruation hat, was zunehmend bei Frauen ab 35 Lebensjahren beobachtet werden kann. Sexuelle Aktivität, körperliche Lust und eine natürliche Orgasmusfähigkeit werden als weitere wichtige Aspekte zum Eintritt einer Schwangerschaft gesehen. Als weitere Gründe einer ausbleibenden Schwangerschaft werden nach der TCM die übermäßige Arbeit, die zu frühe wie übermäßige sexuelle Aktivität, dass Eindringen von Kälte in den Uterus und eine falsche Ernährung betrachtet. Die regulative Akupunktur ist sinnvoll und wirksam bei funktionellen und emotionalen Problemen, nicht bei Problemen der substanziellen Jing-Problematik. Klassisch wird nach Fülle- und Leere-Syndromen unterschieden. Die Sondermeridiane Chong Mai und Ren Mai haben wesentlichen Einfluss auf Zyklus und Fruchtbarkeit. Die Beachtung der Zyklusphasen in der Behandlung ist relevant! So ist bei der Diagnose Le-Qi-Stagnation eine Behandlung in den Zyklusphasen 3 und 4 wichtig, bei einer Nieren-Schwäche ist die Behandlung in der 2. und 3. Zykluswoche erforderlich und bei Nässe/Feuchtigkeit in der Phase 1 und 4.

Die Kombinationsbehandlung moderner Fertilisationstechniken mit Akupunktur und gegebenenfalls mit Kräutertherapie ist sinnvoll und erhöht den Therapieerfolg. Auch ist bekannt, dass die Akupunktur vor und nach dem Embryotransfer die Schwangerschaftsrate deutlich erhöht. Unter Akupunktur werden die Auswirkungen der hormonellen Kinderwunschtherapie von Frauen besser vertragen und die Frauen fühlen sich wohler. Die Therapie besteht in der Beruhigung von Frau und Uterus vor dem Transfer mit den Punkten Ma29, MP8, Pe6, Le3, Ex-Zigong und nach dem Transfer in der Stärkung der Haltefunktion des Uterus mit den Punkten Di4, Ma36, MP6, MP10.

| Muster | Symptome | Punkte → Phytotherapie |
|---|---|---|
| Nieren-Yin-Mangel | – seltene Blutung, unregelmäßiger Zyklus, lange bestehende Infertilität, Hypomenorrhö, helles Blut, „Hitze der fünf Flächen", Nachtschweiß, Schwindel, Tinnitus, Depression, Rückenschmerzen<br>– Zunge: rot, wenig Belag<br>– Puls: schnell, leer, oberflächlich | MP6, Bl23, Ni3, Ni6, Ni13, Ren Mai4<br>Lu7/Ni6 (Ren Mai/Niere)<br>→ Zou Gui Wan, Yang Jing Zhong Yu Tang |
| Nieren-Yang-Mangel | – Verlängerter Zyklus, Hypo- oder Hypermenorrhö, Rückenschmerz im unteren Rücken, Kältegefühl, Schwindel, Depression, Gelenkschmerzen besonders Knie, viel heller Urin<br>– Zunge: blass, gedunsen, feucht<br>– Puls: schwach, tief | MP6, Bl23, Ni3, Ni7, Ni13, Ren Mai4, Ren Mai6, Ren Mai8, Du Mai4, Ex-Zigong<br>Lu7/Ni6 (Ren Mai/Niere) (Moxa!)<br>→ Ba Zhen Yi Mu Tang, Yu Lin Zhu, Zhu Yun Yu Lin Fang |
| Blut-Mangel | – Hypomenorrhö, helles Blut, verlängerter Zyklus, Müdigkeit, Erschöpfung, Depression, Schlafstörungen, Schwindel, blasse Haut, Sehstörungen<br>– Zunge: blass, klein, ggfs. rissig<br>– Puls: schwach, rau | Ma36, MP6, Bl20, Bl23, Ni6, Ni13, Ren Mai4, Ex-Zigong<br>Lu7/Ni6 (Ren Mai)<br>→ Ba Zhen Tang, Si Wu Tang |
| Blut-Stagnation | – Dysmenorrhö, klumpiges Blut, gespannter Unterbauch, Druck unangenehm, gereizt<br>– Zunge: gestaut, purpurn, gestaute Zungengrundvenen<br>– Puls: gespannt, unregelmäßig | Ma29, MP6, MP10, Ni14, Pe6, 3E6, Gb34, Le3, Ren Mai2, Ren Mai4, Ren Mai6<br>MP4/Pe6 (Chong Mai)<br>→ Chai Hu Shu Gan San, Shao Fu Zhu Yu Tang |
| Kälte im Uterus | – primäre Infertilität, unregelmäßiger Zyklus, schmerzhafte schwache Blutung mit Klumpen, Besserung durch Wärme, Kältegefühl, Blässe, Rückenschmerzen. Kälte im Uterus beruht auf einem Nieren-Yang-Mangel oder dem Eindringen äußerer pathogener Faktoren.<br>– Zunge: blass, geschwollen, weißer Belag<br>– Puls: langsam, schwach, gespannt | MP6, Bl23, Ni7, Ren Mai2, Ren Mai3, Ren Mai4, Ren Mai7, Ren Mai8, Du Mai4 (Moxa!)<br>→ Ai Fu Nuan Gong Wan, Wen Jing Tang |
| Feuchtigkeit und Schleim | – Regelstörung (Tempo/Stärke), Fluor, Adipositas, Myome, weiches Abdomen, Zysten, Mittelschmerz, Schweregefühl, Verwachsungen<br>– Zunge: groß, feucht, klebriger Belag, Zahnabdrücke<br>– Puls: schlüpfrig | Ma28, Ma29, Ma30, Ma36, Ma40, MP6, MP9, Ren Mai3, Ren Mai9, Ex-Zigong<br>Lu7/Ni6 (Ren Mai) (Moxa)<br>→ Qi Gong Wan |

| Muster | Symptome | Punkte → Phytotherapie |
|---|---|---|
| Leber-Qi-Stagnation | – unregelmäßiger Zyklus, verlängerter Zyklus, Dysmenorrhö, PMS, Reizbarkeit, innere Unruhe, ziehende und stechende Schmerzen unterschiedlicher Lokalisation, Kopfschmerzen<br>– Zunge: normal, rote Ränder<br>– Puls: gespannt, saitenförmig | Di4, Ma29, Ma30, MP6, Bl18, Pe6, 3E6, Gb34, Le3, Ren Mai4, Ren Mai6<br>MP4/Pe6 (Chong Mai)<br>→Xiao Yao San, Jia Wei Xiao Jao San, Zhu Yun Tang |

## 6.9 Infertilität beim Mann

Die beiden wesentlichsten Diagnosen bei der Sterilität des Mannes nach der TCM sind der Nieren-Yang-Mangel und Nässe-Hitze. Die Kräutertherapie ist wesentlich.

| Muster | Symptome | Punkte → Phytotherapie |
|---|---|---|
| Nieren-Yang-Mangel | – schlechtes Spermiogramm, schlechte Beweglichkeit, Rückenschmerzen, Knieprobleme, Kältegefühl, viel heller Urin<br>– Zunge: blass, feucht<br>– Puls: langsam, schwach | MP6, Bl23, Ni7, Ren Mai4, Ren Mai6, Du Mai4 (Moxa)<br>→ Wu Zi Yan Zong Wan |
| Nässe-Hitze | – Zunge: gedunsen, feucht, weißer klebriger bis gelber Belag<br>– Puls: langsam, schwach, schlüpfrig/schnell, gespannt | Di4, Di11, Ma36, Ma40, MP9, 3E5, Gb41 (bei Hitze kein Moxa!)<br>→ Long Dan Xie Gan Tang |

## 6.10 Senkung von Uterus oder Blase

Die Harnblase und der Uterus als Sonderorgan gehören nach der TCM zum Wasserelement. Die unteren Öffnungen (Urethra, Vagina, Anus) werden vom Wasserelement in ihrer Funktion kontrolliert. Die Milz hat die Aufgabe, die „Organe an ihrem Platz zu halten". Bei stark fortgeschrittenem Befund ist eine Operation meist nicht vermeidbar. Eine der wesentlichen Aufgaben der Prophylaxe der Verhinderung einer Beckenbodensenkung ist die Gewichtskontrolle. Jedes Kilogramm Übergewicht stellt die größte Gefahr für die bindegewebige Struktur des Beckenbodens (Milz) dar. Ernährungskorrektur und Gewichtsabnahme sind effektiver als ein Training des Beckenbodens! Wird ein Beckenbodentraining durchgeführt, sollte dieses nur unter Verwendung von Vaginalkonen (Femcon®) vorgenommen werden, damit die Frauen die Wirksamkeit ihrer Maßnahme überprüfen können. Akupunktur erzielt lediglich eine geringe Wirkung. Hier gilt wieder: Akupunktur hilft bei gestörten, nicht bei zerstörten Zuständen und Geweben. Die genetische Disposition ist nicht zu unterschätzen!

Vom Einfluss her spielen Geburtsverletzungen und die Geburt eine geringere Rolle als die Auswirkungen der Schwangerschaft selbst.

| Muster | Symptome | Punkte → Phytotherapie |
|---|---|---|
| Qi-Schwäche mit absinkendem Milz-Qi | – weiches Bindegewebe, Uterussenkung, Gefühl, „dass es nach unten drückt" – Bearing Down, Sorge, Antriebsarmut, Neigung zu weichen Stühlen, Schwermut, Appetitmangel oder Essattacken, kalte Hände<br>– Zunge: blass, feucht, groß, Zahnabdrücke<br>– Puls: schwach, tief | Ma36, MP4, MP6, Bl20, Bl31, Bl32, Ni3, Ren Mai6, Ren Mai12, Du Mai20, Ex-Zigong<br>→ Bu Zhong Yi Qi Tang |
| Nieren-Schwäche | – häufiger Harndrang, Uterussenkung, Blasenfunktionsstörung, Kälteempfindlichkeit, Rückenschmerzen, Gefühl, „dass es nach unten drückt" – Bearing Down, Depression, Angst, Ohrprobleme | Ma36, MP6, Bl23, Bl31, Bl32, Ni3, Ni7, Ni14, Ren Mai5, Ren Mai6, Du Mai20, Ex-Zigong<br>→ Sheng Ti Gu Tuo Jian |

## 6.11 Urethritis, Zystitis

Bei chronischem Verlauf sind oft keine direkten Ursachen zu ermitteln. Eine bestimmte Gruppe von Patientinnen neigt konstitutionell zu chronischen Beschwerden dieser Art. An mögliche auslösende Ursachen, wie mangelnde bzw. übermäßige Intimhygiene, Nylonunterwäsche, Ernährung, Intimsprays etc., ist bei der Erhebung der Ursachen zu denken.

| Muster | Symptome | Punkte → Phytotherapie |
|---|---|---|
| Nieren-Yin-Mangel | – seltene Blutung, unregelmäßiger Zyklus, Hypomenorrhö, helles Blut, „Hitze der fünf Flächen", Nachtschweiß, Schwindel, Tinnitus, Depression, Rückenschmerzen<br>– Zunge: rot, wenig Belag<br>– Puls: schnell, leer, oberflächlich | MP6, MP9, Bl23, Bl28, Bl40, Bl60, Ni3, Ni6, Ni13, Ren Mai4 Lu7/Ni6 (Ren Mai/Niere)<br>→ Zou Gui Wan |
| Nieren-Yang-Mangel | – verlängerter Zyklus, Hypo- oder Hypermenorrhö, Rückenschmerz im unteren Rücken, Kältegefühl, Schwindel, Depression, Gelenkschmerzen, besonders Knie, viel heller Urin<br>– Zunge: blass, gedunsen, feucht<br>– Puls: schwach, tief | MP6, MP9, Bl23, Bl28, Bl40, Bl60, Ni3, Ni7, Ni13, Ren Mai4, Ren Mai6, Ren Mai8, Du Mai4, Ex-Zigong Lu7/Ni6 (Ren Mai/Niere) (Moxa!)<br>→ Ba Zhen Yi Mu Tang, Yu Lin Zhu |
| Feuchte-Hitze | – Brennen beim Wasserlassen, Reizung, Rötung, Schmerzen<br>– Zunge: gedunsen, feucht, weißer klebriger bis gelber Belag<br>– Puls: langsam, schwach, schlüpfrig/schnell, gespannt | Di4, Di11, Ma36, Bl23, Bl28, Bl40, Bl60, Ma40, MP9, 3E5, Gb41, Le2 (bei Hitze kein Moxa!)<br>→ Long Dan Xie Gan Tang |

## 6.12 Zyklusabhängige Kopfschmerzen

Zyklusabhängige Kopfschmerzen stellen häufig eine Beschwerde dar, die vor, mit dem Eintritt der Menstruation oder auch nach der Regel auftreten kann. Kopfschmerzen vor der Menstruation sind nach der TCM-Definition meist auf Qi- oder Blut-Stagnation zurückzuführen. Aufsteigendes Leber-Yang bildet die Ursache für Kopfschmerz während der Regel und Blut-Mangel nach der Periode. Die Ursachen sind vielfältig, u. a. Stress, emotionale Belastungen, körperliche Überforderung oder hormonelle Dysbalance. Fülle- und Leere-Muster sind bekannt. Betroffen sind die Elemente Erde, Wasser und Holz und somit Milz, Niere und Leber.

Die Akupunktur ist bei diesem Beschwerdebild sehr effektiv und erfolgreich.

| Muster | Symptome | Punkte → Phytotherapie |
|---|---|---|
| Leber-Qi-Stagnation | – unregelmäßiger Zyklus, verlängerter Zyklus, Dysmenorrhö, PMS, Reizbarkeit, innere Unruhe, ziehende und stechende Kopfschmerzen, meist einseitig, unterschiedliche wechselnde Lokalisation, Augenbeteiligung, Schwindel, Übelkeit<br>– Zunge: normal, rote Ränder<br>– Puls: gespannt, saitenförmig | Di4, MP6, Bl18, Pe6, 3E6, Gb12, Gb20, Gb34, Gb41, Le3, Ex-Yintang, Ex-Taiyang<br>MP4/Pe6 (Chong Mai)<br>→ Xiao Yao San, Jia Wei Xiao Jao San |
| Aufsteigendes Leber-Yang | – stärkere Kopfschmerzen, durch Stress schlimmer, meist einseitig, oft mit Augenbeteiligung (Blitze), beginnend mit der Regelblutung, Dysmenorrhö, PMS, innere Unruhe, Schwindel, starke Reizbarkeit<br>– Zunge: gerötete Ränder, gestaute Zungengrundvenen<br>– Puls: sehr gespannt, saitenförmig | MP6, Ni3, Pe6, 3E5, Gb5, Gb6, Gb9, Gb14, Gb20, Gb21, Gb34, Gb41, Le3, Le8, Ren Mai4, Ex-Taiyang<br>Lu7/Ni6 (RenMai)<br>→ Long Dan Xie Gan Tang, Tian Ma Gou Teng Yin |
| Blut-Mangel | – Kopfschmerzen am Ende oder nach der Menstruation, schwache Menstruation, dumpfer Schmerz, Blässe, trockene Haut, Haare und Nägel, Schlafstörungen, unruhige Träume, Sehstörungen, Schwindel, Palpationen, Müdigkeit<br>– Zunge: blass, dünn, trocken<br>– Puls: schwach, rau | Ma36, MP6, MP10, Bl18, Bl20, Bl23, Ni3, Le8, Ren Mai4, Lu7/Ni6 (Ren Mai)<br>→ Si Wu Tang |
| Blut-Stagnation | – intensive, lokalisierte, stechende Kopfschmerzen, kurz vor oder mit Beginn der Regel, schmerzhafte Menstruation mit Koagel, Koagelabgang bessert Beschwerden, Endometriose, Druck verschlechtert<br>– Zunge: gestaut, purpurn, gestaute Zungengrundvenen<br>– Puls: gespannt, unregelmäßig, saitenförmig, rau | Di4, Ma29, MP6, MP10, Ni14, Pe6, 3E6, Gb14, Gb17, Gb20, Gb21, Gb41, Le3, Ren Mai4<br>MP4/Pe6 (Chong Mai)<br>→ Xue Fu Zhu Yu Tang, modif. Tong Qiao Huo Xue Tang |

6.13 Perimenstruelle Ödeme

Diese Wassereinlagerungen treten meist in der zweiten Zyklushälfte und insbesondere vor dem Einsetzen der Menstruation auf. Die Beschwerden können den ganzen Körper betreffen, insbesondere Unterbauch und Unterschenkel. Ursächlich ist nach der TCM-Definition ein geschwächtes Nieren- und Milz-Yang oder die Qi-Stagnation im Rahmen des Zyklus oder der Menstruation.

| Muster | Symptome | Punkte → Phytotherapie |
|---|---|---|
| Milz- und Nieren-Yang-Mangel | – Wassereinlagerung vor oder während der Menstruation, Rückenschmerzen, weicher Stuhl, Müdigkeit, Kältegefühl, starke Blutung<br>– Zunge: blass, aufgedunsen, Zahnabdrücke<br>– Puls: schwach, schlüpfrig, tief | Lu7, Ma28, Ma36, MP6, MP9, Bl20, Bl23, Ni7, Ren Mai5, Ren Mai6, Ren Mai9, Ren Mai12 (Moxa)<br>→ Ling Gui Zhu Gan Tang |
| Qi-Stagnation | – PMS, geschwollene Brüste, Spannungsgefühl, Reizbarkeit, innere Unruhe, Kopfschmerzen, Druckgefühl<br>– Zunge: normal oder gerötete Ränder<br>– Puls: gespannt, saitenförmig | Ma36, MP6, Bl18, Bl20, Pe6, 3E6, Gb34, Le3, Le14, Ren Mai5, Ren Mai6, Ren Mai9<br>→ Xiao Jao San, Jia Wei Xiao Jao San |

6.14 Chronische Unterbauchschmerzen

Chronische Unterbauchschmerzen stellen eine sehr bewährte Akupunkturindikation dar. Die möglichen Schmerzursachen sind differentialdiagnostisch abzuklären. Häufig kann jedoch keine eindeutige Schmerzursache ausgemacht werden. An Beschwerden durch Verwachsungen, chronische Entzündungen und ins besondere der Endometriose ist zu denken.

Akupunktur kann unspezifische Schmerzzustände deutlich und oft in kurzer Zeit verringern. Bei zahlreichen Patientinnen ist ebenso eine völlige Beschwerdefreiheit zu erzielen, oft auch nach fehlgeschlagenen konventionellen Behandlungsversuchen. Schmerzen werden nach TCM-Definition durch Qi-Stagnation oder Blut-Stase verursacht. An diese Behandlungsmuster ist besonders zu denken.

Akupunkturpunkte (individuelle Auswahl entsprechend Befund): Di4, Ma28, M29, Ma30, MP6, MP10, Bl23-Bl32, Bl40, Bl60, Ni3, Ni7, Gb34, Le3, Ren Mai2–Ren Mai7, Du Mai3, Du Mai4, Ex-Zigong.

| Muster | Symptome | Punkte → Phytotherapie |
|---|---|---|
| Blut-Stau | – Bauchschmerzen, Rückenschmerzen, stechender Schmerz, wechselhafte punktuelle Schmerzzustände, schmerzhafte Menstruation, klumpiges dunkles Blut, wenig starke Blutung, innere Unruhe, angespannt, Verspannungen, gereizt<br>– Zunge: purpurn, dunkle livide, gestaute Zungengrundvenen<br>– Puls: tief, gespannt | Di4, Ma30, MP6, MP10, Bl18, Pe6, Gb34, Le3, Ren Mai4, Ren Mai6 (kein Moxa!)<br>→ Ge Xia Zhu Yu Tang, Shao Fu Zhu Yu Tang, Xiao Yao San |
| (Le) Qi- und/oder Blut-Stagnation | – Schmerzen vor (Qi-) und während (Blut-Stagnation) der Regel, klumpiges Menstruationsblut (Blut), Nachlassen der Schmerzen mit Beginn der Menstruation, ziehende (Qi-), stechende (Blut-) Schmerzen, Reizbarkeit, Spannungsgefühl, PMS<br>– Zunge: violett (Blut), gerötete Ränder (Qi), gestaute Zungengrundvenen<br>– Puls: gespannt | Ma29, Ma30, Ma36, MP6, MP8, MP10, Bl17, Bl18, Bl40, Ni14, Le3, Ren Mai3, Ren Mai6, MP4/Pe6 (Chong Mai)<br>→ Xiao Yao San (Qi), (Tao Hong) Si Wu Tang (Blut), Ge Xia Zhu Yu Tang (starke Blut-Stagnation) |

## 6.15 Beschwerden nach Mastektomie

Bei diesen Beschwerden lindert Akupunktur die Schmerzen und kann zur Verbesserung der Armbeweglichkeit nach Mamma-Ablatio und axillärer Lymphknotenausräumung beitragen [Studie der UFK Mannheim 1999]. Die Akupunktur sollte mit vorsichtiger Nadeltechnik in üblicher Weise durchgeführt werden.

Hinweis: Es kann entgegen der sonst üblichen Empfehlung am Arm und im Achselbereich der betroffenen Seite akupunktiert werden. Auch an den Einsatz eines Softlasers an den Akupunkturpunkten ist zu denken.

Die Therapie besteht in aller Regel aus der Kombination verschiedener Hauptpunkte und lokaler Ah-Shi-Punkte:
- lokale Punkte (nach Tastbefund): Ah-Shi-Punkte,
- mögliche Hauptpunkte nach individueller Differenzierung: Lu9, Di4, Di11, He3, He7, Pe6, Gb41, Le3,
- allgemein stärkend: Ma36, MP6, Bl23, Ni3, Ren Mai6, Du Mai4.

## 6.16 Beschwerden bei und nach onkologischer Therapie

### 6.16.1 Übelkeit und Erbrechen bei Chemotherapie

Um Erbrechen und Übelkeit unter der Chemotherapiebehandlung vorzubeugen und zu lindern, ist mit der Akupunkturbehandlung frühzeitig, mehrere Stunden vor Beginn der Chemotherapie, zu beginnen. Während des Vorlaufs und der Therapie selbst sollte die Akupunktur wiederholt werden:
- Akupunkturpunkte (individuelle Auswahl entsprechend Befund): Ma36, MP6, He,3, He7, Pe6, Le3, Ren Mai12, Ren Mai17, Du Mai20,
- wichtigster Punkt: Pe6.

### 6.16.2 Fatigue-Syndrom

Das „Erschöpfungssyndrom" im Rahmen oder nach Tumorbehandlungen ist gekennzeichnet durch Erschöpfung, Antriebslosigkeit und Müdigkeit. Die Zeichen sind nach der TCM-Definition bei der Schwäche der Mitte (Milz) bekannt. Die schulmedizinischen Ursachen sind nicht hinreichend bekannt, es ist von einer multifaktoriellen Genese auszugehen. Die Symptome beeinträchtigen die Lebensqualität erheblich. Akupunktur kann zur Linderung der Symptome und Verbesserung der Befindlichkeit beitragen:
- Therapieprinzip: Mitte und Nieren stärken,
- Akupunkturpunkte (individuelle Auswahl entsprechend Befund): Ma36, MP6, Bl20, Bl23, Ni3, Ni6, Ni7, Ren Mai4, Ren Mai6, Ren Mai12, Du Mai4,
- Arzneimitteltherapie: Ba Zhen Tang (Qi), Bu Zhong Yi Shi Tang (Qi), Si Wu Tang (Blut), Xiao Yao San (Stagnationen).

Eine Schwierigkeit in der Verwendung der TCM im Westen besteht nicht in der Übertragbarkeit der Theorie, die sich häufig logisch nachvollziehen lässt (z. B. 5-Elemente-Lehre), sondern in der unterschiedlichen Wahrscheinlichkeit der Krankheitsbilder, der unterschiedlichen Ätiologie sowie durch die Inkongruenz unseres rational-analogen Denkens gegenüber dem induktiv-synthetischen chinesischen Denkmuster.

Grundsätzliche Anmerkungen vorweg zu den allgemeinen Behandlungsregeln in der Schwangerschaft: Es ist heute allgemeiner Konsens und wurde u. a. durch die Studie der Mannheimer Universitätsfrauenklinik: Verbotene Akupunkturpunkte in der Schwangerschaft – überholte Tradition oder beachtenswerter Existenznachweis? [3] bestätigt, dass es entgegen der chinesischen Lehre **keine verbotenen Punkte** in der Schwangerschaft gibt, sondern nur verbotene Techniken. Die von *Maciocia* [4] und Autoren wie *Becker* [5], *Betts* [6], *Hecker* [7] *West* [8] u. a. benannten, als verboten geltenden Akupunkturpunkte, wie u. a. Lu9, Di4, MP3, MP6, He7, Bl60, Bl67, Ni3, Pe7, Gb21, Le3, können im Rahmen der Akupunkturtherapie bei einem normalen Schwangerschaft ohne Bedenken Verwendung finden! Diese alte, völlig überkommene und rein traditionelle Lehrmeinung, die zu früheren Zeiten nie überprüft und kritiklos weitervermittelt wurde, ist nachweislich falsch und gilt als überholt!

Eine intakte Schwangerschaft wird durch eine sachgerecht angewandte Akupunktur in keiner Weise gefährdet, im Gegenteil, die Schwangeren profitieren bei zahlreichen Indikationen und Beschwerden in der Schwangerschaft, unter der Geburt und im Wochenbett durch den Einsatz der Akupunkturtherapie [9].

Therapeuten sollten mit den Besonderheiten des Einsatzes der Akupunktur im Rahmen von Schwangerschaft und Geburtshilfe ausreichend vertraut und erfahren sein und als Therapeuten (Hebammen/Frauenärzte) aus dem Fachgebiet kommen. Fachfremden Therapeuten (Heilpraktiker) steht keine therapeutische Anwendungsberechtigung zu, da sie nicht ausreichend mit den spezifischen Gegebenheiten von Diagnostik und Therapie bei Schwangeren und Wöchnerinnen erfahren sind und die Betreuung und Behandlung in die Hände der Fachfrau Hebamme und in die der Frauenärzte gehört. Behandlungsberechtigung besteht daher für Hebammen, die Heilpraktikerinnen sind, jedoch nicht für Heilpraktikerinnen, die keine Hebammen sind!

Im Folgenden werden die Indikationen teilweise in Bezug zu den traditionellen Mustern oder nach bewährten, praxisbezogenen Therapiekonzepten abgehandelt. Im Gegensatz zur Behandlung in der Gynäkologie bestehen im Rahmen von Schwangerschaft, Geburt und Wochenbett nicht für alle Akupunkturtherapiekonzepte vergleichbare oder ergänzende Kräutertherapiekonzepte.

https://doi.org/10.1515/9783110704426-007

## 7.1 Schwangerschaftsbeschwerden *Tai Chang Bing*

### 7.1.1 Vaginale Blutungen, Abortus imminens, drohender Abort

Blutungen in der Schwangerschaft werden in der Chinesischen Medizin mit dem Terminus *Tai lou* und ein „unruhiger Fötus" mit *Tai Dong Bu An* bezeichnet. Ein Abort im ersten Trimenon ist ein „fallender Fötus" (Duo Tai) und später wird der Abort als „kleine Wehen" (Xiao Chan) oder „halbe Wehen" (Ban Chan) beschrieben.

Das Empfangen und Zeugen sind in der Chinesischen Medizin ebenso dem Wasserelement zugeschrieben, wie das Halten des Fötus. Somit wird der frühe Abort im 1. Trimenon einer Störung im Element des Wassers zugerechnet. Ursächlich für den Spätabort im 2. und 3. Trimenon ist die Schwäche des Erdelement. Jede Fehlgeburt und Abruptio führt darüber hinaus, wie jede ausgetragene Schwangerschaft, zu einem *Jing*-(Essenz-)Verlust bei der Frau.
–   Ursachen der Fehlgeburt: Blut-Mangel, Blut-Stase,
–   Ursachen des habituellen Aborts: Nieren-Schwäche, Milz-Schwäche, Chong- und Ren-Mai-Disharmonie.

Primär wird eine schulmedizinische Behandlung empfohlen, die adjuvante Therapie sollte erst nach Abklärung und als Ergänzung zu schulmedizinischen Therapiemaßnahmen durchgeführt werden. Keine sedierenden oder stark manipulativen Techniken anwenden.

Gegebenenfalls sollte eine allgemeine psychische Unterstützung der Frau durch Punkte ohne Wirkung auf den Uterus, wie He7, Pe6, Du Mai20 erfolgen.

| Muster | Symptome | | Punkte → Phytotherapie |
|---|---|---|---|
| Nieren-Schwäche | – | drohender Abort in der frühen Schwangerschaft, schwache vaginale Blutung, Kältezeichen, tiefe Rückenschmerzen, Tinnitus, Schwindel, Erschöpfung, häufiger Harndrang, Angstgefühl | Ma36, Bl20, Bl23, Ni3, Ni7, Ren Mai12, Du Mai20 → Shou Tai Wan, Ba Zhen Tang, An tai Yin |
| | – | Zunge: blass (Ni-Yang-Mangel), rot belaglos (Ni-Yin-Mangel) | |
| | – | Puls: schwach, tief (Ni-Yang-Mangel), oberflächlich schwach (Ni-Yang-Mangel) | |
| Qi-Mangel und/oder Blut-Mangel (Milz) | – | spärliche Blutungen, helles Blut, Abort am Ende des 1. Trimenon, Erschöpfung, Müdigkeit, Blässe, geschwollene Beine, antriebslos und Sorge (Milz), Palpitationen, trockene Haut, Haare, Nägel (Blut) | Ma29, Ma36, MP6, MP10, Bl20, Bl23, Ren Mai4, Du Mai4 Lu7/Ni6 (Ren Mai) → Si Wu Tang (Blut), Bu Zhong Yi Qi Tang (Qi), Ju Yuan Jian, Bao Tai An |
| | – | Zunge: blass, geschwollen und Zahnabdrücke (Milz), trocken (Blut) | |
| | – | Puls: schlüpfrig (Milz), rau (Blut) | |

| Muster | Symptome | Punkte → Phytotherapie |
|---|---|---|
| Blut-Stase Blut-Hitze | – Abortus imminens der frühen Schwangerschaft, klumpiges Blut, Schmerzen, Hitzegefühl, Durst, psychische Unruhe, Schlafstörungen<br>– Zunge: gestaut, rot, gelber Belag<br>– Puls: schnell | Di4, Di11, MP1, MP10, He7, Bl17, Ni2, Le2, Le3<br>→ Bao Yin Jian, Li Qi Xie Huo Tang |
| Chong-Mai- und Ren-Mai-Disharmonie | – Blutschwäche, späte Menarche, chronische Erschöpfung, Schwierigkeiten schwanger zu werden, habituelle Abortneigung | Ma36, MP6, Bl20, Bl23, Ren Mai4, Du Mai4<br>MP4/Pe6 (Chong Mai) + Lu7/Ni6 (Ren Mai)<br>→ Er Xian Tang |

## 7.1.2 Habitueller Abort

Ab drei Fehlgeburten wird in der Schulmedizin von habitueller Abortneigung gesprochen. In der Regel wird Frauen spätestens dann zu einer umfangreichen Diagnostik (Genetik, Gerinnung usw.) geraten, um mögliche Ursachen zu verifizieren. Oft jedoch bleibt die Ursache unklar.

Den Zustand des habituellen Aborts bezeichnet der Begriff „schlüpfriger Fötus" (Hua Tai) in der Chinesischen Medizin. Nach der Lehre der TCM sind die Auswirkungen einer Fehlgeburt für die Frau gravierender als eine normale Geburt. Zu den Ursachen zählen die Muster der Nieren- und Milz-Schwäche, das Absinken von Qi und die Disharmonie von Chong Mai und Ren Mai. Sie sind damit ähnlich wie die vaginalen Blutungen, dem Abortus imminens oder dem drohenden Abort.

| Muster | Symptome | Punkte → Phytotherapie |
|---|---|---|
| Nieren-Yin-Mangel | – wiederholte Fehlgeburten, Unfruchtbarkeit, Nachtschweiß, Tinnitus, Schwindel, Rückenschmerzen<br>– Zunge: rot, kein Belag<br>– Puls: schwach, oberflächlich | Ma36, MP6, Bl23, Ni3, Ren Mai6, Du Mai20<br>Lu7/Ni6 (Ren Mai)<br>→ Bao Yin Jian |
| Nieren-Yang-Mangel | – wiederholte Fehlgeburten, Kältegefühl, Rückenschmerzen, Knieprobleme, viel heller Urin, Blässe, Depressionen<br>– Zunge: blass, feucht<br>– Puls: langsam, schwach, tief | Ma36, MP6, Bl20, Bl23, Ni3, Ni7, Ren Mai6, Du Mai4, Du Mai20<br>→ You Gui Wan |
| Milz-Qi-Mangel | – wiederholte Fehlgeburten, Müdigkeit, Schwäche, Antriebslosigkeit, Adipositas, Ödeme, Myome, weiche Stühle, Appetitlosigkeit oder Heißhungerattacken, Schweregefühl<br>– Zunge: blass, feucht<br>– Puls: schwach, schlüpfrig | Ma36, MP6, Bl20, Bl23, Ni3, Ren Mai6, Ren Mai12, Du Mai20<br>→ Ba Zhen Tang, Bu Zhong Yi Qi Tang, Gu Ben Zhi Beng Tang |

| Muster | Symptome | Punkte → Phytotherapie |
|---|---|---|
| Blut-Mangel | – wiederholte Fehlgeburten, Schwindel, schwache Blutungen, helles Blut, Schlafstörungen, trockene Haut, Haare, Nägel, Depressionen<br>– Zunge: blass, klein, rissig<br>– Puls: schwach und rau | Ma36, MP6, MP10, Bl18, Bl20, Bl23, Ni6, Le8, Ren Mai4, Ren Mai6, Du Mai20<br>Lu7/Ni6 (Ren Mai)<br>→ Si Wu Tang |
| Blut-Stase | – wiederholte Fehlgeburten, Dysmenorrhö, unregelmäßiger Zyklus, Endometriose, dunkles, klumpiges Blut, Unterbauchschmerzen<br>– Zunge: gestaut, purpurn | MP6, MP10, Bl23, Ni14, Le3, Ren Mai4, Ren Mai6, Ex-Zi-gong<br>Mi4/Pe6 (Chong Mai)<br>→ Shao Fu Zhu Yu Tang |

### 7.1.3 Schwangerschaftsbedingte Übelkeit und Sodbrennen

Die physiologische Richtung des Milz-Qi ist normalerweise aufwärtsgerichtet, die des Magen-Qi abwärts. Im Fall der Schwangerschaftsübelkeit, auch als „morgendliche Übelkeit" bezeichnet, kommt es durch den Eintritt der Schwangerschaft zu einem Ungleichgewicht von Blut und Qi im Chong Mai, der mit der Mitte und damit mit Magen und Milz in Verbindung steht. Die durch die Schwangerschaft entstandene Leere an Blut und die Schwäche der Niere führen dazu, dass der Chong Mai rebelliert, aufwärts in Richtung Magen und Thorax. Dadurch wird das Absteigen des Magen-Qi gestört und Übelkeit, Sodbrennen sowie Erbrechen entstehen durch das rebellierende Magen-Qi. Diese Symptomatik kann durch eine zusätzlich bestehende Le-Qi-Stagnation noch verstärkt werden. Sodbrennen ist ein Symptom des aufsteigenden Magen-Feuers.

| Muster | Symptome | Punkte → Phytotherapie |
|---|---|---|
| Milz- und Magen-Qi-Mangel | – morgendliche Übelkeit, wenig Erbrechen, Übelkeit ohne Erbrechen überwiegt, vermehrter Speichel, Zahnabdrücke, Druckgefühl im Abdomen, Müdigkeit, Erschöpfung, Schwäche, Blässe, Kältegefühl, Appetitmangel, Sorgen und Grübeln<br>– Zunge: blass, gedunsen, feucht<br>– Puls: schwach, schlüpfrig | Ma36, MP6, Bl20, Bl21, Pe6, Ren Mai6, Ren Mai12 (Moxa)<br>MP4/Pe6 (Chong Mai)<br>→ Li Zhong Wan |
| Le-Qi-Stagnation mit Leber-/Magen-Disharmonie | – morgendliche Übelkeit, häufiges Erbrechen, saures Aufstoßen, starker Druck oder Brennen im Abdomen und Thorax, Stress verschlechtert die Symptome, Reizbarkeit, Unruhe, Depression<br>– Zunge: gerötete Ränder<br>– Puls: gespannt, saitenförmig | Ma36, Ma44, MP6, Bl18, Bl20, Bl21, Ni21, Pe6, 3E6, Gb34, Le3, Le14, Ren Mai12, Ren Mai17<br>MP4/Pe6 (Chong Mai)<br>→ Ban Xia Hou Po Tang |

| Muster | Symptome | Punkte → Phytotherapie |
|---|---|---|
| Magen-Feuer | – morgendliche Übelkeit, Erbrechen nach dem Essen, Durstgefühl, trockener Mund, Brennen hinter dem Sternum, Druckgefühl im Thorax<br>– Zunge: rot, gelber Belag in der Zungenmitte<br>– Puls: schnell, gespannt | Ma21, Ma34, Ma36, Ma44, Pe3, Pe6, Ren Mai11, Ren Mai17 (kein Moxa!)<br>→ Yu Nu Jian |
| Milz-Qi-Mangel mit Schleim | – morgendliche Übelkeit, Erbrechen von Schleim, viel Speichel, Druckgefühl im Thorax, Schwindel, dumpfes Gefühl im Kopf, Kraftlosigkeit<br>– Zunge: geschwollen, klebriger Belag in der Zungenmitte<br>– Puls: schlüpfrig | Ma19, Ma21, Ma22, Ma36, Ma40, MP6, MP9, Bl20, Ni21, Pe6, Ren Mai9, Ren Mai11, Ren Mai12, Ren Mai13<br>→ Xiao Ban Xia Tang, Ling Gui Zhu Gan Tang |
| Rebellierendes Qi des Chong Mai mit Milz- und Magen-Disharmonie | – morgendliche Übelkeit, wenig Erbrechen, Übelkeit ohne Erbrechen überwiegt, vermehrter Speichel, Zahnabdrücke, Druckgefühl im Abdomen, Müdigkeit, Erschöpfung, Schwäche, Blässe, Kältegefühl, Appetitmangel, Sorgen und Grübeln<br>– Zunge: blass, gedunsen, feucht<br>– Puls: schwach, schlüpfrig | Ma30, Ma36, MP6, Bl20, Bl21, Ni6, Ni21, Ni27, Pe6, Ren Mai6, Ren Mai12 MP4/Pe6 (Chong Mai)<br>→ Xiao Ban Xia Tang, Shen Ling Bai Zhu San, Da Bu Yuan Jian |

- Allgemein wichtige, lokale Punkte bei dieser Indikation: Ma19, Ma20, Ma21, Ni20, Ni21, Ren Mai9, Ren Mai10, Ren Mai11, Ren Mai12, Ren Mai13, Ren Mai14, Ren Mai17,
- wichtige Fernpunkte: Ma34, Ma36, Ma40, MP4, MP6, Bl18, Bl20, Bl21, Ni6, Pe6, Le14,
- Regulation des Chong Mai: MP4/Pe6,
- Feuchtigkeit: MP9, Ma40, Ren Mai9,
- Magen-Feuer: Ma44.

### 7.1.4 Fetale Wachstumsretardierung in der Schwangerschaft

Bei dieser Indikation sieht die Chinesische Medizin die Ursachen in einem Qi- und Blut-Mangel bzw. einer Nieren-Schwäche. Dadurch kann der Fötus nicht ausreichend genährt werden.

| Muster | Symptome | Punkte → Phytotherapie |
|---|---|---|
| Qi- und Blut-Mangel | – Wachstumsretardierung des Fötus, bei der Mutter Schwindel, Müdigkeit, Blässe, Augenprobleme, Schlafstörungen, Schwäche und Unruhe<br>– Zunge: blass, dünn, bei Blut-Mangel: klein, trocken, rissig<br>– Puls: schwach, bei Blut-Mangel: rau | Ma36, MP6, Bl18, Bl20, Bl23, Ni6, Le8, Ren Mai4, Ren Mai6, Ren Mai12<br>→ Ba Zhen Tang (Qi)<br>→ Si Wu Tang (Blut) |
| Nieren- und Milz-Schwäche | – Wachstumsretardierung in den späteren Schwangerschaftsmonaten, Erschöpfung, Kraftlosigkeit, Tinnitus, weiche Stühle, Rückenschmerzen, Schwindel, Appetitlosigkeit<br>– Zunge: blass<br>– Puls: schwach, tief | Ma36, MP3, MP6, Bl20, Bl23, Ni3, Ren Mai4, Ren Mai6, Ren Mai12<br>Lu/Ni6 (Ren Mai/Niere)<br>MP4/Pe6 (Chong Mai)<br>→ Bu Zhong Yi Qi Tang, Bu Pi An Tai Yin (Milz) Bao Yin Jian, You Gui Wan (Niere) |

## 7.1.5 Schwangerschaftsbedingte Ödeme Zi Zhong

Die Schwangerschaft beansprucht die Milz durch einen vermehrten Bedarf an Blut und Qi, das in der Mitte produziert wird. Dadurch kommt es zu einem Milz-Qi- bzw. Milz-Yang-Mangel, die Milz kann die Flüssigkeiten nicht mehr regelgerecht umwandeln und verteilen, wodurch sich Feuchtigkeit im Bindegewebe einlagert, was zur Ödembildung führt. Feuchtigkeit kann aber auch über die Nahrung zugeführt werden, wodurch die Milzfunktion geschwächt wird. Auf Ernährungsfehler ist daher zu achten (zu viel kalte, feuchte, süße, fettige Nahrungsmittel, die Mitte und Milz schwächen). = 1

Ein durch die Schwangerschaft bedingter Nieren-Yang-Mangel kann ebenso zur Nässebildung und damit zu Ödemen führen.

Allgemein wichtige Punkte:
– Feuchtigkeit/Nässe/Schleim: MP9, Ma40, Ren Mai9,
– Mitte-Stärkung: Ma36, MP6, Ren Mai6.

| Muster | Symptome | Punkte → Phytotherapie |
|---|---|---|
| Milz-Qi- oder Milz-Yang-Mangel | – Ödeme, Schwellungen, pastöses Gewebe, Druckgefühl im Gewebe, Thorax und Abdomen, Müdigkeit, Schwäche, Kältegefühl (Milz-Yang-Mangel), weiche Stühle<br>– Zunge: blass, feucht, Zahnabdrücke<br>– Puls: langsam (Yang-Mangel), schwach | Ma20, Ma36, MP3, MP6, MP9, Bl20, Bl23, Ni7, Ren Mai6, Ren Mai9, Ren Mai11, Ren Mai12 (Moxa)<br>→ Wu Ling San, Bai Zhu San |

| Muster | Symptome | Punkte → Phytotherapie |
|---|---|---|
| Nieren-Yang-Mangel | – Ödeme insbesondere im Knöchelbereich, Kältegefühl, Rückenschmerzen, Tinnitus<br>– Zunge: blass, feucht<br>– Puls: schwach, langsam, tief | Ma20, Ma36, MP6, MP9, Bl23, Ni3, Ni7, Ren Mai6, Ren Mai9, Ren Mai11 (Moxa)<br>→ Wu Ling San, Zhen Wu Tang |
| (Le) Qi-Stagnation | – Ödeme, meist erst ab 5. Monat, Ödeme lassen sich nicht eindrücken wie bei der Milz-Schwäche, Spannungsgefühl, Druck im Abdomen und Thorax und im Bereich des Rippenbogens, Reizbarkeit, innere Unruhe<br>– Zunge: normal, Ränder gerötet<br>– Puls: gespannt, saitenförmig | Ma36, MP6, MP9, Bl18, Bl20, Pe6, 3E6, Gb34, Le3, Le14, Ren Mai9<br>→ Wu Ling San, Xiao Yao San, Jia Wei Xiao Yao San |

7.1.6 Schwangerschaftsbedingter Schwindel Zi Yun

Schwindel entsteht besonders im zweiten und dritten Trimenon bei Milz-Schwäche, Leber- und Nieren-Yin-Mangel und dem daraus resultierenden aufsteigenden Leber-Yang.

| Muster | Symptome | Punkte → Phytotherapie |
|---|---|---|
| Milz-Qi-Mangel mit aufsteigendem Leber-Yang | – Schwindel auch schon in der frühen Schwangerschaft, Schwellungen, Müdigkeit, Druck im Thorax und Kopf, Verlangen nach Süßem, Gewichtszunahme, weiche Stühle, Schlafstörungen, Kraftlosigkeit, Ödeme, Blässe<br>– Zunge: blass, geschwollen<br>– Puls: schlüpfrig | Ma36, Ma40, MP3, MP6, MP9, Bl18, Bl20, Pe6, 3E5, Gb20, Gb34, Le3, Le8<br>→ Jia Wei Xiao Yao San |
| Leber- und Nieren-Yin-Mangel | – Schwindelgefühl in der späteren Phase der Schwangerschaft, Schlafstörungen, Hitzegefühl, Nachtschweiß, kalte Füße, Tinnitus, Augenflimmern, Kopfschmerz, schwächliche Konstitution<br>– Zunge: rot, klein, trocken, rissig, kein Belag<br>– Puls: schwach, oberflächlich, gespannt | Bl18, Bl23, Ni3, Ni6, Pe6, 3E5, Gb20, Gb41, Le3, Le8, Ren Mai4<br>→ Qi Ju Di Huang Wan |

7.1.7 Schwangerschaftsbedingte Krämpfe Zi Xian

Krämpfe in der Schwangerschaft können nach der TCM-Definition an verschiedenen Lokalisationen des Körpers auftreten, verschiedene Ursachen haben und von Symptomen wie Schwindel, Schmerzen, Kopfschmerzen, erhöhtem Blutdruck, Erbrechen, Muskelkrämpfen und/oder Tremor begleitet werden.

Die Ursachen sind eine durch die Schwangerschaft bedingte Milz-Schwäche, ein Leber- oder Nieren-Yin-Mangel, so dass wieder das Leber-Yang aufsteigt und sich Leber-Wind mit der Symptomatik bis hin zur Eklampsie entwickeln kann.

| Muster | Symptome | Punkte → Phytotherapie |
|---|---|---|
| Milz-Qi-Mangel mit Schleim-Feuer | – Schwindel, Schwellungen, Hypertonie, Müdigkeit, Druck im Thorax und Kopf, Verlangen nach Süßem, Gewichtszunahme, weiche Stühle, Schlafstörungen, Kraftlosigkeit, Ödeme, Blässe, Tremor, psychische Beteiligung, innere Unruhe<br>– Zunge: blass, geschwollen, klebriger Belag<br>– Puls: schlüpfrig, gespannt | Di11, Ma36, Ma40, Ma44, MP6, MP9, Bl20, Pe5, Pe8, Gb20, Gb34, Gb41, Le2, Ren Mai9, Ren Mai12, Ex-Yintang<br>Notfall: Du Mai26<br>→ Di Tan Tang |
| Leber- und Nieren-Yin-Mangel führt zu Leber-Wind | – Schwindelgefühl, Schlafstörungen, Hitzegefühl, Nachtschweiß, Wangenrötung, kalte Füße, Tinnitus, Tremor, Augenflimmern, Kopfschmerz, schwächliche Konstitution<br>– Zunge: rot, klein, trocken, rissig, kein Belag<br>– Puls: schwach, oberflächlich, gespannt | Bl18, Bl23, Ni3, Ni6, Pe6, 3E5, Gb20, Gb41, Le3, Le8,<br>Ren Mai4<br>Bl62/Dü3 (Yang-Fersengefäß/Wind)<br>Notfall: Du Mai26<br>→ Tian Ma Gou Teng Yin, Ling Jiao Gou Teng Tang |
| Yin- und Blut-Mangel führen zu Wind | – Schwindelgefühl, Zuckungen, Krämpfe, Tremor der Extremitäten, Wadenkrämpfe, Palpitationen, Schweiß, Blässe, Kraftlosigkeit, Schwäche<br>– Zunge: blass, klein, trocken, rissig<br>– Puls: schwach, rau | Ma36, MP6, Bl20, Bl23, Ni3, Ni6, 3E5, Gb20, Gb34, Le3, Le8,<br>Ren Mai4<br>→ Si Wu Tang, San Jia Fu Mai Tang |

## 7.1.8 Gestörte Miktion und Harnverhalt Zi Lin in der Schwangerschaft

Das Wasserelement mit Blase und Niere kontrolliert die unteren Körperöffnungen und somit auch die Blasenfunktion. Symptome wie häufiger Harndrang, Blasendruck, Schmerzen bei der Miktion, aber auch die Unfähigkeit, die Blase richtig zu entleeren, sind häufige funktionelle Beschwerden in der Schwangerschaft. Kommt durch eine schwangerschaftsbedingte Milz-Schwäche noch Feuchtigkeit/Nässe dazu, kann sich das Muster Feuchte-Hitze mit Entzündungszeichen entwickeln. Hitze-Muster können durch Fülle-Hitze (Feuchtigkeit) oder Leere-Hitze (Yin-Mangel) bedingt sein.

| Muster | Symptome | Punkte → Phytotherapie |
|---|---|---|
| Milz-Qi Mangel und absinkendes Qi | – weiches Gewebe, geringe Harnmenge, häufiger Harndrang, Druck im Unterbauch, „Bearing-down-Gefühl", Blässe, Müdigkeit, Ödeme, Schwellungen, weiche Stühle<br>– Zunge: blass, feucht<br>– Puls: schwach | Ma36, MP6, MP9, Bl20, Bl23, Bl28, Ren Mai3, Ren Mai4, Ren Mai6, Ren Mai9<br>→ Yi Qi Dao Ni Tang |
| Nieren-Qi Mangel und absinkendes Qi | – geringe Harnmenge, häufiger Harndrang, gestörter Harnfluss, heller Urin, Druck im Unterbauch, Müdigkeit, Kältegefühl, Rückenschmerzen<br>– Zunge: blass, feucht<br>– Puls: schwach, tief | Ma36, MP6, Bl23, Bl28, Ni3, Ni7, Ren Mai3, Ren Mai4, Ren Mai6, Du Mai4<br>→ modf. Jin Gui Shen Qi Wan |
| Nieren-Yin-Mangel (Leere/Hitze) | – Brennen beim Wasserlassen, häufige aber geringe Harnmenge, dunkler Harn, Hitzegefühl, Rückenschmerz, Tinnitus, schwache Konstitution, Kopfschmerz, Schwindel<br>– Zunge: rot, kein Belag, rissig<br>– Puls: schnell, schwach, oberflächlich | MP6, Bl23, Bl28, Bl40, Ni3, Ni6, Ni10<br>Ren Mai3, Ren Mai4<br>→ Zhi Bo Di Huang Wan |
| Feuchte-Hitze der Blase | – schmerzhafte, erschwerte Miktion, Brennen, dunkler konzentrierter Harn mit Geruch, Durstgefühl, Ausfluss<br>– Zunge: rot, gelber Belag<br>– Puls: schnell, schlüpfrig, gespannt | Ma44, MP9, Bl23, Bl28, Bl32, Bl40, Bl53, Bl63, Ren Mai3<br>→ Jia Wei Wu Lin San |
| Herz-Feuer | – schmerzhafte, erschwerte Miktion, Brennen, dunkler konzentrierter Harn mit Geruch, Durstgefühl, Schlafstörungen, unruhiger Geist, innere Unruhe, Gesichtsröte<br>– Zunge: rot, besonders an der Spitze (rote Punkte)<br>– Puls: schnell | MP9, He6, He7, He8, Bl15, Bl28, Bl32, Pe6<br>→ Dao Chi San |

### 7.1.9 Schwangerschafts- und wochenbettbedingte Obstipation

Die schwangerschaftsbedingte Verstopfung zeigt sich als häufige Beschwerden in der Schwangerschaft, aber auch im Wochenbett. Die Schulmedizin sieht die Ursache in der Wirkung des Hormons Progesteron und den Einwirkungen auf die Peristaltik des Darms, bedingt durch die raumverdrängende Größe des Uterus. Nach der TCM sind die Hauptursachen in einer Qi-Stagnation (keine Bewegung) oder in einer Nieren- und Blut-Mangel-Situation, bedingt durch die Schwangerschaft oder die Geburt, verbunden mit dem Faktor Trockenheit, zu erkennen. Der Fötus wird durch Blut- und Nieren-Essenz genährt, dadurch geraten diese Substanzen in eine Mangelsituation. In der Therapie sind auch lokale Punkte im Unterbauch- und Rückenbereich indiziert, die aus Sicht der traditionellen Lehre aber noch als „verbotene Punkte" gelten. Dies ist *nicht* der Fall. Diese Punkte können unbedenklich und wirkungsvoll mit der richtigen Technik angewandt werden. Zusätzlich ist auf Ernährungsfehler (zu viel trockene und heiße Nahrung nach den Kriterien der TCM) zu achten, die eine Obstipation auslösen oder verstärken können.

| Muster | Symptome | Punkte → Phytotherapie |
|---|---|---|
| Leber-Qi-Stagnation | – Obstipation mit „zu Kernen" geformtem Stuhl, Druckgefühl, aufgeblähtes, gestautes Abdomen, Völlegefühl, schwerer Stuhlgang, Spannung, Reizbarkeit<br>– Zunge: normal oder Ränder gerötet<br>– Puls: gespannt, saitenförmig | Di4, Di11, Ma25, Bl18, Bl25, Gb34, Le3, Ren Mai6, Ren Mai10<br>→ Xiao Yao San, Liu Mo Tang |
| Nieren-Yin-Mangel | – allgemeine Trockenheit, trockener Stuhl, trockener Mund und Hals, trockene Haut, Haare, Nägel, Schwindel, Hitzegefühl, Nachtschweiß, Tinnitus, Kopfschmerzen<br>– Zunge: rot, ohne Belag, rissig<br>– Puls: schwach, oberflächlich | Ma25, Ma36, MP6, Bl23, Bl25, Ni3, Ni6, Ren Mai4<br>→ Tong You, Tang , Zeng Ye Tang |
| Nieren-Yang-Mangel | – Erschöpfung, schnelles Schwitzen, schwerer Stuhlgang (bei Yang Mangel ist der Stuhl weich, aber aufgrund der fehlenden Funktion kommt es zur Symptomatik), Rückenschmerzen, Kältegefühl, viel heller Urin, Blässe, kraftlos<br>– Zunge: blass, feucht<br>– Puls: schwach, tief | Ma25, Ma36, MP6, Bl23, Bl25, Ni7, Ren Mai4, Ren Mai6, Du Mai4<br>→ Ji Chuan Jian |
| Blut-Mangel | – schwangerschaftsbedingte Obstipation, kaum Darmtätigkeit, trockener Stuhl, Trockenheit, trockene Haut, Haare, Nägel, Schwindel, Sehstörungen, Kopfschmerzen, Schlafstörungen, Palpitationen, innere Unruhe, Blässe, Erschöpfung, Depression<br>– Zunge: blass, klein, trocken, rissig<br>– Puls: schwach, rau | Ma25, Ma36, MP6, Bl18, Bl20, Bl23, Bl25, Ni6, Le8, Ren Mai4 Lu7/Ni6 (Ren Mai)<br>→ Si Wu Tang |

## 7.1.10 Schwangerschafts- und wochenbettbedingte Hämorrhoiden

Hämorrhoiden sind häufige Beschwerden im Rahmen von Schwangerschaft und Wochenbett. Eine Stauung der Beckenvenen (Qi-Stau) und ein schwaches Bindegewebe (Milz) stellen die wesentlichen TCM-Ursachen dar. Ferner kommt es durch eine Milz-Schwäche zur Nässebildung, die zu dem Muster Nässe-Hitze führt, verbunden mit Symptomen wie Blutungen, Juckreiz, Schmerzen und Schwellung. Bei Hämorrhoiden ersten und zweiten Grades, insbesondere wenn sie erstmalig in der Schwangerschaft auftreten, ist eine vollständige Beseitigung der Beschwerden möglich, hingegen ist bei Hämorrhoiden dritten Grades keine Rückbildung zu erwarten und die Behandlungsoption besteht in der größtmöglichen Linderung der Beschwerden.

| Muster | Symptome | Punkte → Phytotherapie |
|---|---|---|
| Milz-Qi- und Milz-Yang-Mangel mit absinkendem Qi | – Ödeme, Schwellungen, pastöses Gewebe, Druckgefühl im Gewebe, Thorax und Abdomen, Müdigkeit, Schwäche, Kältegefühl (Milz-Yang-Mangel), weiche Stühle<br>– Zunge: blass, feucht, Zahnabdrücke<br>– Puls: langsam (Yang-Mangel), schwach | Ma36, MP3, MP6, MP9, Bl20, Bl23, Ni7, Ren Mai6, Ren Mai9, Ren Mai12, Du Mai4, Du Mai20 (Moxa)<br>→ Wu Ling San, Bai Zhu San |
| Blut-Stagnation mit Hitze | – starke Schmerzen, intensive Beschwerden, Jucken, Schwellung. Blutungen, Spannungsgefühl im Abdomen, Trockenheit, Hitzegefühl<br>– Zunge: rot, purpurn<br>– Puls: schnell, gespannt, saitenförmig | Di4, Di11, MP6, MP10, Ni2, Bl57, Bl58, Le3, Du Mai20 (Softlaser)<br>→ Hua Yu Liao Zhi Tang, Qu Yu Ding Tong Tang |
| Blut-Mangel mit Blut-Hitze | – Schmerzen im Anusbereich, Hitzegefühl, Blutungen, innere Unruhe, Sehstörungen, schwache Blutung, helles Blut, Schwindel, Schlafstörungen, Palpitationen<br>– Zunge: rot, klein, trocken, rissig<br>– Puls: schnell, schwach, saitenförmig | Di4, Di11, Ma36, MP6, MP10, Bl18, Bl20, Bl23, Bl57, Bl58, Ni2, Pe3, Le2, Le3, Le8<br>→ Si Wu Tang, Zhi Ling Wan, Xiao Zhi Tang (toxische Hitze) |

## 7.1.11 Suchtbehandlung NADA

Bei allen Süchten ist nach TCM von einer Störung der Mitte bzw. einer Mitte-Schwäche auszugehen. Ferner sind Niere, Lunge und Leber beteiligt.

Das international bekannte NADA-(National Acupuncture Detoxification Association-)Ohr-Akupunkturprotokoll gilt bezüglich seiner Wirksamkeit nicht nur als „Stoffunspezifisch" und wird bei allen Suchtformen wie Alkohol-, Nikotin-, Nahrungs- und weiterem Abusus erfolgreich eingesetzt. Nach neuen Erkenntnissen kann es auch bei der Behandlung traumatischer Zustände angewandt werden. So wurden nach dem Tsunami in Japan 2011 traumatisierte Patienten erfolgreich mit dem NADA-Therapiekonzept versorgt.

| | |
|---|---|
| NADA-Ohrpunkt-Protokoll | Shen Men (55), Lunge (101), Niere (95), Leber (97), Vegetativum (51), ggf. unter Hinzunahme des Punktes Magen (87) bei Essstörungen.<br>**Cave:** Bei der Ohrakupunktur ist die ausreichende Desinfektion obligat! |
| Körper-Akupunkturpunkte | Di4, Di20, Lu7, Lu9, Ma36, MP6, He7, Bl13, Bl18, Bl20, Bl21, Bl23, Ni6, Pe6, Gb34, Le3, Le14, Ren Mai12, Ren Mai17, Du Mai20, Ex-Yintang |

Die Kombination aus Ohr- und Körperakupunktur erhöht den Therapieerfolg. Bei der Nikotinentzugsbehandlung ist sie empfehlenswert und erhöht den langfristigen therapeutischen Erfolg, wenn die erste Behandlungssitzung durch die Patienten mit einem vollständigen Nikotinverzicht von mindestens sieben Tagen vorbereitet wird.

## 7.1.12 Vorzeitige Wehentätigkeit

Zahlreiche Ursachen können eine vorzeitige Wehentätigkeit auslösen oder begünstigen.

Zu den häufigsten Ursachen zählen die physische und psychische Überlastung, Infektionen, Retardierungen, Mehrlingsschwangerschaften und die Plazentainsuffizienz.

Eine sorgfältige Anamnese, Diagnostik und ursächliche Behandlung sind vor der Akupunktur obligat. Verantwortungsvoll zur Anwendung gebrachte Akupunktur kann als adjuvantes Verfahren die schulmedizinische Behandlung positiv unterstützen. Ferner können nebenwirkungsbedingte Symptome der schulmedizinischen Behandlung, z. B. bedingt durch tokolytisch wirkende Substanzen oder Betablocker, abgefangen werden.

Aus Sicht der TCM sind die Ursachen in einer Milz-Qi-Schwäche, einer Nieren-Schwäche, der Le-Qi-Stagnation oder einem Blut-Mangel zu sehen.

| Muster | Symptome | Punkte → Phytotherapie |
|---|---|---|
| Leber-Qi-Stagnation | – Obstipation, Druckgefühl, aufgeblähtes, gestautes Abdomen, Völlegefühl, Spannung, Reizbarkeit, innere Unruhe, Kopfschmerzen, Muskelverspannung<br>– Zunge: normal oder Ränder gerötet<br>– Puls: gespannt, saitenförmig | Di4, He7, MP6, Bl18, Gb34, Pe6, Le3<br>→ Xiao Yao San |
| Nieren-Yin-Mangel | – allgemeine Trockenheit, Obstipation, trockener Mund und Hals, trockene Haut, Haare, Nägel, Schwindel, Hitzegefühl, Nachtschweiß, Tinnitus, Kopfschmerzen<br>– Zunge: rot, ohne Belag, rissig<br>– Puls: schwach, oberflächlich | MP6, He7, Bl23, Bl25, Ni3, Ni6, Ni9, Pe6, Ren Mai4<br>→ Liu Wei Di Hunag Wan, Zuo Gui Wan |
| Nieren-Yang-Mangel | – Erschöpfung, schnelles Schwitzen, Obstipation, Rückenschmerzen, Kältegefühl, viel heller Urin, Blässe, kraftlos<br>– Zunge: blass, feucht<br>– Puls: schwach, tief | MP6, He7, Bl23, Ni7, Pe6, Du Mai4<br>→ You Gui Wan |
| Blut-Mangel | – Obstipation, Trockenheit, trockene Haut, Haare, Nägel, Schwindel, Sehstörungen, Kopfschmerzen, Schlafstörungen, Palpitationen, innere Unruhe, Blässe, Erschöpfung, Depression<br>– Zunge: blass, klein, trocken, rissig<br>– Puls: schwach, rau | Ma36, MP6, He7, Bl18, Bl20, Bl23, Ni6, Pe6, Le8, Ren Mai4<br>→ Si Wu Tang<br>Lu7/Ni6 (Ren Mai) |

7.1.13 Schwangerschafts- und wochenbettbedingte Schlafstörungen

Die Symptome bei Schlafstörungen sind genauso vielfältig wie die Ursachen. Ein- und Durchschlafstörungen, unruhiger, nicht erholsamer Schlaf, unruhige Träume – vieles stört den Schlaf. Der erholsame und stärkende Schlaf ist abhängig davon, ob sich der Geist (Shen) in der Nacht (Yin) gut mit Blut nähren und erholen kann.

Demnach führen Yin- und Blut-Mangel-Zustände von Herz, Milz und Leber nach der TCM zu Schlafstörungen. Auch Hitze (Fülle- oder Leere-Hitze-Zustände) und Schleim können eine Störungsursache darstellen. Die betroffenen Elemente sind Feuer, Erde, Wasser und Holz.

Durch die Schwangerschaft und im Wochenbett werden viel Yin und Blut benötigt und verbraucht. Dieser Mangel an Yin und Blut ist der wesentliche Grund für Schwangerschafts- und wochenbettbedingte Schlafstörungen.

| Muster | Symptome | | Punkte → Phytotherapie |
|---|---|---|---|
| Milz-Blut-Mangel | – | Fehlgeburten, Müdigkeit, Schwäche, Appetitmangel, geblähtes Abdomen, weicher Stuhl, Schlafstörungen, Antriebslosigkeit, Blässe, blasse Lippen, Depression, schwache Blutung | Ma36, MP3, MP6, Bl20, Bl21, Bl23, Ni6, Ren Mai4, Ren Mai12, Du Mai20 Lu7/Ni6 (Ren Mai/Blut) → Gui Pi Tang |
| | – | Zunge: blass, kein Belag, trocken | |
| | – | Puls: schwach, schlüpfrig, rau | |
| Herz-Blut-Mangel | – | Müdigkeit, Erschöpfung, Depression, Schlafstörungen, unruhige Träume, Schreckhaftigkeit, Angstzustände, Schwindel, blasse Haut und Lippen, innere Unruhe, Konzentrationsstörungen, Palpitationen | Ma36, MP6, He7, Bl15, Bl17, Bl20, Ni6, Pe6, Ren Mai4, Ren Mai15, Ren Mai17, Du Mai20 → Shen Qi Si Wu Tang |
| | – | Zunge: blass, kein, trocken | |
| | – | Puls: schwach, rau | |
| Herz-Nieren-Disharmonie | – | rote Wagen, innere Unruhe, Schlaflosigkeit, Angstzustände, Nachtschweiß, „Hitze der fünf Flächen", Durst, dunkler Harn, Obstipation, Schwindel, Tinnitus, Rückenschmerzen, Palpitationen, Gedächtnisstörungen, unruhige Träume | MP6, He5, He6, He7, Bl15, Bl17, Bl23, Ni3, Ni6, Ni9, Ni10, Pe6, Ren Mai4, Ren Mai15, Du Mai20, Ex-Yintang → Tian Wang Bu Xin Dan |
| | – | Zunge: rot mit geröteter Spitze, kein Belag | |
| | – | Puls: schwach, oberflächlich | |
| Nieren-Yin-Mangel | – | allgemeine Trockenheit, Obstipation, trockener Mund und Hals, trockene Haut, Haare, Nägel, Schwindel, Hitzegefühl, Nachtschweiß, Tinnitus, Kopfschmerzen, Knochenschmerzen, Depression, Müdigkeit, Kraftlosigkeit, Unfruchtbarkeit | MP6, He6, Bl15, Bl23, Ni3, Ni6, Ni9, Ni10, Pe6, Ren Mai4, Ren Mai7, Du Mai20 Lu7/Ni6 (Ren Mai/Niere) → Zou Gui Wan, Liu Wei Di Huang Wan |
| | – | Zunge: rot, ohne Belag, rissig | |
| | – | Puls: schwach, oberflächlich | |

| Muster | Symptome | Punkte → Phytotherapie |
|---|---|---|
| Leber-Blut-Mangel | – Schlaflosigkeit, Sehstörungen mit oder ohne „Mouches volantes" (Schleier/Blitze v. d. Augen), verminderte Nachtsicht, Hypo- oder Amenorrhö, Blässe, Krämpfe, Trockenheit, trockene Haut, Haare und Nägel, Schwindel, Taubheitsgefühl, Depression, innere Unruhe<br>– Zunge: blass, klein, kein Belag, trocken<br>– Puls: schwach, rau | Ma36, MP6, Bl18, Bl20, Bl23, Ni6, Le8, Ren Mai4, Du Mai20<br>→ Bu Gan Tang, Si Wu Tang |
| Leber-Qi-Stagnation | – Spannungsgefühl und Druck im ganzen Körper, oft wechselnde Lokalisationen, Druck im Thorax, Epigastrium und Unterbauch, Stimmungsschwankungen, Angespanntheit, Kloßgefühl in der Kehle und hinter dem Sternum, Melancholie, PMS, Brustspannen, Kopfschmerzen, Wetterfühligkeit (besonders Wechsel und Wind), unregelmäßiger oder verlängerter Zyklus, prämenstruelle Anspannung, Reizbarkeit, Launenhaftigkeit<br>– Zunge: normal, mit geröteten Rändern, in schweren Fällen Rötung<br>– Puls: gespannt, saitenförmig | MP6, Bl18, Pe6, 3E6, Gb20, Gb34, Gb41, Le3, Le13, Le14<br>→ Xiao Yao San, Jia Wei Xiao Jao San, Yue Ju Wan |
| Herz-Feuer | – Unruhe, Schlafstörungen, Hitzegefühl, schlechte Träume, Palpitationen, Durst, Mundulzera, rotes Gesicht, dunkler Urin, bitterer trockener Mundgeschmack<br>– Zunge: rot, besonders Zungenspitze (rote Punkte), ggfs. gelber Belag, trocken<br>– Puls: schnell, unregelmäßig, oberflächlich voll | Di11, MP6, He7, He8, He9, Bl15, Ni6, Pe6, Pe7, Ren Mai15, Ren Mai17, Du Mai14<br>→ Xie Xin Tang |
| Schleim | – Schleim-Hitze: Hitze, rotes Gesicht, bitterer Mundgeschmack, Durst, Druck im Thorax, psychische Unruhe, Schlafstörungen, schlechte Träume, Erregtheit, Unruhe in der Sprache, geistige Irritation, Depression, starke Stimmungsschwankungen, Manie<br>– Zunge: rot, dick, gelber Belag, trocken<br>– Puls: schnell, oberflächlich, gespannt, voll | Hitze: Ma36, Ma40, MP6, MP9, He7, He8, He9, Bl15, Bl20, Bl23, Pe5, Pe6, Pe7, Gb13, Gb17, Le2, Ren Mai12, Ren Mai17<br>→ Wen Dan Tang |
| | – Schleim benebelt Geist: lethargisches Verhalten, Sprachstörungen, Aphasie, Verwirrung, Schlafstörungen mit geistiger Verwirrung, Depressionen<br>– Zunge: geschwollen, gelber klebriger Belag<br>– Puls: schlüpfrig, gespannt | Schleim-Geist: Ma36, Ma40, MP9, He7, He9, Bl15, Bl20, Bl23, Pe5, Ren Mai12, Du Mai14<br>→ Gun Tan Wan, Di Tan Tang |

In der Schwangerschaft ist der Verbrauch an Yin und Blut oft ursächlich für das Auftreten der Hypertonie. Betroffen sind Milz, Nieren und besonders Leber. Die Hypertonie ist Audruck des aufsteigenden Leber-Yang. Die Akupunktur kann bei geringgradig erhöhtem Blutdruck zunächst alleinig oder adjuvant zu schulmedizinischen Maßnahmen der Blutdrucksenkung angewandt werden.

Die Kombinationsbehandlung aus antihypertensiver Therapie und Akupunktur ist sehr empfehlenswert. Die Moxatherapie stellt eine Kontraindikation dar!

| Muster | Symptome | Punkte → Phytotherapie |
|---|---|---|
| Le-Qi-Stagnation | – Spannungsgefühl und Druck im ganzen Körper, oft wechselnde Lokalisationen, Druck im Thorax, Epigastrium und Unterbauch, Stimmungsschwankungen, Anspannung, Kloßgefühl in der Kehle und hinter dem Sternum, Melancholie, PMS, Brustspannen, Kopfschmerzen, Wetterfühligkeit (besonders Wechsel und Wind), unregelmäßiger oder verlängerter Zyklus, prämenstruelle Anspannung, Reizbarkeit, Launenhaftigkeit<br>– Zunge: normal, mit geröteten Rändern, in schweren Fällen Rötung<br>– Puls: gespannt, saitenförmig | MP6, He7, Bl18, Pe6, 3E6, Gb20, Gb34, Gb41, Le3, Le13, Le14<br>→ Xiao Yao San, Jia Wei Xiao Yao San, Yue Ju Wan |
| Leber-Yin und/oder Leber-Blut-Mangel | – Schlaflosigkeit, Sehstörungen mit oder ohne „Mouches volantes" (Schleier/Blitze v. d. Augen), verminderte Nachtsicht, Hypo- oder Amenorrhö, Blässe, Krämpfe, Trockenheit, trockene Haut, Haare und Nägel, Schwindel, Taubheitsgefühl, Depression, innere Unruhe<br>– Zunge: blass, klein, kein Belag, trocken<br>– Puls: schwach, rau | Ma36, MP6, He6, He7, Bl18, Bl20, Bl23, Ni3, Ni6, Pe7, Le8, Ren Mai4, Du Mai20, Lu7/Ni6 (Ren Mai)<br>→ Bu Gan Tang, Si Wu Tang |
| Nieren-Yin-Mangel | – allgemeine Trockenheit, Obstipation, trockener Mund und Hals, trockene Haut, Haare, Nägel, Schwindel, Hitzegefühl, Nachtschweiß, Tinnitus, Kopfschmerzen, Knochenschmerzen, Depression, Müdigkeit, Kraftlosigkeit, Unfruchtbarkeit<br>– Zunge: rot, ohne Belag, rissig<br>– Puls: schwach, oberflächlich | MP6, He6, Bl15, Bl23, Ni3, Ni6, Ni9, Ni10, Pe6, Ren Mai4, Ren Mai7, Du Mai20<br>Lu7/Ni6 (Ren Mai/Niere)<br>→ Zou Gui Wan, Liu Wei Di Huang Wan |
| Blut-Stagnation | – Druck im Thorax und Abdomen, Dysmenorrhö, unregelmäßiger Zyklus, dunkles, klumpiges Blut, Stauungen, innere Unruhe, Druck- und Schmerzgefühl<br>– Zunge: purpurn<br>– Puls: gespannt, saitenförmig, ggf. unregelmäßig | MP10, He7, Bl17, Bl18, Pe6, Gb34, Le3, Le5, Le6, Ren Mai6<br>→ Shi Xiao San |

| Muster | Symptome | Punkte → Phytotherapie |
|---|---|---|
| Leber-Feuer | – Erregung, Rastlosigkeit, innere Unruhe, Reizbarkeit, trockener Mund, Durst, dunkler Urin, Obstipation, Schwindel, Tinnitus, schlechte Träume, Schlafstörungen<br>– Zunge: rot<br>– Puls: schnell, gespannt | Bl18, He7, He9, Pe6, Pe7, Gb13, Gb15 Le2, Le3, Du Mai14<br>→ Xie Gan An Shen Wan |

### 7.1.15 Schwangerschaftsbedingte Kopfschmerzen

Auch bei diesen Beschwerden ist der schwangerschaftsbedingte Verbrauch an Yin und Blut oft ursächlich. Betroffen sind Milz, Niere und besonders Leber. Bei der Diagnostik von Kopfschmerzen sind die Art des Auftretens, der Zeitpunkt, die Lokalisation, der Schmerzcharakter und die auslösenden Modalitäten zu beachten. Der Kopf ist von der Lokalisation der Bereich, wo alle Yang-Meridiane zusammentreffen und das klare Yang zum Kopf bringen müssen. Störungen dieser Funktion führen zu Kopfschmerz, in der Schwangerschaft bedingt durch den Mangel an Qi, Yin und Blut.

Wichtige, allgemeine Punkte bei Kopfschmerzen:
- **Lokalpunkte:** Ma8, Bl2, Bl7, Bl9, Bl10, Gb2, Gb8, Gb9, Gb14, Gb19, Gb20, Du Mai14, Du Mai19, Du Mai20, Du Mai21,
- **Fernpunkte:** Di4, Ma36, Ma40, Ma44, MP6, MP9, MP10, He7, Dü3, Bl60, Pe6, 3E3, 3E5, Gb34, Gb41, Le2, Le3.

| Muster | Symptome | Punkte → Phytotherapie |
|---|---|---|
| Le-Qi-Stagnation | – Kopfschmerz oft einseitig, wechselnde Lokalisation, Spannungsgefühl und Druck im ganzen Körper, oft wechselnde Lokalisationen, Druck im Thorax, Epigastrium und Unterbauch, Stimmungsschwankungen, Angespanntheit, Kloßgefühl in der Kehle und hinter dem Sternum, Melancholie, PMS, Brustspannen, Kopfschmerzen ausgelöst durch Wetterwechsel oder Wind, unregelmäßiger oder verlängerter Zyklus, prämenstruelle Anspannung, Reizbarkeit, Launenhaftigkeit<br>– Zunge: normal, mit geröteten Rändern, in schweren Fällen Rötung<br>– Puls: gespannt, saitenförmig | Di4, MP6, He7, Bl18, Pe6, 3E6, Gb14, Gb20, Gb34, Gb41, Le3, Le13, Le14, Du Mai14, Ex-Yintang, Ex-Taiyang (indiv. lokale Punkte)<br>→ Xiao Yao San, Jia Wei Xiao Yao San, Yue Ju Wan |

| Muster | Symptome | Punkte → Phytotherapie |
|---|---|---|
| Leber-Yin- und/oder Leber-Blut-Mangel | – Kopfschmerzen, Schlaflosigkeit, Sehstörungen mit oder ohne „Mouches volantes" (Schleier/ Blitze v. d. Augen), verminderte Nachtsicht, Hypo- oder Amenorrhö, Blässe, Krämpfe, Trockenheit, trockene Haut, Haare und Nägel, Schwindel, Taubheitsgefühl, Depression, innere Unruhe<br>– Zunge: blass, klein, kein Belag, trocken<br>– Puls: schwach, rau | Di4, Ma36, MP6, MP10, He6, He7,Bl18, Bl20, Bl23, Ni3, Ni6, Pe7, Gb14, Gb20, Gb41, Le3, Le8, Ren Mai4, Du Mai20<br>Lu7/Ni6 (Ren Mai) (indiv. lokale Punkte)<br>→ Bu Gan Tang, Si Wu Tang |
| Blut-Stagnation | – Druck im Thorax und Abdomen, Dysmenorrhö, unregelmäßiger Zyklus, dunkles, klumpiges Blut, Stauungen, innere Unruhe, Druck- und Schmerzgefühl<br>– Zunge: purpurn<br>– Puls: gespannt, saitenförmig, ggf. unregelmäßig | Di4, MP10, He7, Bl17, Bl18, Pe6, Gb14, Gb20, Gb34, Le3, Le5, Le6, Ren Mai6 (indiv. lokale Punkte)<br>→ Shi Xiao San |
| Milz-Qi und Milz-Blut-Mangel | – Müdigkeit, Schwäche, Appetitmangel, geblähtes Abdomen, weicher Stuhl, Aborte, schnell blaue Flecken, Schlafstörungen, Antriebslosigkeit, Blässe, blasse Lippen, Depression, schwache Blutung<br>– Zunge: blass, kein Belag, trocken<br>– Puls: schwach, schlüpfrig, rau | Di4, Ma36, MP3, MP6, Bl2, Bl10, Bl20, Bl21, Bl23, Ni6, Gb14, Gb20, Le3, Ren Mai4, Ren Mai6, Ren Mai12, Du Mai20<br>Lu7/Ni6 (Ren Mai/Blut) (indiv. lokale Punkte)<br>→ Gui Pi Tang |
| Milz-Qi-Mangel mit aufsteigendem Leber-Yang | – Schwindel, Schwellungen, Müdigkeit, Druck im Thorax und Kopf, Kopfschmerzen pochend, Verlangen nach Süßem, Gewichtszunahme, weiche Stühle, Schlafstörungen, Kraftlosigkeit, Ödeme, Blässe<br>– Zunge: blass, geschwollen, ggfs. gerötet<br>– Puls: schlüpfrig, gespannt | Ma36, Ma40, MP3, MP6, MP9, Bl18, Bl20, Ni3, Pe6, 3E5, Gb14, Gb20, Gb34, Gb41, Le2, Le3, Le8<br>(indiv. lokale Punkte)<br>→ Gui Pi Tang, Tian Ma Gou Teng Yin, Zhen Gan Xi Feng Tang |
| Nieren-Yin-Mangel | – dumpfer Kopfschmerz, allgemeine Trockenheit, Obstipation, trockener Mund und Hals, trockene Haut, Haare, Nägel, Schwindel, Hitzegefühl, Nachtschweiß, Tinnitus, Knochenschmerzen, Depression, Müdigkeit, Kraftlosigkeit, Unfruchtbarkeit<br>– Zunge: rot, ohne Belag, rissig<br>– Puls: schwach, oberflächlich | MP6, He6, Bl10, Bl15, Bl23, Bl60, Ni3, Ni6, Ni9, Ni10, Pe6, Ren Mai4, Ren Mai7, Du Mai20<br>(indiv. lokale Punkte)<br>Lu7/Ni6 (Ren Mai/Niere)<br>→ Zou Gui Wan, Liu Wei Di Huang Wan, Qi Ju Di Huang Wan |

Die Stagnation von Qi wird nach der TCM als Ursache für Schmerzzustände beschrieben. Die Ursachen, die zu dieser Stagnation führen, sind vielfältig. Das Therapieziel besteht in der Wiederherstellung des freien Qi-Flusses.

Die Meridiane im Rückenbereich sind der außerordentliche Meridian Du Mai, der Blasen- und Gallenblasen-Meridian.

**Blasen-Meridian:** Einschränkung der Beugung, beidseitige Beschwerden neben der Wirbelsäule, Auslösung oder Verschlechterung der Beschwerden durch Kälte, Ausstrahlung über den Po bis zur Kniekehle, eher chronisch.

**Gallenblasen-Meridian:** Einschränkung der Drehung bzw. Rotation, meist einseitige Beschwerden, Auslösung oder Verschlechterung der Beschwerden durch Zugluft, einseitige laterale Ausstrahlung über Hüfte und Oberschenkel bis in den Bereich des Punkte Gb34, eher akut.

Der Nieren- und untere Rückenbereich gilt in der TCM als der Bereich des „Hauses der Nieren". Die Nieren-Schwäche wird oft durch die Schwangerschaft bedingt, was zu Symptomen wie Rückenschmerzen führen kann.

Die Behandlung von Rückenschmerzen besteht in der differenzierten Auswahl lokaler Punkte in Kombination mit Fernpunkten des betroffenen Meridians. Das den Beschwerden zugrunde liegende Muster sollte in die Behandlung mit einbezogen werden.

Wichtiger Hinweis: Auch im Rückenbereich gibt es **keine** verbotenen Punkte in der Schwangerschaft. Diese traditionelle Lehrmeinung ist nachgewiesenermaßen überholt!

Eine vorzeitige Wehentätigkeit, die sich als Schmerzen im Rücken darstellen kann, ist im Rahmen der Diagnostik immer auszuschließen! Es werden im Rückenbereich keine stark manipulativen Techniken angewandt.
- Lokale Punkte bei Blasen- und Gallenblasenischialgie: **Bl23-Bl34, Du Mai3, Du Mai4,**
- Fernpunkte der Blasenischialgie: **Dü3, Bl36, Bl40, Bl60, Bl62,**
- Fernpunkte der Gallenblasenischialgie: **3E5, Gb30, Gb31, Gb34, Gb41, Le3,**
- Schmerzen in der Mitte des Rückens: **Dü3/Bl62 (Du Mai),**
- einseitige Schmerzen im Bereich des ISG: **Bl62/Dü3 (Yang Qiao Mai).**

Traditionell zugrunde liegende Muster

| Muster | Symptome | Punkte → Phytotherapie |
|---|---|---|
| Milz-Qi- und Milz-Blut-Mangel | – Müdigkeit, Schwäche, Appetitmangel, geblähtes Abdomen, weicher Stuhl, Aborte, schnell blaue Flecken, Schlafstörungen, Antriebslosigkeit, Blässe, blasse Lippen, Depression, schwache Blutung<br>– Zunge: blass, kein Belag, trocken<br>– Puls: schwach, schlüpfrig, rau | Ma36, MP6, Bl20, Bl23, Ni6, Ren Mai4, Ren Mai6, Ren Mai12<br>Lu7/Ni6 (Ren Mai/Blut)<br>→ Gui Pi Tang |
| Nieren-Yin-Mangel | – allgemeine Trockenheit, Obstipation, trockener Mund und Hals, trockene Haut, Haare, Nägel, Schwindel, Hitzegefühl, Nachtschweiß, Tinnitus, Knochenschmerzen, Depression, Müdigkeit, Kraftlosigkeit<br>– Zunge: rot, ohne Belag, rissig<br>– Puls: schwach, oberflächlich | MP6, Bl23, Ni3, Ni6, Ren Mai4, Ren Mai6<br>Lu7/Ni6 (Ren Mai/Niere)<br>→ Zou Gui Wan, Liu Wei Di Huang Wan, Qi Ju Di Huang Wan |
| Nieren-Yang-Mangel | – Erschöpfung, schnelles Schwitzen, Obstipation, tiefe Rückenschmerzen, Kältegefühl, viel heller Urin, Blässe, kraftlos<br>– Zunge: blass, feucht<br>– Puls: schwach, tief | MP6, Bl23, Ni7, Du Mai4 (Moxa)<br>→ You Gui Wan |
| Le-Qi-Stagnation | – starke muskuläre Verspannung, wechselnde, einseitige Rückenschmerzen, Spannungsgefühl und Druck im ganzen Körper, oft wechselnde Lokalisationen, Druck im Thorax, Epigastrium und Unterbauch, Stimmungsschwankungen, Angespanntheit, Kloßgefühl in der Kehle und hinter dem Sternum, Melancholie, PMS, Brustspannen, Kopfschmerzen ausgelöst durch Wetterwechsel oder Wind, unregelmäßiger oder verlängerter Zyklus, prämenstruelle Anspannung, Reizbarkeit, Launenhaftigkeit<br>– Zunge: normal, mit geröteten Rändern, in schweren Fällen Rötung<br>– Puls: gespannt, saitenförmig | Di4, MP6, Bl18, Pe6, Gb34, Gb41, Le3<br>→ Xiao Yao San, Jia Wei Xiao Yao San, Yue Ju Wan |
| Feuchtigkeit | – Ausfluss, Fluor vaginalis, weiches pastöses Gewebe, Adipositas, Myome, weiches Abdomen, Zysten, Schweregefühl und Druckgefühl im Gewebe<br>– Zunge: groß, feucht, Zahnabdrücke<br>– Puls: schlüpfrig | Ma36, Ma40, MP3, MP6, MP9, Bl20, Bl23, Ni7, Ren Mai6, Ren Mai9<br>→ Bai Zhu San, Wu Ling San (Milz-Yang-Mangel), Zhen Wu Tang (Ni-Yang-Mangel) |

## 7.1.17 Schwangerschaftsbedingtes Karpaltunnelsyndrom

Bei diesen Beschwerden ist eine Musterdifferenzierung nicht erforderlich.

In der Schwangerschaft kommt es hormonell bedingt zu einer vermehrten Einlagerung von Flüssigkeiten ins Gewebe und Bindegewebe. Wenn sich diese Flüssigkeit im Karpaltunnel ansammelt, führt dieser Druck zu Taubheitsgefühl und Schmerzen. Die Muster: Milz-Qi-Schwäche oder Nieren-Yang-Mangel mit Feuchtigkeit, Qi-Stagnation können mitbehandelt werden.

– Karpaltunnel-Syndrom: Hauptpunkte: **Di4, Pe6, Pe7**

| Muster | Symptome | Punkte → Phytotherapie |
|---|---|---|
| Le-Qi-Stagnation | – Verspannung, wechselnde Rückenschmerzen, Spannungsgefühl und Druck im ganzen Körper, oft wechselnde Lokalisationen, Druck im Thorax, Epigastrium und Unterbauch, Stimmungsschwankungen, Angespanntheit, Kloßgefühl in der Kehle und hinter dem Sternum, Melancholie, PMS, Brustspannen, Kopfschmerz, Reizbarkeit, Launenhaftigkeit<br>– Zunge: normal, mit geröteten Rändern<br>– Puls: gespannt, saitenförmig | Di4, MP6, Bl18, Pe6, Gb34, Gb41, Le3<br>→ Xiao Yao San, Jia Wei Xiao Yao San |
| Milz-Qi-Mangel | – Müdigkeit, Schwäche, Appetitmangel, geblähtes Abdomen, weicher Stuhl, schnell blaue Flecken, Schlafstörungen, Antriebslosigkeit, Blässe, blasse Lippen, Depression<br>– Zunge: blass, geschwollen, kein Belag, feucht<br>– Puls: schwach, schlüpfrig | Ma36, MP6, MP9, Bl20, Bl23, Ren Mai6, Ren Mai12, Du Mai4<br>→ Gui Pi Tang |
| Feuchtigkeit | – weiches pastöses Gewebe, Adipositas, weiches Abdomen, Zysten, Schweregefühl und Druckgefühl im Gewebe<br>– Zunge: groß, feucht, Zahnabdrücke<br>– Puls: schlüpfrig | Ma36, Ma40, MP3, MP6, MP9, Bl20, Ren Mai6, Ren Mai9<br>→ Bai Zhu San, Wu Ling San (Milz-Yang-Mangel) |
| Nieren-Yang-Mangel | – Erschöpfung, schnelles Schwitzen, Obstipation, tiefe Rückenschmerzen, Kältegefühl, viel heller Urin, Blässe, kraftlos<br>– Zunge: blass, feucht<br>– Puls: schwach, tief | MP6, Bl23, Ni3, Ni7, Du Mai4 (Moxa)<br>→ You Gui Wan |

Schulmedizinisch kommt eine Cholestase in Betracht, die Leber- und Gallenwerte sollten kontrolliert werden. Die Beschwerden zeigen sich meist durch generalisierten Juckreiz.

Aus Sicht der TCM liegt das Muster der Blut-Hitze vor. Die Ursachen für Blut-Hitze sind vielfältig, z. B. schwangerschaftsbedingter Yin- und Blut-Mangel, Wind-Hitze, Leber-Feuer und Feuchte-Hitze.

– Hauptpunkte bei Hitze: Di4, Di11, MP10, Bl40, Le2, Le3.

| Muster | Symptome | Punkte → Phytotherapie |
| --- | --- | --- |
| Feuchte-Hitze der Leber | – Völlegefühl, bitterer Mundgeschmack, Übelkeit, Schweregefühl im Körper, Pruritus, gelber Fluor, Schwellungen, dunkler Harn, brennende Miktion, Hautausschläge, Ekzeme<br>– Zunge: rot, gelber Belag<br>– Puls: schnell, schlüpfrig, gespannt | Di11, MP3, MP6, MP9, Bl18, Bl40, Gb34, Le2, Le14, Ren Mai12<br>→ Long Dan Xie Gan Tang |
| Hitze und Wind der Leber | – Hitzegefühl, Reizbarkeit, Kopfschmerzen, Tinnitus, Schwindel, Rötung, bitterer Mundgeschmack, Durst, gestörter Schlaf, Obstipation, dunkler Urin<br>– Zunge: rot, gelber Belag, unruhige Zunge<br>– Puls: schnell, gespannt, saitenförmig | Di11, MP6, Bl18, Gb1, Gb20, Gb34, Le2, Le3, Le8, Du Mai14<br>→ Ling Jiao Gou Teng Tang |
| Leber-Yin und/oder Leber-Blut-Mangel | – Kopfschmerzen, Schlaflosigkeit, Sehstörungen, Blässe, Krämpfe, Trockenheit, trockene Haut, Haare und Nägel, Schwindel, Taubheitsgefühl, Depression, innere Unruhe<br>– Zunge: blass, klein, kein Belag, trocken<br>– Puls: schwach, rau | Di4, Ma36, MP6, MP10, Bl18, Bl20, Bl23, Ni3, Ni6, Le8, Ren Mai4<br>Lu7/Ni6 (Ren Mai)<br>→ Bu Gan Tang, Si Wu Tang |

Ein Qi-Mangel zeigt vielfältige Symptome, Müdigkeit und schnelle Erschöpfung gehören zu den Hauptsymptomen. Qi nährt und bewegt Blut. Blut nährt Qi. Qi und Blut stehen in einem wechselhaften Abhängigkeitsverhältnis. So führt ein länger andauernder Qi-Mangel zu einem Blut-Mangel, der Blut-Mangel verstärkt den Qi-Mangel.

Eine Schwangerschaft ist ohne ausreichende Menge an Qi und Blut bei der Frau nicht möglich. Die Schwangerschaft selbst aber verbraucht sehr viel Blut und Qi von der Schwangeren, so dass die Muster des Qi- und Blut-Mangels in der Schwangerschaft sehr häufig zu finden sind. Die Milz und die Niere sind wesentlich an der Qi-

und Blut-Bereitstellung beteiligt, so dass diese Organe besonders beansprucht sind und in Mangelsituationen kommen können.

Müdigkeit und Erschöpfung sind daher wesentlich durch die Muster: Milz-Qi-Mangel, Nieren-Yin- oder Nieren-Yang-Mangel sowie die aus dem Mangel entstehende Qi-Stagnation bedingt.

– Hauptpunkte der Tonisierung: Ma36, MP3, MP6, MP10, Bl18, Bl20, Bl23, Ni3, Ni6, Ni7, Gb34, Le3.

| Muster | Symptome | Punkte → Phytotherapie |
|---|---|---|
| Le-Qi-Stagnation | – Müdigkeit und Erschöpfung durch Verspannung, Rückenschmerzen, Spannungsgefühl und Druck im ganzen Körper, wechselnde Lokalisationen, Druck im Thorax, Epigastrium und Unterbauch, Stimmungsschwankungen, Angespanntheit, Kloßgefühl, Melancholie, Brustspannen, Kopfschmerz, Reizbarkeit, Launenhaftigkeit<br>– Zunge: normal, mit geröteten Rändern<br>– Puls: gespannt, saitenförmig | Di4, MP6, Bl18, Pe6, Gb34, Gb41, Le3<br>→ Xiao Yao San |
| Nieren-Yang-Mangel | – Erschöpfung, schnelles Schwitzen, Obstipation, tiefe Rückenschmerzen, Kältegefühl, viel heller Urin, Blässe, kraftlos<br>– Zunge: blass, feucht<br>– Puls: schwach, tief | Ma36, MP6, Bl23, Ni7, Du Mai4 (Moxa)<br>→ You Gui Wan |
| Nieren-Yin-Mangel | – Schwäche, Kraftlosigkeit, Müdigkeit, Trockenheit, Obstipation, trockener Mund und Hals, trockene Haut, Haare, Nägel, Schwindel, Hitzegefühl, Nachtschweiß, Tinnitus, Knochenschmerzen, Depression<br>– Zunge: rot, ohne Belag, ggfs. rissig<br>– Puls: schwach, oberflächlich | MP6, Bl23, Ni3, Ni6, Ren Mai4 Lu7/Ni6 (Ren Mai/Niere)<br>→ Zou Gui Wan, Liu Wei Di Huang Wan |
| Milz-Yang-Mangel | – Appetitmangel, aufgeblähtes Abdomen, Müdigkeit, Erschöpfung, Mattigkeit, blasse Haut und Gesichtsfarbe, blasse Lippen, schwache Extremitäten, weicher Stuhl, Neigung zu Übergewicht, Kältegefühl, Ödeme, kalte Extremitäten, Antriebsarmut<br>– Zunge: blass, feucht<br>– Puls: schwach, tief | Ma36. MP3, MP6, MP9, Bl20, Bl21, Bl23, Ren Mai6, Ren Mai9, Ren Mai12, Du Mai4<br>→ Li Zhong Tang |

7.2  Die Beckenendlagenwendung

Bei diesem Zustand ist eine Musterdifferenzierung nicht erforderlich. Ungefähr 5 % aller Kinder befinden sich zum Geburtszeitpunkt in der Position der Beckenendlage. Bis vor einigen Jahren galt die vaginale Steißlagengeburt zahlreichen GeburtshelferInnen aus verschiedenen Gründen als zu risikoreich, besonders bei der Geburt des ersten Kindes. Die Sectiofrequenz fiel daher bei Erstgebärenden hoch aus und das größere Morbiditätsrisiko wurde auf die Mutter verlagert.

Seitdem sich gezeigt hat, dass die Ergebnisse der Studie der *Term Breech Trial Collaborative Group* (Hannah-Studie 2000) eklatante methodische Mängel aufgewiesen haben, die Fälle der neonatalen Morbidität und postnatale Todesfälle nicht auf den Geburtsmodus zurückgeführt werden konnten und eine Follow-up-Studie zeigte, dass die Sectio gegenüber der Spontangeburt keine Vorteile hinsichtlich der Morbidität und Mortalität ergibt, ist ein Umdenken in der Vorgehensweise zu beobachten und als Geburtsmodus der Beckenendlage wird wieder zunehmend von erfahrenen GeburtshelferInnen die vaginale Geburt in Vierfüßlerposition der Mutter empfohlen.

Heute wird auch nach den Leitlinien der Deutschen Gesellschaft für Gynäkologie und Geburtshilfe (DGGG) eine vaginale Geburt empfohlen. In rund 70 % der Fälle ist eine vaginale Geburt möglich. Zu viele Ärzte und Kliniken empfehlen den Schwangeren mit dem nicht mehr berechtigten Verweis auf die Geburtsrisiken immer noch eine Sectio.

Ferner kann den allermeisten Schwangeren auch das Manöver einer sogenannten *Äußeren Wendung* angeboten werden, bei dem mit speziellen Techniken meist um den Zeitraum der 37. SSW von Außen versucht wird, das Kind aus der Beckenendlage in die Schädellage zu wenden. Falls sich die Schwangere eine vaginale Beckenendlagengeburt nicht vorstellen kann oder diese nicht möglich erscheint, besteht die Möglichkeit des traditionellen Behandlungsversuchs aus der Chinesischen Medizin durch die Moxibustionsbehandlung.

7.2.1  Moxibustionsbehandlung

Yang steht in der Chinesischen Medizin für Funktion und demnach auch funktionelle Bewegung. Daher sieht die TCM bei der Beckenendlage die Ursache in einem Yang-Mangel des Uterus (Wasser). Ferner kann ein schwangerschaftsbedingter Mangel an Qi-Energie die Beckenendlage begünstigen oder der Grund dafür sein, dass das Kind nicht in der Schädellage gehalten werden kann. Das Therapieziel besteht in der Tonisierung des Uterus-Yang und des Qi der Mutter. Der empirische Akupunkturpunkt zur Tonisierung des Uterus-Yang ist Bl67 *Zhiyin*. Beim Qi-Mangel ist die Mitte und damit Milz und Magen zu stärken. Da eine maximale Yang-Tonisierung nur mit dem stärksten das Yang tonisierenden Verfahren, der Moxibustion, und nicht mit Akupunktur erzielt werden kann, ist ausschließlich die Moxibustion bei dieser Indikation vorzunehmen und erfolgreich. Die Akupunkturanwendung an Bl67 erreicht nicht die Erfolgsquoten der Moxibustion.

### 7.2.2 Hauptpunkt: Moxa (keine Akupunktur!) an Bl67

**Cave:** Der Zustand von Fülle und Hitze, wie z. B. die vorzeitige Wehentätigkeit, Infektionen, Fieber, Hypertonie, Gestose oder ein Oligohydramnion, ist vor der Anwendung der Moxatherapie auszuschließen und gilt als Kontraindikation!

Nicht nur aus diesen Gründen wird die Moxatherapie als eine therapeutische Behandlungsanwendung betrachtet – auch mit möglichen forensischen Konsequenzen. Daher darf die Anwendung ausschließlich durch entsprechend befähigtes medizinisches Fachpersonal (Hebammen/Frauenärzte) durchgeführt werden! Die Empfehlung zur alleinigen Durchführung der Moxatherapie durch die Schwangere oder deren Partner ist als Kunstfehler zu werten, mit möglichen rechtlichen Konsequenzen für die TherapeutInnen. Bei sachgerechter Anwendung gilt die Moxatherapie als BEL-Wendungsversuch unter Beachtung der gegebenen Kontraindikationen und der nach Studienergebnissen beschränkten Anwendung bis zur abgeschlossenen 36. SSW als ein ungefährliches Verfahren ohne Komplikationen. Für den Zeitraum nach der 36. SSW sind pathologische Verläufe bekannt, die möglicherweise auch auf die abnehmende Fruchtwassermenge, das zunehmende Kindsgewicht und die abnehmende Bewegungsmöglichkeit zurückgeführt werden können.

**Cave:** Daher grundsätzlich keine Moxibustion nach der abgeschlossenen 36. SSW!

### 7.2.3 Behandlungsprozedere der Moxibustionsbehandlung bei BEL

- Therapiebeginn vor der 33. SSW gilt nicht als erforderlich oder wirksam,
- Therapieende spätestens mit der abgeschlossenen 36. SSW!
- mögliches Therapiezeitfenster 33.–36. SSW,
- vier Behandlungssitzungen sind lt. Studienergebnissen ausreichend,
- vermehrte Anwendungen führen nachweislich nicht zur Erhöhung des Therapieerfolges,
- Behandlungsabstand: alle zwei Tage,
- **Cave:** keine tägliche oder mehrmalige Behandlung an einem Tag!
- die häufigere Anwendung, kann zur Überstimulation und zu Komplikationen führen,
- Behandlungsdauer pro Sitzung: insgesamt 20 Minuten,

- (20 Minuten wechselseitig an Punkt Bl67 oder zehn Minuten am rechten Punkt Bl67, folgend zehn Minuten am linken Punkt Bl67),
- Position: Knie-Ellenbogen-Lage. Keine „Indische Brücke"!
- unter Anwendung der „Indischen Brücke" ist der Therapieerfolg nachweislich geringer,
- **Cave:** grundsätzlich **keine** Anwendung bei Risikoschwangerschaften, vorzeitiger Wehentätigkeit, Oligohydramnion, Uterusanomalien und Mehrlingen!
- Empfehlung: keine Behandlung am späten Nachmittag und Abend! Die Wirkung der Yang-Tonisierung hält länger an, wirkt zu sehr in die Yin-Phase, die Mutter fühlt sich aufgeputscht und wird durch vermehrte Kindesbewegung und ggf. eine nicht zervixwirksame Uteruskontraktion im Schlaf gestört.

Sind bei der Mutter weitere zugrundeliegende Muster zu diagnostizieren, die eine Beckenendlage begünstigen, sollten diese behandelt werden.

Traditionell ist bei Yang-Mangel der außerordentliche Meridian *Du Mai* zu öffnen – durch **Akupunktur von Dü3 und Bl62.**

| Muster | Symptome | Punkte → Phytotherapie |
|---|---|---|
| Milz-Qi- und Milz-Blut-Mangel | – Müdigkeit, Schwäche, Appetitmangel, geblähtes Abdomen, weicher Stuhl, schnell blaue Flecken, Schlafstörungen, Antriebslosigkeit, Blässe, blasse Lippen, Wassereinlagerung, Bindegewebsschwäche, Depression<br>– Zunge: blass, kein Belag, trocken<br>– Puls: schwach, schlüpfrig, rau | Ma36, MP6, Bl20, Bl23, Ni6, Ren Mai4, Ren Mai6, Ren Mai12<br>Lu7/Ni6 (Ren Mai/Blut) |
| Le-Qi-Stagnation | – Müdigkeit und Erschöpfung, Verspannung, Rückenschmerzen, Spannungsgefühl und Druck im ganzen Körper, wechselnde Lokalisationen, Druck im Thorax, Epigastrium und Unterbauch, Stimmungsschwankungen, Angespanntheit, Kloßgefühl, Melancholie, Brustspannen, Kopfschmerz, Reizbarkeit, Launenhaftigkeit<br>– Zunge: normal, mit geröteten Rändern<br>– Puls: gespannt, saitenförmig | Di4, MP6, Bl18, Pe6, Gb34, Gb41, Le3 |
| Nieren-Yin-Mangel | – Schwäche, Kraftlosigkeit, Müdigkeit, Trockenheit, Obstipation, trockener Mund und Hals, trockene Haut, Haare, Nägel, Schwindel, Hitzegefühl, Nachtschweiß, Tinnitus, Knochenschmerzen, Depression<br>– Zunge: rot, ohne Belag, ggfs. rissig<br>– Puls: schwach, oberflächlich | MP6, Bl23, Ni3, Ni6, Ren Mai4<br>Lu7/Ni6 (Ren Mai/Niere) |

| Muster | Symptome | Punkte → Phytotherapie |
|---|---|---|
| Nieren-Yang-Mangel | – Erschöpfung, schnelles Schwitzen, Obstipation, tiefe Rückenschmerzen, Kältegefühl, viel heller Urin, Blässe, kraftlos<br>– Zunge: blass, feucht<br>– Puls: schwach, tief | Ma36, MP6, Bl23, Ni7, Du Mai4 |
| Feuchtigkeit | – weiches pastöses Gewebe, Bindegewebsschwäche, Ödeme, Adipositas, weiches Abdomen, Zysten, Schweregefühl und Druckgefühl im Gewebe<br>– Zunge: groß, feucht, Zahnabdrücke<br>– Puls: schlüpfrig | Ma36, Ma40, MP3, MP6, MP9, Bl20, Ren Mai6, Ren Mai9 |

## 7.3 Geburtsvorbereitende Akupunkturtherapie (Mannheimer Schema nach Römer)

In der Traditionellen Chinesischen Medizin wird die Vorbereitung auf den Prozess der Geburt wesentlich in einer Stärkung von Qi, Blut und dessen späteren, ausreichenden und ungestörten Bewegung gesehen.

In alten chinesischen Texten und Zeichnungen findet sich oft in diesem Zusammenhang die Abbildung einer schwangeren Frau mit einem dicken Bauch und einem Rucksack auf dem Rücken, die sich auf dem Weg zu einem Berggipfel befindet.

Dieses Bild soll andeuten, was für eine Frau auf dem Weg zur Geburt, dem Berggipfel entsprechend, wichtig ist. Auf dem Weg zum Gipfel werden viel Energie (Qi) und Substanz (Blut) ge- und verbraucht. Der Rucksack symbolisiert die Vorräte an Qi und Blut für diesen Weg. Nur mit genügend Vorräten ist diese Bewegung (freier Fluss von Qi im Rahmen der Wehentätigkeit) möglich.

> **Quintessenz:** Eine Geburt braucht genügend Blut und Qi sowie den freien, ungestörten Qi- und Blut-Fluss. Der Mangel an Qi und Blut oder eine Stagnation des Flusses sind die Geburt beeinträchtigende Faktoren.
> Traditionelles geburtvorbereitendes Therapieziel: Blut und Qi-Tonisierung und deren freien Fluss garantieren!

Mit den wissenschaftlichen Untersuchungsergebnissen von *Römer* [10] konnten morphologische Effekte der Akupunktur in der Geburtsvorbereitung belegt werden. So führt das als geburtsvorbereitend geltende *Mannheimer Schema* zu einer begünstigten Zervixreifung und einer nachweisbaren Verkürzung der Geburtsdauer. Ferner konnten eine deutlich günstigere Wehenkoordination, geringere dysfunktionelle Wehentätigkeit und eine geringere sekundäre Wehenschwäche als sonst üblich nachgewiesen werden. Die Notwendigkeit zur Anwendung wehenunterstützender Maßnahmen war niedriger, sowie die Rate erforderlicher analgetischer Maßnahmen einschließlich der Periduralanästhesie. Die Gesamtverkürzung der Geburtsdauer beruht auf einer ausschließlich zu beobachtenden Verkürzung der Eröffnungsphase, die Austreibungsperiode blieb unverändert. Durch den in der Regel besseren Geburtsverlauf nach geburtsvorbereitender Akupunktur konnten auch weniger postpartale Störungen (Blutungen) und Beschwerden im Wochenbett (Rückbildung, Stillschwierigkeiten) verzeichnet werden – als Resultat, dass die Frauen besser „über die Geburt" kommen.

Die Chinesische Medizin sieht in einem möglichst komplikationslosen „Überstehen" der Geburt mit einem möglichst geringen Verlust an Blut und Qi die wesentliche Grundlage für ein komplikationsloses Wochenbett und die schnelle Rekonvaleszenz der Frau.

Wichtige Hinweise:
- Eine Musterdifferenzierung ist bei der Anwendung des Akupunkturschemas nicht erforderlich, weil das Therapieziel der Tonisierung von Blut und Qi sowie deren freier Fluss die grundlegende Voraussetzung für eine komplikationslose Geburt bei allen Frauen gleichermaßen darstellt.
- Da dieses Akupunkturtherapieschema als Blut und Qi stärkend gilt, ist es für alle Frauen geeignet und empfehlenswert, d. h. auch und insbesondere für Mehrgebärende und Frauen mit medizinischer Sectioindikation!
- Die Akupunktur führt nachweislich nicht zu einem früheren Geburtsbeginn und kann daher auch bei Mehrgebärenden unbedenklich zum Einsatz gebracht werden!
- Geburtsvorbereitende Akupunktur kann allen Frauen mit unkompliziertem Schwangerschaftsverlauf und ohne Kontraindikationen empfohlen werden.
- Kontraindikationen sind medikamentös behandelte vorzeitige Wehentätigkeit (bis zur 37. SSW), bekannte Gerinnungsstörungen, Risikoschwangerschaft.
- Vor der ersten Sitzung sollten anamnestisch Risiken und Kontraindikationen ermittelt und die Schwangeren darüber informiert werden, dass während oder in den Stunden nach der Akupunktur beobachtete vermehrte Kindsbewegungen eine natürliche Reaktion auf die Akupunktur darstellen und ein völlig normales, unbedenkliches Reaktionszeichen sind.

Nach der Lehre der TCM werden Blut und Qi im Element Erde von Magen und Milz mit Unterstützung der dem Wasserelement zugerechnten Nierenfunktion produziert. Das Holzelement mit der Leberfunktion ist zuständig für den komplikationslosen, glatten Fluss des Qi und Blutes.
- Elemente: Erde, Wasser, Holz,
- Substanzen: Blut, Qi, Nierenenergie,
- Punktzuordnung:
    - Element Erde: Ma36, MP6,
    - Element Wasser: Bl67,
    - Element Holz: Gb34.

**Merke:** Nierenpunkte und der Punkt Le3 sind nicht erforderlich, da die Wirkungen durch die Verwendung des Punktes MP6 SanYinJiao beinhaltet sind.

**Wichtig:** Die zusätzliche Verwendung weiterer Punkte ist nicht sinnvoll! Die Wirkung dieser Punkte kann dazu führen, dass sich die Wirkungen der Punkte gegenseitig stören, aufheben bzw. schon in der Wirkung der verwendeten Punkte beinhaltet sind.

---

**Beispiel:** Die ggfs. gewünschte ausgleichende und psychogene Wirkung, die dem Punkt Du Mai20 Baihui zugeschrieben wird, ist gleichzusetzen mit einer der Wirkungen des Punktes Ma36 Zusanli („Göttlicher Gleichmut"). Somit kann auf den Punkt Du Mai20 verzichtet werden!

---

Das geburtsvorbereitende Mannheimer Akupunkturschema ist somit auch aus traditionellen Gesichtspunkten kongruent, stimmig und ausgewogen.

### 7.3.1 Geburtsvorbereitende Akupunkturtherapie nach dem Mannheimer Schema nach Römer

– Beginn: 36. SSW, mind. vier Sitzungen in wöchentlichem Therapieabstand bis zur Geburt,
– Sitzungsdauer: 20 Minuten Nadelliegedauer,
– Technik: Tonisierung, keine Manipulationstechniken,
– Lagerung: bequeme Lagerung und Entspannung der Schwangeren, empfehlenswert ist die liegende Position, insbesondere bei Qi-Mangel (z. B. bei Überanstrengung, Erschöpfung, Müdigkeit und schlechtem Schlaf) und niedrigem Blutdruck,
– begleitende Maßnahmen: Es wird empfohlen, dass die Schwangere vor der Akupunktursitzung gegessen und getrunken hat.

### 7.3.2 Akupunkturpunktschema

– **ab der 36. SSW:** Ma36 ZuSanLi, Gb34 YangLingQuan, MP6 SanYinJiao,
– **zusätzlich, ab der 3. Sitzung (38. SSW):** Bl67 ZhiYin.

Erreicht die Schwangerschaftsdauer den errechneten Termin ohne Geburtsbeginn, wird die Behandlung im wöchentlichen Intervall fortgeführt. Ab dann ist die Hinzunahme des Akupunkturpunktes **Di4 *Hegu*** erwägenswert.

Wird mit der Akupunkturtherapie zu einem späteren als dem empfohlenen Zeitpunkt der 36. SSW begonnen, zeigten die Studienergebnisse nicht die gleichen Therapieeffekte, da der Prozess der Reifung und Stärkung ein Produkt aus Reiz und Zeit darstellt.

Die Behandlung von Beschwerden (z. B. allgemeinen Schmerzzuständen oder Rückenschmerzen, Ödemen, Schlafstörungen usw.) oder gleichzeitig bestehenden Mustern sollte **immer zeitlich getrennt** (nicht mit gleichem Behandlungstag) von der geburtsvorbereitenden Akupunkturtherapie erfolgen, um den Therapieeffekt nicht zu beeinträchtigen oder zu blockieren, da eine gegenseitige Einflussnahme der Therapien nicht auszuschließen ist.

Alle zu beobachtenden positiven Effekte unterstützen die Empfehlung, die physiologisch wirkende und stärkende Akupunktur alleinig oder adjuvant als Standardtherapie im Rahmen geburtsvorbereitender Maßnahmen zu empfehlen und einzusetzen.

Im Rahmen der Therapie konnten zusätzlich positive Effekte auf Schwangerschaftsbeschwerden wie Sodbrennen, Schlafstörungen, Angstzustände, Ödemneigung und Schmerzzustände belegt werden.

## 7.4 Einleitung der Geburt

Das Vorgehen in der Akupunktur im Rahmen der Maßnahmen zur Einleitung einer Geburt muss grundsätzlich von dem Vorgehen und Therapieziel der geburtsvorbereitenden Akupunkturtherapie unterschieden werden!

Mit der Akupunktur können physiologische und regulative Wirkungen erzielt werden. Akupunktur kann keine Wirkungen zeigen, die vom Organismus nicht selbst ausgelöst oder regulativ beeinflusst werden. Dementsprechend kann eine Akupunkturtherapie im Rahmen der Geburtseinleitung nur dann wirksam sein, wenn der Organismus eine grundsätzliche Wehenbereitschaft zeigt, diese jedoch noch nicht regelmäßig und muttermundswirksam ist! In diesem Fall kann Akupunktur dazu beitragen, die latente Wehenbereitschaft in eine regelmäßige, verstärkte und geburtswirksame Wehentätigkeit zu überführen.

**Merke:** Die wesentliche Voraussetzung zur Wirksamkeit der Akupunktur als geburtseinleitende Maßnahme ist die grundsätzliche Wehenbereitschaft!

Beim fehlenden Zeichen der Wehenbereitschaft (z. B. vorzeitigen Blasensprung ohne Wehentätigkeit) ist der alleinige Behandlungsversuch oder als adjuvante Therapie zu anderen einleitenden Maßnahmen zu rechtfertigen, z. B. in der Phase des Zuwartens auf spontan einsetzende Wehentätigkeit in den ersten Stunden nach dem vorzeitigen Blasensprung.

Die **Phase des Endes der Schwangerschaft als Ansammlung von Yin** ist durch einen scharfen Übergang in die **Phase der Geburt und zu Yang-Mustern** gekennzeichnet, mit Wehen und letzendlich der Geburt, als ein durch Yang erzieltes Ergebnis.
Der Eintritt in die Geburt beschreibt einen Zustand, „in dem Yang das Yin vertreibt" und die Energie Qi das Blut bewegt.
Geburt: Qi bewegt Blut und öffnet „das Tor des Palastes des Kindes".
Die Voraussetzung für den Eintritt in die Geburt sowie eine komplikationslose und „gute" Geburt sind nach der TCM, sich regelgerecht und ohne Stagnationen frei bewegendes Qi sowie die ausreichende Menge an Blut *Xue*.

### 7.4.1 Der Prozess der Einleitung und der Geburt nach der TCM

Der Geburtsprozess ist ein Zusammenspiel zwischen Holz und Erde, genauer zwischen Leber und Milz. Dabei steht die Leber für den glatten Fluss von Qi und der Energie Yang (Wehentätigkeit) und die Milz für das Gewebe, in dem Fall die Eröffnung der dem Bindegewebe zuzuordnenden Zervix (Muttermund).

Die Phase des Eintritts unter die Geburt bedarf eines Übergangs vom Wasserelement (Palast des Kindes = Schwangerschaft) in das Zusammenspiel der Aktivitäten und wechselseitiger Beeinflussung von Holz-(Leber-) und Erde-(Milz-)Element.

Daher sind zu diesem Zeitpunkt noch keine Akupunkturpunkte aus dem Element Holz und somit Leber- und Gallenblasenpunkte (z. B. Gb21, Gb34, Le3) aktiv und finden somit keine Anwendung. Zur Beförderung dieses Prozesses des Übergangs sind Punkte aus dem Metall- und Wasserelement erforderlich.

Der **Akupunkturpunkt Di4** (Hegu), Qi bewegender Punkt aus dem Metallelement (Dickdarm = Yang), findet nach dem tonisierenden Prinzip der Mutter-Sohn-Regel Anwendung. Die **Akupunkturpunkte MP6** (SanYinJiao = Kreuzung der drei Yin, somit auch dem Nieren-Yang (Ni7)) und **Akupunkturpunkt Bl67** (ZhiYin) finden als Punkte zur Yang-Tonisierung im Wasserelement und Wirkung auf die Qi-Bewegung des Uterus Anwendung.

- Geburtseinleitende Akupunkturtherapie: Di4 Hegu, MP6 SanYinJiao, Bl67 ZhiYin.
- Lokale Punkte: Bl31, Bl32, Ren Mai4, Ren Mai6, Du Mai3, Du Mai4.
- Zusätzliche Yang-Tonisierung durch Einschalten des außergewöhnlichen Meridians Du Mai mit den Akupunkturpunkten Dü3 und Bl62 möglich.
- Die Anwendung der Akupunktur kann entsprechend den Erfordernissen angepasst werden.
- Als Einleitungsversuch (z. B. bei Übertragung): 1 × täglich für 20 Minuten.
- Zur Geburtseinleitung (z. B. bei vorzeitigem Blasensprung oder als adjuvante Maßnahme bei anderen Einleitungsmaßnahmen): mehrmals täglich im Abstand von vier Stunden, für jeweils 20 Minuten.

7.4.2 Zusätzliche Therapiekonzepte im Rahmen der Einleitung

Durch einleitende Maßnahmen (Prostaglandine) kann eine sehr krampfbetonte, schmerzhafte und unkoordinierte Wehentätigkeit im Sinne eines Qi-Stagnation-Musters ausgelöst werden.
- **Akupunktur bei Qi-Stagnation:** Di4, Pe6, Gb34, Le3.
- Ist die Schwangere durch längerfristige einleitende Maßnahmen im Sinne eines Qi-Mangels erschöpft, ist eine Qi-stärkende Akupunktur empfehlenswert.
- **Akupunktur bei Qi-Mangel:** Ma36, MP6, Bl20, Bl23, Ren Mai6.
- Bei Unruhe und Schlaflosigkeit im Rahmen länger andauernder Einleitungsmaßnahmen empfiehlt sich die ausgleichende, stagnationsbeseitigende und schlaffördernde Wirkung der Akupunktur.
- **Akupunktur bei Unruhe und zur Schlafförderung:** Ma36, He7, Bl15, Pe6, Gb34, Le3, Du Mai20.

7.4.3 Musterdifferenzierung der TCM zur Geburtseinleitung

Die TCM beschreibt zwei wesentliche Gründe für den verzögerten Eintritt in die Geburtsphase: **Mangel oder Stagnation von Qi und Blut**

| Muster | Symptome | | Punkte → Phytotherapie |
|---|---|---|---|
| Qi- und Blut-Mangel | – | keine oder schwache Wehentätigkeit, Müdigkeit, Erschöpfung der Schwangeren | Ma36, MP6, Bl20, Bl21, Bl23, Ni3, Ni6, Ni7, Ren Mai4, Ren Mai6, Ren Mai12 |
| | – | Zunge: blass, dünner oder kein Belag | |
| | – | Puls: schwach, tief | |
| Qi- und Blut-Stagnation | – | Rückenschmerzen, krampfartige unkoordinierte Vorwehen- und Wehentätigkeit, Druckgefühl im Unterbauch, Unruhe, Erbrechen, rigide Zervix, Angst, Reizbarkeit | Di4, MP6, Bl17, Pe6, GB21, Gb34, Le3, Ren Mai4, Du Mai3, Du Mai4 |
| | – | Zunge: purpurn, gestaut | |
| | – | Puls: gespannt, saitenförmig | |

7.5 Akupunktur unter der Geburt

Wie bereits ausgeführt, stellt der Geburtsprozess das Zusammenspiel und die Koordination zwischen den Elementen Holz und Erde, somit zwischen Leber und Milz, dar.

Dabei steht die **Leber** für den **glatten Fluss von Qi** und der Energie Yang, also der **Wehentätigkeit**. Die **Milz** steht für das Gewebe, in dem Fall das Bindegewebe, der **Eröffnung der Zervix** (Muttermund).

Das wesentliche Therapieziel unter der Geburt ist die Vermeidung von Stagnationen jeder Art, insbesondere die Vermeidung oder Beseitigung der Qi- und Blut-Stagnation!
– **Hauptpunkte:** Di4, MP6, Pe6, Gb21, Gb34, Le3.

## 7.5.1 Geburtsschmerzen

Schmerzen sind in der Chinesischen Medizin als die Stagnation von Qi definiert. Eine der Hauptwirkungen von Akupunktur umfasst die Regulierung und Bewegung des Qi, somit auch die Beseitigung von Qi-Stagnation. Unter der Geburt kann die Akupunktur die Schmerzen im unteren Rücken und Abdomen sehr effizient beeinflussen und lindern.

Die erforderliche individuelle Auswahl der Akupunkturpunkte muss das Stadium der Geburt, den Geburtsfortschritt, die Intensität der Wehentätigkeit und den physischen und psychischen Zustand der Gebärenden berücksichtigen.
– **Lokale Schmerzpunkte unter der Geburt:** Ma28-Ma30, Bl23-Bl32, Ren Mai3-Ren Mai6, Du Mai3, Du Mai4.
– **Fern-Schmerzpunkte unter der Geburt:** Di4, Di10, Ma36, MP6, Bl40, Bl60, Bl62, Bl67, Pe6, Gb21, Gb34, Gb41, Le3.

### Elektroakupunktur an den Akupunkturpunkten Di4 und Di10.
– **Akupunkturpunkte:** Di4, Di10.

Die Elektroakupunktur wird an den **Akupunkturpunkten Di4 und Di10**, einseitig mit einer **niederfrequenten Stimulationsfrequenz von 20 Hz** über einen längeren Zeitraum zur Anregung der körpereigenen Endorphinausschüttung durchgeführt. Die analgetisch wirksame Endorphin-Wirkung kann nach 20–30 Minuten Stimulation beobachtet werden. Als Stimulationsphasen werden Zeiträume von 30–60 Minuten empfohlen. Danach kann eine Stimulationspause von beliebiger Dauer erfolgen, je nach Schmerzintensität. Die weiteren periodischen Stimulationsphasen werden an die Intensität und den Schmerzverlauf angepasst.

## 7.5.2 Der Einsatz von TENS an lokalen Akupunkturpunkten des Blasen-Meridians

Sehr wirksam ist und bewährt hat sich der Einsatz von **TENS** (Transkutane Nervenstimulation) unter der Geburt, an lokalen Punkten des Blasen-Meridians im Bereich der **Akupunkturpunkte Bl23–Bl34** im unteren Rücken- und Sacralbereich.

Der maßgebliche Meridian im unteren Rücken- und Sacralbereich ist der Blasen-Meridian. Im Verlaufsbereich dieses Meridians können unter der Geburt auftretende Schmerzzustände (Qi-Stagnation) mittels der Anwendung von TENS (Qi-Stagnation auflösende Wirkung) effektiv beeinflusst werden. Ein großer Vorteil der analgetisch wirksamen TENS-Anwendung liegt in der uneingeschränkten Bewegungsfreiheit für die Gebärende.

TENS-Anwendung im Bereich der Akupunkturpunkte Bl23–Bl34 unter der Geburt

Handelsübliche TENS-Geräte (z. B. TENStem eco basic; www.schwa-medico.de) mit der Möglichkeit zur Einstellung unterschiedlicher Stimulationsfrequenzen finden Anwendung. Die Elektroden haben üblicherweise eine Größe von 5 × 5 bis 5 × 9 cm und werden im Verlauf des Blasen-Meridians beidseitig in der Höhe und im Bereich des maximalen Schmerzbereichs geklebt.

Mit dem Geburtsfortschritt ist meist ein „Tiefertreten" des Schmerzbereichs aus dem Lumbalbereich des Rückens in den Sacralbereich zu verzeichnen.

Die Elektroden werden im Geburtsverlauf, dem Verlauf des Blasen-Meridians folgend, entsprechend dem jeweils maximalen Schmerzbereich umgeklebt.

Stimulationsfrequenzen

- **Hochfrequente 100-Hz-Stimulation:** Diese Stimulationsfrequenz wird der Erfahrung nach von den Gebärenden in der Regel am Beginn der Wehenphase und bei einem noch eher „oberflächlich" empfundenen Wehenschmerz als wirkungsvoll bevorzugt.
- **Niederfrequente 2-Hz-Stimulation:** Mit zunehmendem Geburtsfortschritt und einer Verlagerung der Wehenschmerzen in den unteren Rücken- und Sacralbereich wird diese muskulär wirksame, tiefe und niederfrequente Stimulationsfrequenz als wirkungsvoll empfunden und bevorzugt.
- **Wechsel-Stimulation von 2 bis 100 Hz (Han-Frequenz):** Manche Gebärende empfinden den automatischen, kurzfristigen Wechsel zwischen der niederfrequenten 2-Hz-Stimulation und der hochfrequenten 100-Hz-Stimulation am wirkungsvollsten und angenehm.

**Merke:** Die Stimulationsfrequenz und die Intensität werden durch die Gebärende selbst bestimmt!

Zu Anfang des TENS-Einsatzes sollte die Gebärende die drei Möglichkeiten der Stimulationsfrequenzen vergleichend ausprobieren. So kann sie im Geburtsverlauf, dem wechselnden Schmerzcharakter und der Schmerzintensität angepasst, die für sie wirkungsvollste und zu akzeptierende Frequenz und Intensität wählen.

**Merke:** Mit der Wehe sollte die Stimulationsintensität durch die Gebärende nach eigenem Empfinden und individuellen Erfordernissen erhöht werden. In der Wehenpause wird auf die normale von der Frau als angenehm akzeptierte Intensität zurückgestellt.

Traditionell wird als Ursache von Geburtsschmerzen unter der Geburt der **Qi- und Blut-Mangel** oder die **Qi- und Blut-Stagnation** angesehen.

| Muster | Symptome | Punkte → Phytotherapie |
|---|---|---|
| Qi- und Blut-Mangel | – schwache oder aussetzende Wehentätigkeit, verzögerter Geburtsverlauf, verzögerte Zervixöffnung, Zervixdystokie, Müdigkeit, Erschöpfung der Gebärenden <br> – Zunge: blass, dünner oder kein Belag <br> – Puls: schwach, tief | Ma36, MP6, Bl20, Bl21, Bl23, Bl60, Bl62, Ni3, Ni6, Ni7, Ren Mai4, Ren Mai6, Ren Mai12 |
| Qi- und Blut-Stagnation | – Rückenschmerzen, krampfartige unkoordinierte Vor- und Wehentätigkeit, verzögerter Geburtsverlauf, Druckgefühl im Unterbauch, Unruhe, Erbrechen, rigide Zervix, Zervixdystokie, Angst, Reizbarkeit <br> – Zunge: purpurn <br> – Puls: gespannt, saitenförmig | Di4, Ma29, MP6, Bl17, Pe6, Gb21, Gb34, Le3, Ren Mai3, Ren Mai6, Du Mai3, Du Mai4 |

Häufige Ursache für einen protrahierten Geburtsverlauf ist die ineffektive, unkoordinierte Wehentätigkeit und/oder die Dystokie der Zervix. Bei diesen protrahierten Geburtsverläufen hat sich die Akupunkturtherapie als sehr effektiv und wirkungsvoll bewährt. Die traditionelle Sichtweise der Chinesischen Medizin sieht die Ursachen in den Mangel-Mustern eines Blut- und Qi-Mangels bzw. den Fülle-Mustern einer Blut- und Qi-Stagnation.

| Muster | Symptome | Punkte → Phytotherapie |
|---|---|---|
| Qi- und Blut-Mangel | – verzögerter Geburtsverlauf, schwache oder aussetzende Wehentätigkeit, verzögerte Zervixöffnung, Zervixdystokie, Müdigkeit, Erschöpfung der Gebärenden <br> – Zunge: blass, dünner oder kein Belag <br> – Puls: schwach, tief | Ma36, MP6, Bl20, Bl23, Ni3, Ni7, Ren Mai4, Ren Mai6 <br> → Nan Chang Fang |
| Qi- und Blut-Stagnation | – Rückenschmerzen, krampfartige unkoordinierte Vor- und Wehentätigkeit, verzögerter Geburtsverlauf, Druckgefühl im Unterbauch, Unruhe, Erbrechen, rigide Zervix, Zervixdystokie, Angst, Reizbarkeit <br> – Zunge: purpurn <br> – Puls: gespannt, saitenförmig | Di4, Ma29, MP6, Bl17, Bl31, Bl32, Pe6, Gb21, Gb34, Le3, Ren Mai3-Ren Mai6, Du Mai3 <br> Wichtige Kombination: Di4, L3 <br> → modif. Cui Sheng Yin |

7.5.5 Dysfunktionelle Wehenstörungen

Die dysfunktionelle Wehentätigkeit unter der Geburt ist gekennzeichnet von unkoordinierter, ineffizienter, zu schwacher, übermäßig starker, hyper- oder hypofrequenter Wehentätigkeit. Die Akupunktur zeigt bei diesem Störungsmuster der Wehentätigkeit sehr effektive und wirkungsvolle Effekte bezüglich der Wehenregulation und Koordination.

**Akupunkturpunkte zur Wehenkoordination (Qi-Stagnation):** Di4, MP6, Bl25-Bl32, Bl60, Pe6, Gb21, Gb34, Le3, Ren Mai3-Ren Mai6, Du Mai3, Du Mai4,

**die wichtigsten Punkte:** Gb34, Le3.

7.5.6 Dystokie der Zervix

Die mit einer Zervixdystokie verbundene verzögerte bis unvollständig eintretende Eröffnung des Muttermundes mit und ohne Wehenkoordinationsstörung ist eine den Geburtsverlauf erheblich verzögernde Dysfunktion. Diese Dysfunktion wird nach durchgeführter geburtsvorbereitender Akupunkturtherapie (Mannheimer Schema nach Römer) seltener beobachtet.

Der Akupunktureinsatz unter der Geburt ist auch bei Auftreten dieser Störung empfehlenswert.

**Akupunkturpunkte bei der Dystokie der Zervix (Qi-Leere):** Ma36, MP6, Bl20, Bl23, Bl25-Bl32, Bl60, Ren Mai3, Ren Mai4, Du Mai3,

**die wichtigsten Punkte:** Ma36, MP6.

7.6 Postpartale Beschwerden

Die Phase nach der Geburt ist gekennzeichnet durch den Verlust von Blut und Qi unter der Geburt. Daher sind die Muster von Leere an Qi, Yin, Blut und Yang bestimmt. Die Ausprägung der Leere-Zustände sind maßgeblich von dem Schwangerschaftsverlauf, der Geburt und der individuellen Konstitution der Frau abhängig.

**Merke:** Die Auswirkungen dieser Qi- und Blut-Mangel-Situationen können vielfältig, unterschiedlich ausgeprägt und von ganz verschiedener Dauer sein.

Der **Blut-Mangel** kann u. a. zu folgenden Störungen führen: mangelnder Muttermilchproduktion, verzögerter Uterusrückbildung, Atrophie und Kraftlosigkeit der Muskulatur, Krämpfen, schneller Erschöpfung und Überforderung, psychischen Reaktionen, Wochenbett- und anderen Psychosen, Schlafstörungen, gestörten Träumen, Reizbarkeit, Trockenheit von Haut, Haaren und Nägeln.

Der **Qi-Mangel** kann u. a. zu folgenden Störungen führen: Kraftlosigkeit, schneller und tiefgreifender Erschöpfung, Überforderung, schneller und tiefer Müdigkeit, Antriebslosigkeit, schnellem Schwitzen, blasser Haut, blassen Lippen, Wassereinlagerung und geschwächter Abwehr.

Der länger andauernde und tiefgreifende **Qi- und Blut-Mangel** kann Folgendes nach sich ziehen: Durch einen Qi- und/oder Blut-Mangel kann es zu einer Blut-Stagnation und der Blockade von Funktionsabläufen kommen, zum Beispiel der verzögerten Rückbildung, persistierenden Lochien und intensiven Schmerzzuständen.

## 7.6.1 Plazentalösungsstörung

Die Ursache einer Plazentalösungsstörung ist die Stagnation oder die Leere-Störung.

**Akupunktur bei Plazentalösungsstörungen:** Di4, Ma25, Ma28-Ma30, Ma36, MP6, MP10, Bl67, Ni16, Gb21, Gb34, Le3, Ren Mai3, Ren Mai4, Ren Mai6,

**bei Stagnation:** Di4, MP10, Ni14, Le3,

**bei Mangel:** Ma36, MP6, Ren Mai6,

**Hauptpunkte:** MP6, Ni16.

## Behandlungsdurchführung

Zunächst kann die normale Lösung der Plazenta abgewartet werden, wenn keine verstärkte postpartale Blutung beobachtet wird. Ist die spontane Lösung nach ca. 30 Minuten nicht zu verzeichen, werden die Hauptpunkte beidseitig akupunktiert. Der Punkt Ni16 wird dabei zunächst stark stimuliert, dann für zehn bis 15 Minuten ohne Stimulation abgewartet.

In der Vielzahl der Fälle kann dann die Plazenta unter minimalem Zug an der Nabelschnur und unter geringem Druck auf den Fundus uteri entwickelt werden.

Führt die Anwendung der Akupunktur nicht zum gewünschten Erfolg, lassen sich meist diagnostisch Hinweise auf eine Plazenta accreta, ein Septum uteri oder einen Zervixspasmus ableiten, mit der Notwendigkeit zur manuellen Lösung.

7.6.2 Postpartaler Harnverhalt

Die mütterliche Erschöpfung, Angst, der geburtsbedingte Verlust an Qi und die Schwäche der Niere werden aus Sicht der TCM neben mechanischen Blockaden und Qi-Stagnation als Ursache für den Harnverhalt gesehen.

Durch die Wirkung der Akupunktur kann die Katheterisierung oft vermieden werden, daher sollte vorher immer der Behandlungsversuch unternommen werden.

Bei Harnverhalt im Wochenbett sind die Ursachen und das therapeutische Vorgehen gleich. Da sich bei diesen Beschwerden die Akupunktur als wirksam erwiesen hat, sollte bei diesen Beschwerden im Wochenbett zunächst ein Akupunkturtherapieversuch durchgeführt werden.

**Punkte bei postpartalem Harnverhalt:** Di4, Ma28, Ma36, MP6, MP9, Bl20, Bl23, Bl28, Bl32, Bl40, Bl60, Ni3, Ni7, Pe6, Gb34, Le3, Ren Mai3, Ren Mai4, Ren Mai5, Ren Mai6,

**Hauptpunkte:** MP6, Bl23, Bl28, Bl40, Ni7, Ren Mai3.

Traditionelle Muster bei Harnverhalt

| Muster | Symptome | Punkte → Phytotherapie |
|---|---|---|
| Le-Qi-Stagnation | – Erschöpfung, starke Verspannung, Rücken-schmerzen, Spannungsgefühl und Druck im ganzen Körper, Druck im Unterbauch, Stim-mungsschwankungen, Angespanntheit, Reiz-barkeit, Kopfschmerz<br>– Zunge: normal, mit geröteten Rändern<br>– Puls: gespannt, saitenförmig | Di4, Ma28, MP6, Bl18, Bl28, Pe6, Gb34, Le3, Ren Mai3, Ren Mai5, Ren Mai6<br>Phytotherapie im Wochenbett:<br>→ Xiao Yao San, Chen Xiang San |
| Qi-Mangel | – postpartale Harnretention, Völlegefühl, Müdig-keit, starke Blässe, tiefe Erschöpfung, Durch-fall, tiefe Kraftlosigkeit, Schwitzen<br>– Zunge: blass<br>– Puls: schwach, tief | Ma36, MP6, MP9, Bl20, Bl23, Bl28, Ren Mai3, Ren Mai6, Ren Mai12<br>Phytotherapie im Wochenbett:<br>→ Bu Zhong Yi Qi Tang |
| Nieren-Schwäche | – Harnverhalt, Rückenschmerz, Druckgefühl in Abdomen und Unterbauch, Schwindel, Tinni-tus, Kältegefühl<br>– Zunge: blass, feucht<br>– Puls: langsam, schwach, tief | Bl23, Bl28, Bl40, Bl60, Ni3, Ni7, Ren Mai3, Ren Mai4, Ren Mai8, Lu7/Ni6 (Ren Mai/Niere)<br>Phytotherapie im Wochenbett:<br>→ Jin Gui Shen Qi Wan (ohne Fu Zhi, ersetzt mit Rou Gui) |

7.6.3 Rückbildungsstörungen und Lochialstau

Die Ursachen für eine gestörte Rückbildung des Uterus und den Lochialstau sind vielfältig. Der Einsatz kontraktionsfördernder Medikamente kann mit Nebenwirkungen (z. B. geringerer Muttermilchbildung, Schwindel, Kopfschmerzen) verbunden sein. Akupunktur bietet eine bewährte und nachgewiesenermaßen wirksame Behandlungsalternative bei Rückbildungsstörungen, sofern nicht medizinische Gründe eine andere Therapie erforderlich machen.

Vor dem Einsatz müssen folgende Ursachen ausgeschlossen sein: Lochialstau durch eine Stenose des Zervixkanals, Endometritis, Endomyometritis, Puerperalsepsis.

Eine Musterdifferenzierung ist bei dieser Indikation zur Akupunkturanwendung nicht erforderlich.

Nach der traditionellen Sichtweise handelt es sich bei den der Rückbildungsstörung und dem Lochialstau zugrundeliegenden Mustern um die **Qi-Stagnation** und die **Qi-Schwäche** als Folge des geburtsbedingten Blut- und Qi-Verlustes.

**Punkte bei Rückbildungsstörungen des Uterus und Lochialstau:** Di4, Ma25, Ma29, Ma30, Ma36, MP6, MP10, Bl20, Bl23, Bl25, Bl31, Bl60, Bl67, Ni7, Ni14, Ni16, Gb21, Gb34, Le3, Ren Mai3, Ren Mai4, Ren Mai5, Ren Mai6, Du Mai3, MP4/Pe6 (Chong Mai),

**Hauptpunkte:** Ni16, MP6.

Traditionelle Muster bei Rückbildungsstörungen und Lochialstau

| Muster | Symptome | Punkte → Phytotherapie |
|---|---|---|
| Le-Qi-Stagnation | – Rückbildungsstörung/Lochialstau durch Stagnation, Erschöpfung, starke Verspannung, Rückenschmerzen, Spannungsgefühl und Druck im ganzen Körper, Druck im Unterbauch, Stimmungsschwankungen, Angespanntheit, Reizbarkeit, Kopfschmerz<br>– Zunge: normal, mit geröteten Rändern<br>– Puls: gespannt, saitenförmig | Di4, Ma29, Ma30, MP6, Bl18, Bl31, Ni16, Pe6, Gb34, Le3, Ren Mai3, Ren Mai4, Ren Mai5, Ren Mai6<br>→ Xiao Yao San, Si Wu Tang, Xiang Ai Xiong Dang Yin |
| Qi-Mangel | – Rückbildungsstörung/Lochialstau durch Qi-Leere, Völlegefühl, Müdigkeit, starke Blässe, tiefe Erschöpfung, Durchfall, tiefe Kraftlosigkeit, schnelles Schwitzen<br>– Zunge: blass<br>– Puls: schwach, tief | Ma36, MP6, MP9, MP10, Bl20, Bl23, Bl31, Ni16, Ren Mai6, Ren Mai12<br>→ Bu Zhong Yi Qi Tang |

| Muster | Symptome | Punkte → Phytotherapie |
|---|---|---|
| Nieren-Schwäche | – Rückbildungsstörung/Lochialstau durch Nieren-Schwäche, Leere, Harnverhalt, Rückenschmerzen, Druckgefühl in Abdomen und Unterbauch, Schwindel, Tinnitus, Kältegefühl<br>– Zunge: blass, feucht<br>– Puls: langsam, schwach, tief | MP6, Bl23, Bl31, Bl40, Bl60, Ni3, Ni7, Ni16, Ren Mai4, Ren Mai6<br>Lu7/Ni6 (Ren Mai/Niere)<br>Phytotherapie im Wochenbett:<br>→ Liu Wei Di Hung Wan (Yin), Shen Qi Wan , You Gui Wan (Yang) |

## 7.6.4 Persistierende Lochien

Persistierende Lochien werden definiert als Wochenfluss, der länger als normal andauert und eine rote Farbe behält, statt in eine seröse Sekretion überzugehen.

Bei dieser Indikation ist zunächst immer eine schulmedizinische Abklärung erforderlich und angezeigt, um z. B. Ursachen wie Plazenta- oder Eihautreste auszuschließen. Können keine Ursachen verifiziert werden, ist eine adjuvante Akupunktur- oder Phytotherapiebehandlung erwägenswert. Geburtsbedingt kommt es zu einem Qi- und Blut-Mangel. Ist dieser Mangel an Qi größer als üblich, kann das schwache Milz-Qi das Blut nicht halten und es kommt zu persistierendem Lochialfluss mit hellem Blut.

Aus traditioneller Sicht werden von der TCM folgende Ursachen benannt: Milz-Qi-Schwäche (kann das Blut nicht in den Gefäßen halten), Blut-Hitze (Hitze verdrängt Blut aus den Gefäßen), Blut-Stagnation (Stagnation kann zu Hitze führen und das Blut verdrängen).

**Punkte bei persistierenden Lochien:** Di4, Di11, Ma36, MP1, MP6, MP8, MP10, Bl20, Bl23, Ni10, Ni14, Ni16, Pe6, Le2, Le3, Le6, Le14, Ren Mai3, Ren Mai4, Ren Mai6, Ren Mai12, Du Mai3, Du Mai4,

**Blut-Stagnation:** MP4/Pe6 (Chong Mai),

**Blut-Hitze:** Lu7/Ni6 (Ren Mai),

**Hauptpunkte:** Ma36, MP6, MP10, Le2, Le3, Ren Mai4, Ren Mai6.

Traditionelle Muster bei persistierenden Lochien

| Muster | Symptome | Punkte → Phytotherapie |
|---|---|---|
| Qi-Mangel | – geringer persistierender Lochialfluss, Blut hell, geruchlos, Schwindel, starke Erschöpfung, schnelles Schwitzen, Kältegefühl, Bearing-down-Gefühl, Müdigkeit, Blässe<br>– Zunge: blass, Zahnabdrücke<br>– Puls: schwach | MP1, MP6, Ma36, Bl20, Bl23, Ren Mai4, Ren Mai6<br>→ Ba Zhen Tang, Bu Zhong Yi Qi Tang, Shi Quan Da Bu Tang |
| Blut-Stagnation | – geringer persistierender Lochialfluss, dunkles Blut, Koagel, Unterbauchschmerzen, Druckschmerzhaftigkeit, bei Koagelabgang nachlassende Schmerzen, angespannt, Verspannung, gereizt, Schwindel, Kopfschmerzen<br>– Zunge: purpurn, gestaute Zungengrundvenen<br>– Puls: gespannt, saitenförmig | Di4, Ma36, MP1, MP6, MP10, Bl18, Ni14, Le1, Le3, Le6, Ren Mai3, Ren Mai4, Ren Mai6, Du Mai4 MP4/Pe6 (Chong Mai)<br>→ Si Wu Tang, Shi Xiao San |
| Blut-Hitze | – persistierender Lochialfluss, dunkles Blut, Koagel, rotes Gesicht, Hitze, Durst, Unruhe, Obstipation, dunkler Urin, Unterbauchschmerzen, gereizt, Schwindel, Kopfschmerzen<br>– Zunge: rot, gelber Belag<br>– Puls: schnell, schwach, gespannt | Di4, Di11, MP1, MP6, MP8, MP10, Bl17, Ni2, Ni10, Le2, Le3, Ren Mai3, Ren Mai4 Lu7/Ni6 (Ren Mai/Blut)<br>→ Qing Re Zhi Beng Tang, Dan Zhi Xiao Yao San |
| Qi-Stagnation mit Hitze | – persistierender Lochialfluss, dunkles Blut, Koagel, Hitze, Unruhe, Schwindel, Kopfschmerzen, Schlafstörungen, schlechte Träume, innere Unruhe<br>– Zunge: gerötete Ränder<br>– Puls: gespannt, saitenförmig | Di4, Di11, Ma36, MP1, MP6, MP10, Bl18, Pe6, Gb34, Le2, Le3, Le6, Le14, Ren Mai3, Ren Mai4<br>→ (Dan Zhi) Xiao Yao San + DiYu, Qian Cao Gen |

### 7.6.5 Verstärkte Nachwehen

Verstärkte Nachwehen in Bezug auf Häufigkeit und Intensität treten insbesondere bei Mehrgebärenden auf. Schmerzen haben aus Sicht der TCM ihre Ursache in einer Stagnation. Diese kann durch eine Stagnation von Qi- und Blut (Fülle) oder durch einen Mangel an Qi- und Blut (Leere) bedingt sein.

Ein Schmerz vom Fülle-Typ wird auf Druck oder Massage schlechter. Bei Schmerzen aufgrund einer Leere-Situation werden Druck und Massage als angenehm lindernd empfunden.

**Punkte bei verstärkten Nachwehen:** Di4, Ma29, Ma36, MP6, MP8, MP10, Bl20, Bl23, Ni16, Pe6, Gb21, Gb34, Le3, Ren Mai3, Ren Mai4, Ren Mai6, Ren Mai12, Du Mai3, Du Mai4,

**Stagnation:** MP4/Pe6 (Chong Mai),

**Blut-Schwäche:** Lu7/Ni6 (Ren Mai),

**Hauptpunkte:** Ma36, MP6, MP10, Ni16, Gb34, Le3, Ren Mai4, Ren Mai6.

Traditionelle Muster bei verstärkten Nachwehen

| Muster | Symptome | Punkte → Phytotherapie |
|---|---|---|
| Le-Qi-Stagnation | – verstärkte Nachwehen, Schmerz, Rückbildungs-störung/Lochialstau durch Stagnation, starke Verspannung, Rückenschmerzen, Spannungs-gefühl und Druck im ganzen Körper, Druck im Unterbauch, Stimmungsschwankungen, Anspan-nung, Reizbarkeit, Kopfschmerz<br>– Zunge: normal, mit geröteten Rändern<br>– Puls: gespannt, saitenförmig | Di4, Ma29, MP6, MP10, Bl18, Ni16, Pe6, Gb34, Le3, Ren Mai3, Ren Mai4, Ren Mai6<br>→ Xiao Yao San, Si Wu Tang |
| Qi-Mangel | – Rückbildungsstörung/Lochialstau durch Qi-Lee-re, Völlegefühl, Müdigkeit, starke Blässe, tiefe Erschöpfung, Durchfall, tiefe Kraftlosigkeit, schnelles Schwitzen<br>– Zunge: blass<br>– Puls: schwach, tief | Ma36, MP6, MP10, Bl20, Bl23, Ni16, Ren Mai4, Ren Mai6, Ren Mai12<br>→ Ba Zhen Tang, Bu Zhong Yi Qi Tang, |

7.6.6 Allgemeine Stärkung und Rekonvaleszenz der Mutter nach der Geburt –
     Qi- und Blut-Tonisierung

Die Geburt hat vielfältige Auswirkungen auf den körperlichen, physischen und psy-chischen Zustand der Mutter bezüglich Anzahl der Symptome als auch deren Ausprä-gung und Dauer.

Neuere Untersuchungen belegen, dass die durch die Geburt und das Wochenbett bei der Mutter auftretenden Beschwerden oft viel später auftreten als allgemein an-genommen. So sind die Beschwerden in den ersten drei Monaten häufig viel geringer als nach einem halben Jahr. Dieses kann auch ein Hinweis darauf sein, dass der Pro-zess der Geburt und des Wochenbetts die grundlegende Konstitution der Mutter über die Maßen beansprucht hat. Die Traditionelle Chinesische Medizin sieht diese Be-schwerden in einem **Mangel an Yin, Yang, Qi und Blut** begründet.

Die betroffenen Elemente und Organe sind Erde (Milz) und Wasser (Niere), mit Auswirkungen auf Holz (Leber) und Feuer (Herz) sowie den Geist *Shen* (Feuer).

Unterschiedlichste Belastungen und (Über-)Anstrengungen im Wochenbett und auch der Stillprozess können Ursachen für einen entstehenden oder verstärkten Qi-

und Blut-Mangel sein. Wird dieser nicht behoben oder ist von langer Dauer, kann sich dies als ausgeprägter Yin-Mangel mit und ohne Yang-Mangel zeigen und längerfristig zum verstärkten Verlust an Jing führen.

Die Muster können auch zusammen auftreten und sind dann ineinander übergehend und nicht mehr zu unterscheiden. Auch die Differenzierung zwischen Blut- und Yin-Mangel kann schwierig sein.

Bei Schlafstörungen und mangelnder Laktation ist schon von einem Blut-Mangel auszugehen.

Psychisch auffällige und depressive Zustände im Wochenbett sind grundsätzlich als Blut-Mangel zu deuten, weil der Geist (Shen) nicht mehr ausreichend mit Blut genährt wird. Stillen kann diesen Prozess noch verstärken, da die Muttermilch ein Substrat aus Qi und Blut darstellt.

**Punkte zur Tonisierung im Wochenbett:** Qi-Mangel: Ma36, MP6, Bl20, Bl23, Ren Mai6, Ren Mai12,

**Yin-Mangel:** MP6, Bl23, Ni3, Ni6, Ren Mai4; Lu7/Ni6 (Ren Mai), kein Moxa!

**Yang-Mangel:** Ma36, MP6, Bl20, Bl23, Ni3, Ni7, Ren Mai6, Ren Mai12, Du Mai4, Dü3/Bl62 (Du Mai) (Moxa),

**Blut-Mangel:** Ma36, MP6, He7, Bl20, Bl23, Ni3, Le8, Ren Mai4, Ren Mai12; MP4/Pe6 (Chong Mai), kein Moxa!

Traditionelle Muster zur Tonisierung von Qi, Yin, Yang und Blut postpartal

| Muster | Symptome | Punkte → Phytotherapie |
|---|---|---|
| Milz-Qi-Mangel | – Rückbildungsstörung/Lochialstau durch Qi-Mangel, Völlegefühl, starke Müdigkeit, starke Blässe, tiefe Erschöpfung, weicher Stuhl, Ödeme, tiefe Kraftlosigkeit, schnelles Schwitzen, ausgeprägte Antriebslosigkeit, Muttermilchmangel, blaue Flecken, blasse Lippen<br>– Zunge: blass, ggfs. feucht und Zahnabdrücke<br>– Puls: schwach, (schlüpfrig), tief | Ma36, MP6, MP9, Bl20, Bl23, Ren Mai6, Ren Mai12 → Ba Zhen Tang, Bu Zhong Yi Qi Tang, Shi Quan Da Bu Tang |
| Nieren-Yin-Mangel | – Schwindel, Tinnitus, Konzentrationsschwäche, Nachtschweiß(!), trockener Mund, allgemeine Trockenheit, trockene Haut, Haare, Nägel, Schmerzen in der Lumbalregion, Knochenschmerzen, Obstipation, wenig dunkler Urin, Müdigkeit, Abgeschlagenheit, Depression, Leitsymptom: Nachtschweiß!<br>– Zunge: normal oder gerötet, kein Belag<br>– Puls: schwach, oberflächlich | MP6, Bl23, Ni3, Ni6, Ni9, Ni10, Ren Mai4, Ren Mai7 (kein Moxa!) Lu7/Ni6 (Ren Mai) → Zuo Gui Wan, Liu Wei Di Hunag Wan |

| Muster | Symptome | Punkte → Phytotherapie |
|---|---|---|
| Nieren-Yang-Mangel | – Blässe, Antriebs- und Kraftlosigkeit, Kältegefühl, Ödeme besonders an Beinen und Knöcheln, Völlegefühl im Abdomen, Schmerzen im Rücken durch Kälte ausgelöst, Knieschmerzen, viel heller Urin, Libidoverlust, ständiges Frieren<br>– Zunge: blass, geschwollen, ggfs. weißer Belag<br>– Puls: langsam, schwach, tief | Ma28, Ma36, MP6, MP9, Bl20, Bl23, Ni3, Ni7, Ren Mai6, Ren Mai9, Du Mai4<br>Dü3/Bl62 (Du Mai) (Moxa)<br>→ Jin Gui Shen Qi Wan, Wu Ling San |
| Blut-Mangel | – Müdigkeit, Antriebslosigkeit, Phlegma, Schlafstörungen, Konzentrationsschwäche, Stillschwierigkeiten und Milchmangel, Blässe, Trockenheit der Haut, Haare, Nägel, kraftlose Muskulatur, Wochenbettpsychose, psychische Auffälligkeiten, Depression, Appetitmangel, blasse Lippen, Leitsymptom: tiefe Erschöpfung!<br>– Zunge: klein, kein Belag, trocken<br>– Puls: schwach, rau | Ma36, MP3, MP6, Bl20, Bl23, Ni3, Ni6, Ren Mai4, Ren Mai12 (kein Moxa!)<br>Lu7/Ni6 (Ren Mai/Blut)<br>MP4/Pe6 (Chong Mai)<br>→ Si Wu Tang, Gui Pi Tang |

## 7.6.7 Postpartale Depression

Entsprechend der traditionellen chinesischen Lehre ist der Geist *Shen* dem Herzen im Feuer Element zugeordnet. Das Herz beherbergt den Geist. Um den Geist zu nähren, benötigt es genügend Blut, mit dem der Shen genährt wird, wenn er in der Nacht im Herzen zur erholsamen Ruhe kommt.

Die Geburt führt zu einem mehr oder weniger ausgeprägten Blut-Mangel. Bei Blut-Mangel wird das Herz-Blut geschwächt und der Shen „wird beunruhigt".

Die Folge sind Unruhe, Konzentrations- und Gedächtnisstörungen, ängstliche Erregung, Erschöpfung, Schlafstörungen und Depressionen.

Die Wöchnerin fühlt sich überfordert, den Anforderungen nicht mehr gewachsen, es kommt zu unvorhersehbaren Stimmungsschwankungen, spontanen Weinattacken, Aggressivität und zu späterer Zeit wird eine mangelnde Libido beschrieben.

Der Blut-Mangel kann, sofern nicht behoben, zu weiteren Störungsmustern führen.

Die Folge des lang andauernden Blut-Mangels ist der Yin-Mangel, der das Muster der Leere-Hitze bedingt. Die Beschwerden werden dadurch weiter intensiviert.

Schon in alten chinesischen Texten wurde dieser Zustand der postpartalen Depression als *Chan Hou Wang Yan Jian Gui Fa Kuang* bezeichnet, was so viel bedeutet wie „absurdes Sprechen, das Sehen von Geistern und ungewöhnliches Verhalten nach der Geburt".

Für fast alle Symptome ist die Blut-Mangel-Situation ursächlich, ausgelöst oder verstärkt durch den Blut-Verbrauch in der Schwangerschaft und den Blut-Verlust durch die Geburt.

Die Phase nach der Geburt ist für viele Frauen durch die Erwartungen und Anforderungen mit physischem und psychischem Stress verbunden, der eine Stagnationssituation begünstigt. Die Mangelsituation von Qi, Blut und Yin verbindet sich mit der Stagnation und verstärkt somit die Symptomatik.

Die traditionellen Muster sind die Le-Qi-Stagnation, der Herz-Blut-Mangel, der Herz-Yin-Mangel und die Herz-Blut-Stagnation.

**Punkte bei durch Le-Qi-Stagnation bedingter postpartaler Depression:** Di4, MP6, Bl18, Pe6, Gb34, Le3, Le8, Ren Mai14.

**Hauptpunkte:** Di4, MP6, Pe6, Gb34, Le3.
   **Punkte bei durch Herz-Blut-Mangel bedingter postpartaler Depression:** Ma36, MP6, He5, He7, Bl15, Ni3, Pe6, Le8, Ren Mai4, Ren Mai14, Ren Mai15,

**Hauptpunkte:** MP6, He7, Bl15, Pe6.

**Punkte bei durch Herz-Yin-Mangel bedingter postpartaler Depression:** MP6, He5, He6, He7, Bl23, Ni6, Pe7, Le8, Ren Mai4, Ren Mai14, Ren Mai15, Du Mai20, Lu7/ Ni6 (Ren Mai),

**Hauptpunkte:** MP6, He6, Bl23, Ni6, Pe7, Ren Mai4, Du Mai20.

**Punkte bei durch Herz-Blut Stagnation bedingter postpartaler Depression:** MP4, MP10, Bl15, Bl17, Pe6, Pe7, Gb17, Gb18, Le3, Ren Mai14, Du Mai20, MP4/Pe6 (Chong Mai),

**Hauptpunkte:** MP10, Bl15, Pe7, Le3, Du Mai20.

Traditionelle Muster bei postpartaler Depression

| Muster | Symptome | Punkte → Phytotherapie |
|---|---|---|
| Le-Qi-Stagnation | – postpartale Depression, psychisch auffälliges Verhalten, Stimmungsschwankungen, Schlafstörungen, Aggressivität, Reizbarkeit, verstärkte Nachwehen, Schmerzen, Rückbildungsstörung/Lochialstau durch Stagnation, starke Verspannung, Rückenschmerzen, Spannungsgefühl und Druck im ganzen Körper, Druck im Unterbauch, Kopfschmerz<br>– Zunge: normal, mit geröteten Rändern<br>– Puls: gespannt, saitenförmig | Di4, MP6, MP10, Bl18, Pe6, Gb34, Le3, Le8, Ren Mai14<br>→ Xiao Yao San, Si Wu Tang |
| Herz-Blut-Mangel | – postpartale Depression, Müdigkeit, Erschöpfung, Schlafstörungen, Gedächtnisschwäche, Palpitationen, Angst, Schuldgefühle, spontanes Weinen, Libidoverlust<br>– Zunge: blass, klein<br>– Puls: schwach, rau | Ma36, MP6, He5, He7, Bl15, Pe6, Le8, Ren Mai4, Ren Mai14, Ren Mai15, Du Mai20<br>→ Gui Pi Tang, Si Wu Tang |
| Herz-Yin-Mangel | – postpartale Depression, Schlafstörungen, Unruhe, Erschöpfung, Muttermilchmangel, Palpitationen, Libidoverlust, Hitzegefühl am Abend, Nachtschweiß<br>– Zunge: rot, kein Belag<br>– Puls: schwach, oberflächlich | MP6, He5, He7, Bl23, Ni3, Ni6, Pe7, Le8, Ren Mai4, Ren Mai14, Ren Mai15, Du Mai19, Du Mai24<br>→ Tian Wang Bu Xin Dan, An Xin Tang, Ren Shen Dang Gui Tang |
| Herz-Blut-Stagnation | – postpartale Depression, Aggressivität, destruktive Gedanken, Wahnvorstellungen, manisches Verhalten, mangelndes Bindungsverhalten<br>– Zunge: purpurn, gestaute Zungengrundvenen<br>– Puls: schnell, gespannt, saitenförmig | MP10, Bl15, Bl17, Ni1, Pe7, Gb17, Gb18, Le3, Ren Mai14, Du Mai20, Du Mai24 MP4/Pe6 (Chong Mai)<br>→ Sha Xiang San, Xiao Tiao Jing Tang |

## 7.6.8 Postpartale Obstipation

Die Wöchnerin hat durch die Geburt viele Substanzen verloren.

Daher sind die Ursachen der postpartalen Obstipation in **Stagnation, Qi- und Blut-Mangel sowie der Trockenheit** zu sehen. Blut hat die Aufgabe zu nähren und zu befeuchten.

Bei Blut-Mangel besteht Trockenheit, die für das Metall Element und den Dickdarm einen pathogenen Faktor darstellt. Eine Aufgabe von Qi ist die Bewegung, bei Qi-Mangel besteht Darmträgheit durch mangelnde Bewegung des Qi.

**Punkte bei postpartaler Obstipation:** Di4, Di11, Ma25, Ma36, MP6, Bl25, Pe6, Gb34, Le3, Ren Mai6,

**Hauptpunkte:** Di4, Di11, Ma25, Ma36, MP6, Bl25, Le3, Ren Mai6.

Traditionelle Muster bei postpartaler Obstipation

| Muster | Symptome | Punkte → Phytotherapie |
|---|---|---|
| Leber-Qi Stagnation | – postpartale Obstipation mit „zu Kernen" geformten Stuhl, Druckgefühl, aufgeblähtes, gestautes Abdomen, Völlegefühl, schwerer Stuhlgang, Spannung, Reizbarkeit<br>– Zunge: normal oder Ränder gerötet<br>– Puls: gespannt, saitenförmig | Di4, Di11, Ma25, Bl18, Bl25, Gb34, Le3, Ren Mai6, Ren Mai10<br>→ Xiao Yao San, Liu Mo Tang |
| Nieren-Yin-Mangel | – postpartale Obstipation, allgemeine Trockenheit, trockener Stuhl, trockener Mund und Hals, trockene Haut, Haare, Nägel, Schwindel, Hitzegefühl, Nachtschweiß, Tinnitus, Kopfschmerzen<br>– Zunge: rot, ohne Belag, rissig<br>– Puls: schwach, oberflächlich | Ma25, Ma36, MP6, Mp15, Bl23, Bl25, Ni3, Ni6, Ren Mai4 (kein Moxa!)<br>→ Tong You Tang, Zeng Ye Tang |
| Nieren-Yang-Mangel | – postpartale Obstipation, Erschöpfung, schnelles Schwitzen, schwerer Stuhlgang (bei Yang-Mangel ist der Stuhl weich, aber aufgrund der fehlenden Funktion kommt es zur Symptomatik), Rückenschmerzen, Kältegefühl, viel heller Urin, Blässe, kraftlos<br>– Zunge: blass, feucht<br>– Puls: schwach, tief | Ma25, Ma36, MP6, MP14, MP15, Bl23, Bl25, Ni7, Ren Mai4, Ren Mai6, Du Mai4<br>→ Ji Chuan Jian |
| Blut-Mangel | – postpartale Obstipation, kaum Darmtätigkeit, trockener Stuhl, Trockenheit, trockene Haut, Haare, Nägel, Schwindel, Sehstörungen, Kopfschmerzen, Schlafstörungen, Palpitationen, innere Unruhe, Blässe, Erschöpfung, Depression<br>– Zunge: blass, klein, trocken, rissig<br>– Puls: schwach, rau | Ma25, Ma36, MP6, MP14, MP15, Bl18, Bl20, Bl23, Bl25, Ni6, Le8, Ren Mai4, Lu7/Ni6 (Ren Mai)<br>→ Si Wu Tang |

### 7.6.9 Postpartale Gelenkschmerzen

Oft wird von Wöchnerinnen über „Knochen- und Gelenkschmerzen" geklagt. Die Art der Beschwerden wird sehr unterschiedlich angegeben. Zu den Symptomen zählen Taubheitsgefühl, dumpfes Gefühl, stechende Schmerzen, Kribbelgefühl, Schweregefühl, Überempfindlichkeit, Gefühl von Steifigkeit der Gelenke und Wirbelsäule.

Der Blutverlust durch die Geburt führt zu **Blut-Mangel**. Bei Blut-Mangel kann das Blut die Meridiane, Muskulatur und Gewebe nicht richtig nähren, dadurch entstehen Schmerzen dumpfen Charakters. Sonstige Ursachen von Gelenkschmerzen wie pathogener Wind, Kälte oder Feuchtigkeit sind im Wochenbett seltener vorzufinden.

**Punkte bei postpartalen Gelenkschmerzen:** Di11, Ma36, Ma40, MP4, MP6, MP9, MP10, Bl11, Bl20, Bl23, Ni10, 3E5, 3E6, Gb34, Le3, Le8, Ren Mai4, Ren Mai6, Ren Mai12, MP4/Pe6 (Chong Mai),

**Hauptpunkte:** Di4, Ma36, MP6, Bl20, Gb34, Le3, Ren Mai4 (MP4/Pe6 Chong Mai)

Traditionelle Muster bei postpartalen Gelenkschmerzen:

| Muster | Symptome | | Punkte → Phytotherapie |
|---|---|---|---|
| Blut-Mangel | – | dumpfer Gelenkschmerz, Kribbeln, Taubheit, Schwindel, Schlafstörung, Sehstörungen, Müdigkeit | Di11, Ma36, MP6, Bl11, Bl20, Bl23, 3E5, Gb34, Le8, Ren Mai4 |
| | – | Zunge: blass, trocken | → Si Wu Tang, Huang Qi Gui Zhi Wu Tang |
| | – | Puls: schwach, rau | |
| Blut-Stagnation | – | ausgeprägte postpartale Gelenkschmerzen, Steifigkeit, Schmerzen im Abdomen, gestauter Lochialfluss | Di11, MP6, MP10, Bl17, 3E5, 3E6, Ren Mai6, Du Mai8 MP4/Pe6 (Chong Mai) |
| | – | Zunge: purpurn | → Shen Tong Zhu Yu Tang |
| | – | Puls: gespannt, saitenförmig | |
| Leber-Blut und Nieren-Yang-Mangel | – | dumpfer Gelenkschmerz, Rückenschmerzen, Schwindel, Müdigkeit, Schwindel, Tinnitus, Kältegefühl, viel heller Urin, Knieschmerzen | Ma36, MP6, Bl18, Bl23, Ni3, Ni6, Ni10, Gb34, Le7, Le8, Ren Mai4 |
| | – | Zunge: blass, feucht | → Yang Rong Zhuang Shen Tang |
| | – | Puls: schwach, tief | |
| Wind | – | Gelenkschmerzen mit wechselnder Lokalisation, wechselhafter Verlauf, plötzliche Beschwerden, Kribbeln, Taubheit, Schweregefühl, Besserung durch Bewegung | Ma36, MP6, MP9, Bl11, Bl17, Gb34, Le3, Ren Mai4, Ren Mai6, Ren Mai12, Du Mai14 |
| | – | Zunge: normal | → Du Huo Ji Sheng Tang |
| | – | Puls: gespannt | |

7.6.10 Postpartales Schwitzen und nächtliches Schwitzen

Schwitzen im Wochenbett kann mehrere Ursachen haben, abhängig von dem Zeitpunkt, der Intensität und Auslöser. Schwitzen im Wochenbett ist immer ein Zeichen von Mangel oder Schwäche.

*San Ji* bezeichnet im Chinesischen einen akuten Zustand im Wochenbett, dazu gehört auch das Schwitzen. Schwitzen stellt stets ein auffälliges und beachtenswertes Symptom dar, das eine tiefere Störung im Körper anzeigt, daher ist die Ursache für das Schwitzen so schnell wie möglich zu beheben, weil es sonst zu einem Yin-Mangel-Zustand kommt. Oft ist Schwitzen im Wochenbett auch mit einem Blut-Mangel verbunden. Nach der Geburt ist die Frau geschwächt und weist einen relativen Qi-Mangel auf. Das Qi reguliert auch in der Oberfläche der Haut die Poren und das Wei-Qi, das Abwehr-Qi.

**Schwitzen am Tag:** Qi-Mangel der Wöchnerin,

**Schwitzen in der Nacht:** beachtenswertes und besorgniserregendes Zeichen eines ausgeprägten tiefen Nieren-Yin-Mangels.

**Akupunkturpunkte bei postpartalem Schwitzen und nächtlichem Schwitzen:** Lu7, Di4, Ma36, MP4, MP6, He6, He7, Bl13, Bl20, Bl23, Ni3, Ni6, Ni7, Pe6, Le3, Le8, Ren Mai4, Ren Mai8, Ren Mai12, Lu7/Ni6 (Ren Mai/Niere),

**Hauptpunkte:** Schwitzen am Tag: Ma36, MP6, Bl20, Bl23, Ren Mai6,

**Schwitzen in der Nacht:** MP6, He6, Bl23, Bl62, Ni3, Ni6 (Lu7/Ni6 Ren Mai).

Traditionelle Muster bei postpartalem Schwitzen und nächtlichem Schwitzen

| Muster | Symptome | Punkte → Phytotherapie |
|---|---|---|
| Nieren-Yin-Mangel | – Leitsymptom: Nachtschweiß! Schlafstörungen, innere Unruhe, Kraftlosigkeit, rote Wangen, Trockenheit, trockener Hals, Schwindel, „Hitze der fünf Flächen", Tinnitus, Depression<br>– Zunge: rot, trocken, kein Belag<br>– Puls: schwach, oberflächlich | Lu7, Lu9, Di4, Ma36, MP6, He6, Bl13, Bl23, Bl62, Ni3, Ni6, Ren Mai4, Ren Mai12, Ren Mai17 Lu7/Ni6 (Ren Mai), kein Moxa! → Zuo Gui Wan, Zhi Han San, Er Xian Tang |
| Qi-Mangel | – spontanes Schwitzen am Tag, Blässe, Müdigkeit, Kraftlosigkeit, blasse Haut, blasse Lippen, kraftlose Muskulatur, Antriebslosigkeit, schnelle Erschöpfung, Kurzatmigkeit, Lustlosigkeit, ggfs. Kältegefühl<br>– Zunge: blass, ggfs. geschwollen<br>– Puls: schwach, ggfs. schlüpfrig | Lu9, Di4, Ma36, MP6, He7, Bl13, Bl20, Bl23, Ni7, Ren Mai6, Ren Mai12, Du Mai4 → Ba Zhen Tang, Bu Zhong Yi Qi Tang, Shi Quan Da Bu Tang, Huang Qi Tang |

7.7  Funktionsstörungen der Brust

Aufgrund der schnellen und wirkungsvollen Effekte ist bei Funktionsstörungen der Brust die Akupunkturtherapie die Option der 1. Wahl! Akupunktur kann dabei alleinig oder adjuvant zu sonst üblichen Maßnahmen angewandt werden.

Bei allen Funktionsstörungen der Brust, bis auf mangelnde oder zu viel Laktation, kann Akupunktur eindrucksvoll Beschwerden lindern oder beseitigen.

**Drei Indikationsbereiche stehen dabei im Vordergrund:**
- Schmerzen,
- Milchstau,
- Mastitis.

**Merke:** Akupunktur zeigt keine Wirkung und ist nicht indiziert bei mangelnder Milchbildung oder zum Abstillen.

Nach der Lehre der Traditionellen Chinesischen Medizin werden die Ursachen für die Funktionsstörungen der Brust im Wochenbett mit dem Verlust von Blut und Qi in der Schwangerschaft und besonders der Geburt (Atonie, schwere, erschöpfende lange Geburten), aber auch durch das Stillen selbst, in Verbindung gebracht.

Die Brust wird nach der TCM über einen inneren Ast des Leber-Meridians, des Magen-Meridians und des Perikard-Merdians versorgt. Dabei sind die Leber und das Perikard zuständig für den glatten Fluss von Qi und Blut im Bereich der Brust, während Magen und Milz (Mitte) zuständig sind für die Produktion der Muttermilch aus dem von der Milz gebildeten Blut und Qi, den *Xue* (Flüssigkeiten, Säfte, Blut).

Eine Stagnation, durch zahlreiche Faktoren begünstigt, hat einen Stau, eine Leber-Qi-Stagnation, zur Folge. Eine schwache „Mitte" mit Milz-Qi-Mangel und eine schwache Niere führen zu mangelnder Muttermilchbildung.

Wenn die Muttermilch, damit Qi und Blut, nicht regelgerecht durch die Leber bewegt wird, kommt es zu einer daraus resultierenden Stagnation und damit zu einem Stau und der Entwicklung von Hitze.

Eine der Hauptwirkungen der Akupunktur beinhaltet das Bewegen von Qi und die Beseitigung von Qi-Stagnationen. Daher kann die Akupunktur die Beschwerden bei der Symptomatik des Milchstaus bzw. der Mastitis (Hitze durch Stau) so beeindruckend schnell und effektiv beseitigen.

**Merke:**
- Bei Milchstau und Mastitis sollte die Akupunktur sofort zum Einsatz kommen, da es in diesen Fällen kein wirkungsvolleres Verfahren als die Akupunktur gibt!
- Bei mangelnder Milchbildung ist die Akupunktur erst nach Yin-aufbauenden Maßnahmen (ausreichend erholsamem Schlaf, aufbauender Ernährung) anzuwenden. Das Therapieziel besteht darin, die Wöchnerin aufzubauen und zu stärken (z. B. das aufbauende Schema: Ma36, MP6, Bl20, Bl23, Ren Mai6), nicht die Muttermilchbildung anzuregen! Akupunktur bei mangelnder Milchbildung sollte als Yang-tonisierendes Verfahren nicht zu früh angewandt werden, frühestens nach einer Woche. Yin-Stärkung hat absoluten Vorrang!

Bei **allen Funktionsstörungen der Brust** wird immer das **„Brustpaket"** mit den Akupunkturpunkten (beidseitig): **Ma15/Ma16, Ma18, Ren Mai17, Ex-präaxillärer Brustpunkt (Ex-PBP)**, angewandt.

Je nach Symptomatik und dem zugrundeliegenden Muster werden die Akupunkturpunkte aus den folgenden Listen als „Steuerungspunkte" der Funktion in der Therapiesitzung verwendet. Es sollte keine Akupunktur nur unter Verwendung von Nahpunkten oder nur von Fernpunkten erfolgen. Die Kombination von Nah- und Fernpunkten ist bei den Funktionsstörungen der Brust unerlässlich!

**Bei allen Funktionsstörungen der Brust:** Brustpaket mit Ma15/Ma16, Ma16, Ren Mai17, Ex-PBP.

### 7.7.1 Schmerzhafter Milcheinschuss und Milchstau

**Akupunkturpunkte bei schmerzhaftem Milcheinschuss und Milchstau:** Brustpaket + Di4, Ma36, MP6, Dü1, Pe6, Gb21, Gb41, Le3, Ren Mai17, Ex-PBP,

**Hauptpunkte:** Di4, Pe6, Gb41, Le3 (Qi bewegen!).

### Traditionelles Muster bei (Muttermilch-)Stagnation

| Muster | Symptome | Punkte → Phytotherapie |
|---|---|---|
| Leber-Qi-Stagnation | – Milchstau, Spannungsgefühl, Druck, Druckgefühl im ganzen Körper, aufgeblähtes, gestautes Abdomen, Völlegefühl, schwerer Stuhlgang, Obstipation, Spannung, Reizbarkeit, Brustspannen, Kopfschmerzen, Schwindel, Stimmungswechsel, Melancholie, Depression<br>– Zunge: normal oder Ränder gerötet<br>– Puls: gespannt, saitenförmig | Di4, MP6, Bl18, Pe6, 3E6, Gb34, Gb41, Le3, Le13, Le14<br>→ Xiao Yao San |

7.7.2 Mastitis

**Akupunkturpunkte bei Mastitis:** Brustpaket + Di4, Di11, Ma44, MP10, Dü1, Pe6, Gb21, Gb41, Le3, Ren Mai17, Du Mai14, Ex-PBP,

**Hauptpunkte:** Di4, Di11, Ma44, Pe6, Gb41, Le3 (Hitze ausleiten und Qi bewegen!).

Traditionelles Muster bei (Mastitis-)Hitze

| Muster | Symptome | Punkte → Phytotherapie |
|---|---|---|
| Hitze und Qi-Stagnation | – Milchstau, Spannungsgefühl, Rötung, Hitze, Fieber, Druckgefühl und Spannung im ganzen Körper, Obstipation, Reizbarkeit, Durst, Kopfschmerzen, Schwindel, wenig, dunkler Urin, Krankheitsgefühl<br>– Zunge: rot, trocken, gelber Belag<br>– Puls: schnell, gespannt, saitenförmig | Di4, Di11, Ma16, Ma18, Ma40, Ma44, MP6, MP9, MP10, Dü1, Bl18, Pe6, 3E6, Gb21, Gb41, Le3, Le13, Le14, Ren Mai17, Du Mai14, Ex-PBP<br>→ Shi Quan Da Bu Tang (toxische Hitze bei Qi- und Blut-Mangel), Gua Lou San (Stau, Schleim, Hitze), Xiao Du Yin (Toxine), Xian Fang Huo Ming Yin (bei Abzess), Xiao Yao San (Qi-Stagnation) |

7.7.3 Mangelnde Muttermilchbildung

**Merke:** Mangelnde Milchbildung ist keine primäre Akupunkturindikation! Aufbau von Yin, Qi und die allgemeine Stärkung der Wöchnerin und Stillenden stehen im Vordergrund.

Muttermilch ist ein Substrat aus Qi und Blut, produziert von der Mitte (Milz) und der Niere. Einem Muttermilchmangel liegen damit immer ein Qi- und Blut-Mangel sowie eine Schwäche der Niere zugrunde!

Ausreichender und erholsamer Schlaf sowie aufbauende, kräftigende Nahrung sind unabdingbar. Kraftsuppen mit Angelica sinensis und Ginseng sowie chinesische Arzneimittel sind Voraussetzung für die Anwendung der Akupunktur.

**Akupunkturpunkte zur Tonisierung der Wöchnerin:** Ma36, MP6, Dü1, Bl20, Bl23, Ni3, Ni6, Le8, Ren Mai4, Ren Mai6, Ren Mai12, Lu7/Ni6 (Ren Mai), MP4/Pe6 (Chong Mai),

**Hauptpunkte:** Ma36, MP6, Bl20, Bl23, Ni3, Ren Mai4, Ren Mai6 , Ren Mai12 (Qi und Blut, Niere stärken).

| Muster | Symptome | Punkte → Phytotherapie |
|---|---|---|
| Nieren-Yin-Mangel | – Leitsymptom: Nachtschweiß! Schlafstörungen, innere Unruhe, Kraftlosigkeit, rote Wangen, Trockenheit, trockener Hals, Schwindel, „Hitze der fünf Flächen", Müdigkeit, Mattigkeit, Erschöpfung, Tinnitus, Depression<br>– Zunge: rot, trocken, kein Belag<br>– Puls: schwach, oberflächlich | Ma36, MP6, Bl23, Ni3, Ni6, Ni10, Ren Mai4, Ren Mai7 Lu7/Ni6 (Ren Mai) (kein Moxa!)<br>→ Zuo Gui Wan, Liu Wei Di Huang Wan |
| Qi-Mangel | – spontanes Schwitzen am Tag, Blässe, Müdigkeit, Kraftlosigkeit, blasse Haut, blasse Lippen, kraftlose Muskulatur, Antriebslosigkeit, schnelle Erschöpfung, Kurzatmigkeit, Lustlosigkeit, ggf. Kältegefühl, Appetitmangel, weicher Stuhl,<br>– Zunge: blass, ggfs. geschwollen<br>– Puls: schwach, ggfs. schlüpfrig | Ma36, MP3, MP6, Bl20, Bl21, Bl23, Ni7, Ren Mai6, Ren Mai12<br>→ Ba Zhen Tang, Bu Zhong Yi Qi Tang, Shi Quan Da Bu Tang, Si Jun Zi Tang, Liu Jun Zi Tang (Qi-Mangel mit Feuchtigkeit) |
| Blut-Mangel | – Schwäche der Extremitäten, kraftlos, Gelenkschmerzen, Taubheit, Schwindel, Schlafstörung, Sehstörungen, Mattigkeit, Müdigkeit, Trockenheit, trockene Haut, Haare, Nägel, Obstipation, Appetitlosigkeit, Bässe, blasse Haut und Lippen<br>– Zunge: blass, klein, trocken, kein Belag<br>– Puls: schwach, rau | Ma36, MP3, MP6, Bl20, Bl23, Le8, Ren Mai4, Ren Mai12 Lu7/Ni6 (Ren Mai)<br>→ Si Wu Tang, Gui Pi Tang |

### 7.7.4 Abstillen und Galaktorrhö

Da die Akupunktur von ihrem Wirkprinzip eher anregende und regulative Wirkmuster aufzeigt, ist bei der Indikation Galaktorrhö kein wirksamer Akupunktureffekt zu verzeichnen. Die Reduzierung der Muttermilchmenge ist durch Akupunktur **nicht** möglich!

Die Akupunkturtherapie kann daher zum Abstillen und bei Galaktorrhö nicht empfohlen werden. Es sind andere konservative Methoden (wenig trinken, weniger häufiger anlegen, kühlen, Brust hochbinden) zu bevorzugen.

## 7.8 Narbenentstörung mittels Akupunktur

„Jede Narbe kann ein Störfeld sein, aber nicht jede Narbe ist ein Störfeld!"

Narben können Störfelder darstellen und Symptome und Beschwerden unterschiedlicher Art auslösen oder verstärken. Das Thema wird jedoch von naturheilkundlich und neuraltherapeutisch orientierten Therapeuten überbewertet. Nicht jede Narbe ist ein Störfeld, nicht jede Narbe muss „entstört" werden! Der Erfahrung nach sind bei 5–10 % aller Narben Symptome im Sinne eines Störfeldes zu beobachten.

### 7.8.1 Narbenbehandlung mittels manueller Lösung

Patientinnen, die bekanntermaßen zu Verwachsungen und Verklebungen neigen, sollten angewiesen werden, sobald eine Wunde vollständig verheilt ist, die Narbe eigenständig zu bearbeiten, damit es nicht zu einer „Verklebung" der verschiedenen Schichten kommt. Die Verklebungen von Narben können sonst zu „funktionellen" Beschwerden wie Dysmenorrhö, chron. Unterbauchschmerzen bis hin zu Fertilitätsproblemen führen.

Die Narbe sollte mehrmals täglich in allen Richtungen zunächst oberflächlich und später tiefer in das Gewebe „bearbeitet" werden, durch: Massage, Ausstreichen, Verschiebungen.

Zusätzlich zu empfehlen ist die Anwendung von:
- Massage und Einmassieren von Panthenolsalbe,
- Einreibung mit Ringelblumensalbe,
- Einreibung mit Johanniskrautöl (Cave: allergische Reaktion möglich, kein anschließendes Sonnenbad!),
- Einreibung mit A.P.M.-Salbe (Akupunktur-Massage nach *Penzel*).

### 7.8.2 Narbenbehandlung mittels Moxibustion

Zur Regeneration von Narbengebieten ist die Anwendung der Moxatherapie empfehlenswert. Entzündliche Prozesse (Hitze) sind davon ausgenommen. Bei der täglichen Anwendung wird mit der Moxazigarre sanft in einer Pendelbewegung in angenehmem Abstand (Hitzewirkung muss angenehm sein) über den Narbenbereich auf- und abwärtsgefahren, ohne dabei die Haut zu berühren.

In der Durchführung wird jeweils am Ende der Narbe mit einem 1-cm-Abstand zur Narbe eine Akupunkturnadel gestochen und diese gefühlvoll manipuliert, bis eine Sensation von der Patientin bemerkt wird. Diese Behandlung sollte alle ein bis zwei Tage über einen Zeitraum von zwei bis drei Wochen durchgeführt werden.

Querverlaufende Narben (z. B. Sectio-Narbe) können nach der TCM eine Störungsmöglichkeit für den Meridianverlauf (bei der Sectio z. B. Ren Mai, Niere, Magen) darstellen. Auch hier gilt, nicht jede Narbe ist ein Störfeld. Wenn aber die Patientin über Symptome und Beschwerden klagt, sollte versucht werden, den „Kurzschluss des Meridians" zu beheben. Dazu werden ober- und unterhalb der Narbe Akupunkturnadeln in ca. 1 cm Abstand aufeinander zugestochen, ohne jedoch in die Narbe zu stechen. Es erfolgt eine gefühlvolle Manipulation der Nadeln während der Liegedauer von 15 Minuten.

Bei intensiven Beschwerden können die Nadeln auch mittels **Elektroakupunktur** stimuliert werden. Dazu werden jeweils die beiden Nadeln ober- und unterhalb der Narbe, die im gleichen Meridianverlauf liegen, paarweise verbunden und mit niedriger Frequenz (20 Hz) für 15–20 Minuten stimuliert. Bei chronischen Beschwerden sollte die Behandlung einmal pro Woche über vier bis acht Wochen durchgeführt werden.

Längsverlaufende Narben können insbesondere den Ren-Mai-Meridian betreffen und aus der Beobachtung zu Dysmenorrhö, chron. Unterbauchschmerzen und Blutungsstörungen führen, da der Ren Mai nach der TCM an der Regulierung des Zyklus und der Menstruation beteiligt ist.

Bei Verwendung von Ren-Mai-Punkten ist eine „Umstechung" notwendig, weil nie in die Narbe selbst gestochen wird, sondern bis an den Narbenrand. Auf Höhe des betroffenen Punktes werden rechts und links der Narbe an den Narbenrand die Nadeln gestochen (Einstich im 45 -Winkel zur Haut) und manipuliert, bis ein Sensationsgefühl vernommen werden kann. Auch bei dieser Indikation ist bei ausgeprägten oder lange andauernden Beschwerden an den Elektroakupunktureinsatz zu denken.

7.8.6 Softlasertherapie

Bei allen Wunden, Wundheilungsstörungen, zur Wundheilungsförderung, bei Rhagaden der Brustwarze, Hautreizungen und zur Prohylaxe gegen die Entstehung von Störfeldern hat sich der Low-Level-Laser-Einsatz (Softlaser) als sehr wirkungsvoll erwiesen.

> **Merke:** In der Behandlung von Narben, insbesondere von frischen Wunden und zur Wundheilung bei Wundheilungsstörungen hat sich die **Soft-Laser-Therapie** als wirkungsvolle und effektive Methode sehr bewährt. Die Behandlung mit dem Softlaser dient ferner der Vermeidung von Störfeldern.

Die heute in der Wund- und Narbenbehandlung verwendeten handelsüblichen Laser (z. B. ATech-50; www.schwa-medico.de) zur **Low-Level-Laser-Therapie (LLLT)**, die **Helium-Neon-Rotlicht-Softlaser**, haben eine **Leistung von 50 mW** und **658 nm Wellenlänge**. Diese Wellenlänge im sichtbaren Rotlichtbereich gilt als besonders wirksam in den oberen Schichten der Haut!

Laser mit höherer Wellenlänge sind aufgrund eines anderen Wirkspektrums nicht zu empfehlen, da sie zwar tiefer in das Gewebe eindringen, jedoch nicht die gewünschten Effekte auf die Haut und die Wunde in den betroffenen oberen Hautschichten erzielen.

Wie wirkt die Softlasertherapie?

Laserlicht einer definierten Wellenlänge stimuliert physiologische Prozesse auf der Zellebene (Photobiostimulation). Die Stärkung der Zellebene zeigt sich in einer Vitalisierung und Reaktivierung körpereigener Regulationsabläufe. Die Softlasertherapie hat folgende Wirkungen:
- Entzündungshemmung
- Schmerzhemmung (Analgesie, Hypalgesie)
- Geweberegeneration
- Zirkulationsverbesserung

Die Softlasertherapie aktiviert biochemische, funktionelle und neurologische Prozesse und kann somit die Akupunkturtherapie wirkungsvoll ergänzen, da die Behandlungseffekte sich gegenseitig verstärken und stabilisieren.

Aus Sicht der Chinesischen Medizin hat die Softlasertherapie einen tonisierenden Effekt auf das Qi und die Qi Bewegung und leitet Hitze (Entzündung, Wundheilungsstörung) aus.

In der Gynäkologie sind dabei besonders die Wundbehandlung, Wundheilungsstörungen, Mastitis, Rhagaden, Herpes- Erkrankungen und Schmerzen von wirkungsvoller Bedeutung.

Bei welchen gynäkologischen Beschwerden ist der Einsatz der Softlasertherapie sinnvoll?
– Weichteilverletzungen
– frische Wunden
– Wundheilungsstörungen
– Narbenbehandlung
– Störfelder
– Postoperatives Lymphoedem
– Dekubitus und Ulzera
– Herpes labialis
– Herpes vaginalis
– Herpes zoster (Zosterneuralgie)
– Mastitis
– Rhagaden
– Aphthen

**Anwendung:** Es können betroffene Punkte, Flächen und Regionen bestrahlt werden.

**Leistung:** 50 mW Punktlaser

**Bestrahlungsdauer:** Die minimale Behandlungszeit beträgt 20 Sekunden bei einem 50 mW Laser. Je nach Indikation und individuellen Erfordernissen kann die Behandlungszeit auf bis zu 120 Sekunden ausgedehnt werden.

Die Bestrahlungszeit von 20 Sekunden mit einem 50 mW Laser entspricht dann einer Dosis (J/cm2) von 0,5 J, die Bestrahlungszeit von 120 Sekunden einer Dosis von 6 J.

**Anwendungsintervall:** Die Therapie kann den individuellen Erfordernissen angepasst im akuten Fall 1–2 × täglich, bei chronischen Erkrankungen 1–2 × pro Woche durchgeführt werden.

**Allgemeine Empfehlung:** Sanfte Reize unterstützen den Heilungsprozess und oft mit Verzögerung. Zu hohe Leistungen oder zu häufige Anwendungen verbessern nicht das Ergebnis. Höhere Intensität = kürzere Behandlungszeit, aber die Zelle benötigt eine minimale Reaktionszeit, um Reize aufzunehmen und zu verarbeiten. Fördernd sind mehrfach, leichte, physiologische Reize, die zyklisch verabreicht werden. Auch in der Softlasertherapie gilt das Arndt-Schulz-Gesetz des „biologischen Grundprinzips", aufgestellt vom Psychologen R. Arndt und dem Pharmakologen H. Schulz: Starke Reize lähmen, mittlere Reize hemmen, schwache Reize fördern.

Diesem Prinzip sollte der Einsatz Softlasertherapie auch in der Geburtshilfe und Gynäkologie folgen.

7.9 Akupunktur und Taping

Das Taping-Verfahren mit hochelastischen Bändern wurde in den siebziger Jahren vom japanischen Arzt *Kenzo Kase* als kinesiologisches Tapen zur Schmerzlinderung und Vermeidung von Verletzungen im Leistungssport entwickelt, propagiert und weiterentwickelt. Im Gegensatz zum konventionellen, unelastischen Verband, dessen Wirkprinzip auf Schienung, Kompression und Augmentation beruht, sind die Materialeigenschaften des Tapematerials derart gewählt, dass die physiologische Wirkung gefördert statt gehemmt wird. Ohne ausreichende eigene Bewegung der PatientInnen bleibt jedes Tape wirkungslos!

Ein Wirksamkeitsnachweis konnte jedoch bisher wissenschaftlich nicht erbracht werden. Neben dem ursprünglich von Kenzo Kase beschriebenen Kinesio-Taping sind in den letzten Jahren viele weitere Tapemethoden mit zahlreichen Bezeichnungen wie Aku-Taping, Medi-Taping, Senso-Taping usw. propagiert worden. Beim Aku-Taping z. B. wurde das kinesiologische Anwendungsspektrum des Bewegungsapparates auf die Prinzipien der Traditionellen Chinesischen Medizin übertragen und bei der Anwendung wurden die Grundlagen, die diagnostischen und therapeutischen Möglichkeiten der TCM mit einbezogen, wodurch die Wirkungen des Tapes die Akupunkturtherapie unterstützen sollen [11].

Die propagierten Indikationen beruhen auf Erfahrungsbeobachtungen und folgende Effekte werden beobachtet: Schmerzlinderung, Regulation des Muskeltonus, Abschwellung, Durchblutungsförderung, Einflussnahme bei psychovegetativen Beschwerden, Immunmodulation.

Die Tapewirkung ist damit vergleichbar mit einer der wesentlichen Akupunkturwirkungen, der Qi-Bewegung und Regulation. Nach den TCM-Kriterien des *Ba Gang* werden die **Taping-Wirkungen** an der **Körperoberfläche** bei sogenannten **Außenerkrankungen** und damit hauptsächlich im Bereich der Haut, der Subcutis, der Muskulatur, der Gelenke und des Bewegungsapparates erzielt. In der praktischen Anwendung werden damit die Grenzen der Taping-Methoden und die Unterschiede zu der Akupunkturwirkung offensichtlich.

Im Gegensatz zu der Akupunktur, die bei Außen- und Innenmustern nachweislich wirksam ist, somit bei komplexen, chronischen Krankheitsbildern einschließlich internistischer und gynäkologischer Störungen und Erkrankungen (Innenmuster) ihre Wirkungen zeigt, sind die Therapiewirkungen der Taping-Verfahren auf TCM-Außenbeschwerden und Erkrankungen beschränkt und somit bei Innenmustern nicht indiziert bzw. nur in einer Kombinationsbehandlung mit Akupunktur und ergänzender Tape-Behandlung!

Nach der Lehre der TCM sind in der Gynäkologie und Geburtshilfe die Grundlagen von Funktionen in der ausreichenden Menge an Blut (Xue) und Qi zu sehen. Die Produktion dieser „gynäkologischen Substanzen", des Yin, werden den Elementen Erde und Wasser, Milz und Niere, zugeschrieben und sind damit ausschließlich den Innenmustern zuzurechnen.

In neueren Untersuchungen über die **Anwendung von Taping an Akupunktur-punkten,** die im Bereich der geburtshilflich-gynäkologisch Indikationen verwendet werden, konnten die Studienergebnisse **keinen Wirksamkeitsnachweis für die Anwendung von Tapes an Akupunkturpunkten** erbringen. Die in der Vergleichsgruppe angewandte Akupunktur hingegen war signifikat wirksam [12].

> **Merke:** Das Tape-Verfahren darf in seiner Bedeutung für den Einsatz in der Gynäkologie und Geburtshilfe nicht überschätzt werden!
> Tape-Verfahren können aufgrund ihres Wirkprinzips die Akupunktur und deren Wirkungen bei Innenstörungen im Fachbereich der Gynäkologie und Geburtshilfe in keinem Fall ersetzen!

Für zahlreiche in aktueller Literatur angegebene Anwendungsindikationen steht der Wirkungsnachweis aus [13].

Indikationen, Anwendungsbereiche und Art der Taping-Anwendungen bedürfen aufgrund dieser Ergebnisse nicht nur einer kritischen Auseinandersetzung und Diskussion, sondern vielmehr fehlen valide Untersuchungen zu der Wirksamkeit und dem sinnvollen Einsatz.

Ausschließlich für Beschwerden im Bereich der sog. Außenstörungen, damit im Bereich der Muskulatur, der Gelenke und des Bewegungsapparates, ist das Taping-Verfahren als die Akupunktur unterstützendes Verfahren empfehlenswert [11].

Zur Verordnung chinesischer Arzneirezepturen muss zuerst die Differentialdiagnose nach den acht Leitkriterien, der/den Energieform(en)/Substanzen und dem Ort (Organ, Meridian, Gewebe) gestellt und festgelegt werden.

Es gibt ca. 200–300 Therapieprinzipien, die in der Diagnose umgesetzt werden sollen. Aus der Diagnose (Muster) kann jeweils das Therapieprinzip (Zhi Ze) abgeleitet werden (z. B. bei Le-Qi-Stagnation = Leber besänftigen, Qi regulieren).

Aus den ermittelten Therapieprinzipien kann dann die grundlegende Rezeptur bestimmt werden, die ggf. durch Modifizieren an den exakt vorliegenden individuellen Befund angepasst wird.

Um komplexe Muster angemessen therapieren zu können, ist meist die Modifikation der Rezepturen erforderlich. Es werden hierzu entweder die klassischen Modifikationen der Rezeptur oder eine selbst angepasste Rezeptur verwandt. Es können in diesem Fall benötigte Arzneien hinzugefügt und/oder auch weggelassen werden, je nach den individuellen Erfordernissen des Befundes.

Die beiden wesentlichen Darreichungsformen chinesischer Arzneirezepturen sind das Dekokt und die Gabe als Granulate. Während für die Dekokt-Herstellung die Inhaltsstoffe der Rezeptur relativ aufwändig eingeweicht, gekocht, abgeseiht und nochmals aufgekocht werden müssen, ist das Granulat gebrauchsfertig und kann überall durch „Auflösen" in einer geringen Leitungswassermenge unkompliziert zubereitet werden.

Zur Herstellung der Dekokte werden die Dosierungen der Inhaltsstoffe standardmäßig in Gramm als Tagesmenge angegeben. Diese Angabe ist auf die Roh-Droge bezogen. Bei der Verwendung von Granulaten wird allgemein üblich durch den Faktor 6 geteilt.

Die allgemeinübliche Tagesdosis bei Verwendung von Granulaten entspricht 6 Gramm pro Tag, üblicherweise verteilt auf die Einnahme von 3 × 2 g oder 2 × 3 g Granulat am Tag.

Je nach individuellem Befund, Beschwerdegrad und " dauer, Konstitution, aktuellem Zustand und Verlauf der Behandlung ist die Dosis therapeutisch anzupassen.

https://doi.org/10.1515/9783110704426-008

## 8.3 Übersicht der wichtigsten Rezepturen nach Mustern

| | | |
|---|---|---|
| Blut | Blut-Mangel | Si Wu Tang |
| | Blut-Stase | (Tao Hong) Si Wu Tang, Shi Xiao San |
| | – mit Hitze | – Ge Xia Zhu Yu Tang |
| | – mit Kälte | – Sheng Hua Tang, Wen Jing Tang |
| | Blut-Hitze | Qing Re Zhi Beng Tang, Liang Di Tang |
| Niere | Yin-Mangel | Liu Wei Di Hung Wan, Zuo Gui Wan |
| | Yang-Mangel | Shen Qi Wan, You Gui Wan |
| | Yin- und Yang-Mangel | Er Xian Tang, Shen Qi Wan |
| | Essenz-Mangel | Er Xian Tang + wie Yin/Yang |
| Leber | Qi-Stagnation | Xiao Yao San, Si Ni San, Chai Hu Shu Gan San, Yue Ju Wan |
| | – mit Blut-Mangel | – Ban Xia Hou Po Tang |
| | – mit Hitze | – Xiao Yao San |
| | Yin-Mangel | (Dan Zhi) Xiao Yao San, Yue Ju Wan |
| | aufsteigendes Yang | Yi Guan Jian |
| | Feuer | Tian Ma Gou Teng Yin, Long Dan Xie Gan Tang |
| Herz | Qi-Mangel | Gui Pi Tang |
| | Blut-Mangel | Gui Pi Tang, Bai Zi Ren Wan |
| | Feuer | Huang Lian Jie Du Tang, Xie Xin Tang |
| Milz | Qi-Mangel | Si Jun Zi Tang, Bu Zhong Yi Qi Tang |
| | – mit Blutungen | – Gui Pi Tang, Gu Ben Zhi Beng Tang |
| | – mit Feuchtigkeit | – Liu Jun Zi Tang, Wan Dai Tang |
| | Yang-Mangel | Liu Zhong Wan |
| | absinkendes Qi | Bu Zhong Yi Qi Tang |
| Magen | rebellierendes Qi | (Xiang Sha) Liu Jun Zi Tang, Ju Pi Zhu Ru Tang, Xiao Ban Xia Tang |
| Feuchtigkeit | mit Milz-Yang-Mangel | Bai Zhu San, Wu Ling San, Wan Dai Tang |
| | mit Nieren-Yang-Mangel | Zhen Wu Tang |
| | Nässe-Hitze | Er (San, Si) Miao San, Zhu Ling Tang |
| Schleim | | Cang Fu Dao Tan Wan, Er Chen Tang, Liu Jun Zi Tang, Xiao Ban Xia Tang |

8.4 Hitze kühlende Rezepturen

| Name | Wirkung |
| --- | --- |
| **Long Dan Xie Gan Tang** (Dekokt zum Entlasten der Leber) | leitet Fülle-Hitze aus Le/Gb aus, beseitigt Nässe-Hitze aus UE und Ren Mai und Chong Mai |
| **Qing Re Gu Jing Tang** (hitzeklärendes und die Menstruation festigendes Dekokt) | reguliert die Menstruation und beseitigt Hitze |
| **Mastitis-Rezeptur** | Pu Gong Ying/Jin Yin Hua/ Lian Qiao/Gua Lou/Zhe Bei Mu/ Zao Jiao Ci/Chuan Shan Jia/Chi Shao/Ma Yao/Ru Xiang |

8.5 Das Innere wärmende Rezepturen

| Name | Wirkung |
| --- | --- |
| **Li Zhong Wan** (die Mitte regulierende Pille) | wärmt die Mitte, vertreibt Kälte, stärkt Milz, Magen und Qi |
| **Dang Gui Si Ni Tang** (Angelica-Dekokt für kalte Extremitäten) | wärmt, beseitigt Kälte, nährt Blut, bei Kälte in den Meridianen und stärkt Puls |

8.6 Leber und Milz harmonisierende und Qi regulierende Rezepturen

| Name | Wirkung |
| --- | --- |
| **Xiao Yao San** (Dekokt bei Leber-Qi-Stagnation und Blut-Mangel) | bei Leber-Qi-Stagnation und Blut-Mangel |
| **Si Ni San** (Pulver der vier Kontravektionen der kalten Extremitäten) | verteilt Leber-Qi und löst Stagnation, reguliert die Milz und das Qi, bei Le-Qi-Stagnation mit Disharmonie von Leber und Milz |
| **Chai Hu Shu Gan San** (Bupleurum-Dekokt, das die Leber verteilt) | bei besonders starken Le-Qi-Stagnationen und starken Schmerzen (Dysmenorrhö, PMS, verspätete Regel, Distension der Mammae) |
| **Ban Xia Hou Po Tang** (Dekokt mit Rhiz. Pinelliae und Cortex Magnoliae) | bewegt Qi, zerstreut Klumpen, senkt rebellierendes Qi nach unten, transformiert Schleim |
| **Yue Ju Wan** (Pille der Flucht aus der Einschnürung) | bewegt Qi, löst Stagnationen von Nässe, Blut, Hitze und Nahrung auf, bei neurotischen, gastrointestinalen und Zyklusstörungen |
| **Jin Ling Zi San**, Chun Lian Zi San (Fructus-Toosendan-Pulver) | verteilt Leber-Qi, beseitigt Hitze, lindert Schmerz |
| **Xiao ban Xia Tang** (kleines Dekokt mit Rhz. Pinelliae) | harmonisiert Magen, beendet Erbrechen, transformiert Schleim, bei rebellierendem Magen-Qi |
| **Ju Pi Zhu Ru Tang** (Dekokt mit Pericarpium Aurantii und Caulis Bambusae) | senkt Qi ab, bei Magen-Hitze und rebellierendem Magen-Qi |

## 8.7 Tonisierende Rezepturen

### 8.7.1 Qi tonisierende Rezepturen

| Name | Wirkung |
|---|---|
| **Si Jun Zi Tang** (4-Edlen-Dekokt) | tonisiert Qi und stärkt die Milz |
| **Liu Jun Zi Tang** (6-Edlen-Dekokt) | bei absinkendem Milz-Qi und Schleimbildung |
| **Xiang Sha Liu Jun Zi Tang** (6-Edlen-Dekokt mit Mu Xiang/R. Inulae racemosa/Fr. Amomi) | stärkt die Milz, harmonisiert den Magen, reguliert das Qi und lindert Schmerzen, bei absinkendem Qi von Milz und Magen mit Stagnation durch Nässe-Kälte |
| **Ba Zhen Tang** (8-Schätze-Dekokt) | tonisiert Qi und Blut, wichtig in der Gynäkologie und Geburtshilfe |
| **Ba Zhen Yi Mu Wan** (10-Bestandteile-Dekokt zur großen Tonisierung) | bei ausgeprägtem Qi- und Blut-Mangel, stärker Qi als Blut, bei Kälte |
| **Bu Zhong Yi Qi Tang** (Dekokt, das die Mitte stärkt und Qi vermehrt) | tonisiert Qi, hebt Yang-Qi, bei absinkendem Qi |

### 8.7.2 Blut tonisierende Rezepturen

| Name | Wirkung |
|---|---|
| **Si Wu Tang** (4-Zutaten-Dekokt) | nährt Blut, reguliert Blut und Leber, bei Blut-Mangel und Blut-Stase, Zyklusstörungen (mit Xiao Yao San) |
| **Tao Hong Si Wu Tang** (modif. Dekokt von Si Wu Tang) | bei starker Blut-Stase |
| **Sheng Yu Tang** (Dekokt, das wie ein Weiser heilt) | bei Blut-Stase und absinkendem Qi |
| **Jiao Ai Tang** (Dekokt mit Gelatina nigra und Artemisia argyi) | bei Stase und uterinen Blutungen, Hypermenorrhö, Leere-Kälte im Uterus |
| **Qin Lian Si Wu Tang** (modif. Dekokt von Si Wu Tang) | bei Blut-Stase und Hitze des Blutes |
| **Dang Gui Shen Jiang Yang Rou Tang** (Hammelfleischsuppe mit Angelica sinensis und Ingwer) | tonisiert Nieren-Yang und nährt Blut im Ren und Chong Mai, bei Qi- und Blut-Mangel, lindert Schmerzen |

8.7.3 Qi und Blut tonisierende Rezepturen

| Name | Wirkung |
| --- | --- |
| **Dang Gui Bu Xue Tang** (Angelica sinensis Dekokt zur Tonisierung des Blutes) | tonisiert Qi und erzeugt Blut, bei Blutungen aufgrund Qi- und Blut-Mangel |
| **Gui Pi Tang** (Dekokt, das die Milz wiederherstellt) | stärkt Qi, nährt das Blut, stärkt Milz und Herz, bei uterinen Blutungen, verkürztem Zyklus, Schlaf- und Gedächtnisstörungen, Störungen des Shen |
| **Ba Zhen Tang** (8-Schätze-Dekokt) | tonisiert Qi und Blut |

8.7.4 Yin tonisierende Rezepturen

| Name | Wirkung |
| --- | --- |
| **Liu Wei Di Huang Wan** (sechs Bestandteile Rehmannia Pille, Rehmannia Six) | tonisiert das Yin, tonisiert die Niere bei Nieren-Yin und Jing-Mangel, bei Infertilität, Uterusblutungen, unregelmäßiger Blutung, Zwischenblutungen, Menopause |
| **Zhi Bai Di Huang Wan** (modif. Dekokt Liu Wei Di Huang Wan) | bei Leere-Hitze, Nachtschweiß, Trockenheit, auch bei Feuchte-Hitze durch Yin-Mangel |
| **Qi Ju Di Haung Wan** (modif. Dekokt Liu Wei Di Huang Wan) | bei Sehstörungen, trockenen Augen, Tränenfluss, Leber-Yin-Mangel |
| **Ba Wei Di Huang Wan** (modif. Dekokt Liu Wei Di Huang Wan) | übermäßiges Schwitzen insbesondere post partum |
| **Gui Shao Di Huang Wan** (modif. Dekokt Liu Wei Di Huang Wan) | Mangel an Leber-Blut mit Hypomenorrhö |
| **Zuo Gui Wan** (Pille, die die Niere wiederherstellt) | Niere und Leber tonisierend, Jing und Blut nährend, stärkt Ren, Chong und Du Mai, bei stärkerem, allgemeinem Mangel |
| **Yi Guan Jian** (Verbindungsdekokt) | nährt Nieren- und Leber-Yin |
| **Liang Di Tang** (Dekokt der zwei Di) | nährt Blut, kühlt, stillt Blutungen |
| **Er Zhi Wan** (Dekokt der zwei Sonnenwenden) | Yin nährend, Leere-Hitze kühlend |

8.7.5 Yang tonisierende Rezepturen

| Name | Wirkung |
| --- | --- |
| (Jin Gui) Shen Qi Wan (Nieren-Qi-Pille) | wärmt und tonisiert das Nieren-Yang |
| **You Gui Wan** (modif. von Shen Qi Wan) | wärmt und tonisiert Nieren-Yang, zusätzlich Blut und Jing nährend |

## 8.7.6 Yin und Yang tonisierende Rezepturen

| Name | Wirkung |
| --- | --- |
| **Er Xian Tang** (Zwei unsterbliche Dekokt) | bei Leere von Nieren-Yin und -Yang, aufsteigender Leere-Hitze, Leere- und Dysregulation von Ren Mai und Chong Mai, bei Leber-Blut-Mangel, bei Amenorrhö, Menopause, Hyperthyreose, Hypertonie und chron. Harnwegsinfekten |

## 8.8 Geist (Shen) befreiende Rezepturen

| Name | Wirkung |
| --- | --- |
| **Suan Zao Ren Tang** (Dekokt mit S. Zizyphi) | nährt das Blut, beruhigt den Geist, beseitigt Hitze und Unruhe, bei Leber-Blut-Mangel mit Leere-Hitze, Schlafstörungen, Nachtschweiß, Tachykardie |

## 8.9 Stabilisierende und bindende Rezepturen

| Name | Wirkung |
| --- | --- |
| **Gu Chong Tang** (Dekokt, das das Sich-Ergießende stabilisiert) | bei Milz-Qi-Mangel und übermäßigen vaginalen Blutungen (mit Gui Pi Tang/Gu Ben Zhi Beng Tang) |

## 8.10 Blut regulierende Rezepturen

| Name | Wirkung |
| --- | --- |
| **Si Wu Tang** (4-Zutaten-Dekokt) | nährt Blut, reguliert Blut und Leber, bei Blut-Mangel und Blut-Stase, Zyklusstörungen (mit Xiao Yao San) |
| **Xue Fu Zhu Yu Tang** (Dekokt, das Stasen aus dem Haus des Blutes treibt) | die Rezeptur enthält (Tao Hong) Si Wu Tang und Si Ni San, belebt Blut, eliminiert Blut-Stase, zerstreut Le-Qi-Stagnation, stillt Schmerzen, bei Blut-Stase |
| **Ge Xia Zhu Yu Tang** (modif. Dekokt Zhu Yu Tang) | besonders bei Stasen und Schmerzen unterhalb des Zwerchfells und palpablen abdominalen Massen, bei Dys- und Hypermenorrhö, bei Blut-Stase mit Hitze |
| **Shao Fu Zhu Yu Tang** (Dekokt, das Blut-Stasen im unteren Abdomen eliminiert) | belebt Blut, zerstreut Blut-Stase, wärmt die Menstruation, vertreibt Kälte, stillt Schmerz, bei Stasen des Blutes aufgrund Fülle-Kälte, bei Dysmenorrhö, Amenorrhö, habituellen Aborten, Infertilität |
| **Shi Xiao San** (Plötzliches-Lächeln-Pulver) | belebt Blut, beseitigt Blut-Stase, beseitigt Schmerzen |

| Name | Wirkung |
|---|---|
| **Sheng Hua Tang** (Dekokt zur Hervorbringung und Transformation) | belebt Blut, beseitigt Stasen, wärmt die Menstruation, stillt Schmerz, bei Blut-Mangel und postpartal eingedrungener Kälte |
| **Wen Jing Tang** (die Menstruation wärmendes Dekokt) | wärmt, vertreibt Kälte, nährt und bewegt das Blut, löst Stasen von Blut und Schleim auf, bei Leere und Kälte im Chong und Ren Mai mit Blut-Stase, Uterusblutungen, unregelmäßiger Zyklus, Dysmenorrhö, Hypomenorrhö, Infertilität |
| **Ai Fu Nuan Gong Wan** (Artemisia und Cyperi-Pille zur Wärmung des Schoßes) | wärmt und beruhigt den Uterus, tonisiert und bewegt das Blut, tonisiert die Niere und beruhigt den Fötus |
| **Qing Re Zhi Beng Tang** (Dekokt, das Hitze beseitigt und Blutungen stoppt) | kühlt Hitze, bei Leber-Blut-Hitze, stoppt Blutungen |
| **Gui Zhi Fu Ling Wan** (Pille mit Ram. Cassiae und Poria) | löst Stasen auf und befreit den Meridian, kühlt Blut, abdominelle Resistenzen, Myome, Ovarialzysten |
| **Gu Ben Zhi Beng Tang** (Dekokt, das die Wurzel stabilisiert und Blutungen stoppt) | tonisiert Blut, stärkt Qi und stoppt Blutungen, bei Blutungen durch Milz-Schwäche, wenn die Milz das Blut nicht halten kann, bei starken, ständigen und schwachen Blutungen |

## 8.11 Inneren Wind beendende Rezepturen

| Name | Wirkung |
|---|---|
| **Tian Ma Gou Teng Yin** (Dekokt mit Rhiz. Gastrodiae und Ram. Uncariae) | beseitigt Leber-Wind, senkt ab, kühlt |

## 8.12 Nässe/Feuchtigkeit ausleitende Rezepturen

| Name | Wirkung |
|---|---|
| **Er Miao San** (Zwei-Wunder-Pulver) | beseitigt Hitze und trocknet Nässe, bei urogenitalen Infekten, Fluor vaginalis, Schmerzen |
| **San Miao San** (Drei-Wunder-Pulver) | Er Miao San, zusätzlich Blut bewegend im UE |
| **Si Miao San** (Vier-Wunder-Pulver) | wie Er Miao San, zusätzlich stärker Nässe beseitigend, Schmerzen und Schwellungen beseitigend, Fluor vaginalis |
| **Wu Ling San** (Pulver der 5 mit Poria) | fördert die Miktion, beseitigt Nässe, stärkt die Milz, wärmt das Milz-Yang, bewegt, fördert die transformierenden Funktionen des Milz-Qi |
| **Zhu Ling Tang** (Polyporus-Dekokt) | fördert die Miktion, beseitigt Hitze im UE, nährt Yin, bei Yin-Mangel und Hitze im UE |
| **Wan Dai Tang** (Dekokt, das Ausfluss beendet) | stärkt die Milz, transformiert Nässe, stoppt vaginalen Ausfluss, befreit die Milz vom Angriff der Leber, bei Milz-Schwäche mit Nässe, aber ohne Hitze im UE |

## 8.13 Schleimauflösende Rezepturen

| Name | Wirkung |
| --- | --- |
| **Er Chen Tang** (Dekokt der beiden Abgestandenen) | Feuchtigkeit trocknend, Schleim umwandelnd, Mitte und Qi regulierend |
| **Cang Fu Dao Tan Wan** (Pille zum Ausleiten von Schleim) | löst Nässe und Schleim auf, leitet aus, löst Schleim-Nässe-Blockaden |

## 8.14 Äußere Anwendungen

### 8.14.1 Äußere Vaginalwaschung (z. B. bei Puritus)

- Zi Cao 15 g, Huang Bai 12 g, Ku Shen 12 g, Ku Fan 9 g, She Chuang Zi 15 g, Di Fu Zi 15 g, Chuan Jiao 9 g,
- 15 Min. kochen, dann Dampfbad des äußeren Genitales und anschl. Sitzbad, 1- bis 2-mal täglich über zwei Wochen.

### 8.14.2 Äußere Mastitis-Waschung (z. B. bei Hitze)

- Dekokt aus: Dan Nan Xing, Ban Xia, Jiang Can, Bai Zhi, Zao Jia Ci und Saft aus Frühlingszwiebeln.

Die fernöstlichen Heilpflanzen und Drogen werden entsprechend der klassischen Musterdiagnostik und den Anwendungserfahrungen und Vorgaben verordnet und eingesetzt. Mit zunehmender Akzeptanz der Chinesischen Medizin im Westen wurde nicht nur die Akupunktur populär, sondern auch zunehmend werden Rezepturen der chinesischen Arzneimitteltherapie verordnet, insbesondere bei chronischen und substanzbedingten (Yin, Blut, Qi) Beschwerden, wie sie in der Gynäkolgie und Bereichen der Geburtshilfe vorzufinden sind.

Das große Problem war und ist immer noch, unsere bekannten westlichen Kräuter nach den Kriterien der Chinesischen Medizin zu beschreiben und zuzuordnen. Ploberger [14] ist einer der Pioniere auf diesem Gebiet und hat dies vortrefflich im Werk *Das Große Buch der Westlichen Kräuter aus Sicht der sTraditionellen Chinesischen Medizin* versucht. Es gibt für uns im Westen gute Gründe, die uns bekannten „heimischen Kräuter" in der Therapie einzusetzen. In früheren Zeiten war auch im Westen ein umfassendes Wissen über den Einsatz und die Wirkung von Kräutern bekannt, denken wir nur an das Wissen von *Hildegard von Bingen* (1098–1179 n. Chr.), die die Heilkraft der Pflanzen erkannte und erforschte.

Für hiesige Kräuter spricht, dass wir einen Bezug zu den Kräutern haben, sie uns vertrauter sind, hier wachsen und in unseren Kulturkreis gehören, leicht zu erhalten und meist kostengünstig sind. Ein großer Teil der chinesischen Rezepturen kann in westliche Kräuterrezepturen „umgeschrieben" werden. Für manche Wirkgruppen stehen zahlreiche Kräuter zur Verfügung, während uns für einige chinesische Kräuter noch der geeignete Ersatz fehlt. Die Beschäftigung mit dem Thema der westlichen Kräuter ist spannend und lohnend. Einige Rezepturbeispiele für wesentliche, häufig in der Gynäkologie und Geburtshilfe vorkommende Muster, in denen westliche Kräuterrezepturen sinnvoll sind, werden im Folgenden aufgeführt. Auch bei der Verordnung westlicher Kräuter gilt: Aus den ermittelten Therapieprinzipien kann die erforderliche Rezeptur festgelegt werden, die durch Modifizieren dem exakt vorliegenden individuellen Befund anzupassen ist. Die Modifikation der Rezepturen ist meist erforderlich. Es werden hierzu entweder klassische Modifikationen oder eine selbst angepasste Rezeptur verwandt. Es können, wie auch bei den chinesischen Arzneimitteln, die benötigten Kräuter hinzugefügt und/oder weggelassen werden, je nach den Erfordernissen des Befundes.

Die Rezepturbeispiele sind angelehnt an die Empfehlungen und Rezepturen von *Ploberger*.

https://doi.org/10.1515/9783110704426-009

## 9.1 Kräuterrezepturen für Muster des Elementes Erde (Milz/Magen)

### 9.1.1 Qi tonisieren

Wirkung: stärkt Qi und die Mitte

Traubensilberkerze 4 g, Ginseng 4 g, Mandarinenschalen 5 g, Wermut 1 g, Wacholderbeeren 3 g, Frauenmantel 3 g, Süßholz 2 g, Weiße Pfingstrose 2 g

**Element:** Erde
**Organ:** Milz
**Zunge:** blass, feucht, dünner Belag
**Puls:** schwach

### 9.1.2 Qi tonisieren und Feuchtigkeit ausleiten

Wirkung: stärkt das Qi der Mitte und leitet Feuchtigkeit aus

Bärentraube 2 g, frischer Ingwer 4 g, Mandarinenschalen 8 g, Zypresse 4 g, Rosmarin 2 g, Rosskastanie 2 g, Wermut 1 g

**Element:** Erde
**Organ:** Milz
**Zunge:** feucht, klebriger Belag
**Puls:** schwach, tief

### 9.1.3 Feuchtigkeit und feuchtigkeitsbedingte Stagnation auflösen

Wirkung: beseitigt Stagnation und leitet Feuchtigkeit aus

Bärentraube 4 g, Ackerschachtelhalm 8 g, Wermut 1 g, Engelwurz 4 g, Wacholderbeeren 4 g, Fenchelsamen 4 g, Zimtzweige 4 g

**Element:** Erde
**Organ:** Milz, Zunge
**Zunge:** blass, weißer Belag
**Puls:** schwach, oberflächlich

### 9.1.4 Rebellierendes Magen-Qi absenken

**Wirkung:** reguliert Magen und reguliert Magen-Qi

Schafgarbe 6 g, Mandarinenschalen 4 g, Pfefferminze 4 g, Kardamom 2 g, Kümmel 2 g, Süßholz 2 g
>   **Element:** Erde
>   **Organ:** Magen
>   **Zunge:** dick, ggf. gelber Belag
>   **Puls:** gespannt, saitenförmig

### 9.1.5 Qi und Blut tonisieren

**Wirkung:** stärkt Milz-Qi und Blut

Ginseng 6 g, Wermut 1 g, Wacholderfrüchte 4 g, Mandarinenschalen 6 g, Weiße Pfingstrose 6 g, Leinsamen 6 g, Brunnenkresse 6 g, Süßholz 2 g, frischer Ingwer 2 g
>   **Element:** Erde
>   **Organ:** Milz
>   **Zunge:** blass, weißer Belag
>   **Puls:** schwach, tief

## 9.2 Kräuterrezepturen für Muster des Elementes Holz (Leber)

### 9.2.1 Blut tonisieren

**Wirkung:** stärkt Leber-Blut

Weiße Pfingstrose 8 g, Brunnenkresse 6 g, Gänsefingerkraut 6 g, Brennnessel 4 g, Süßholz 4 g, Leinsamen 4 g
>   **Element:** Holz
>   **Organ:** Leber
>   **Zunge:** blass, klein, trocken
>   **Puls:** schwach, tief

### 9.2.2 Qi-Fluss regulieren

**Wirkung:** reguliert Le-Qi-Fluss, löst Stagnationen

Johanniskraut 6 g, Melisse 6 g, Pfefferminze 4 g, Korianderfrüchte 4 g, Ingwer 2 g, Mandarinenschalen 6 g, Isländisches Moos 3 g
>   **Element:** Holz/Erde
>   **Organ:** Leber/Milz

**Zunge:** feucht, gerötete Ränder
**Puls:** gespannt, saitenförmig, langsam, schlüpfrig

Arnika 10 g, Johanniskraut 10 g, Ringelblume 8 g, Hirtentäschelkraut 4 g, Rosmarin 4 g, Rosskastanie 4 g, Rote Pfingstrose 8 g, Rhabarberwurzel 4 g
**Element:** Holz
**Organ:** Leber
**Zunge:** purpurn, gestaute Zungengrundvenen
**Puls:** gespannt, saitenförmig, rau

Schafgarbe 5 g, Frauenmantel 5 g, Mandarinenschalen 4 g, Weiße Pfingstrose 4 g, Süßholz 3 g
**Element:** Holz-Erde
**Organ:** Leber-Milz
**Zunge:** purpurn, gestaute Zungengrundvenen, ggf. gelber Belag
**Puls:** gespannt, saitenförmig

Hopfen 3 g, Ackerschachtelhalm 10 g, Vogelmiere 5 g, Hohlzahn 5 g, Odermennig 3 g, Melisse 3 g
**Element:** Wasser
**Organ:** Niere (Yin)
**Zunge:** rot, trocken, kein Belag
**Puls:** schnell, schwach, tief

Wirkung: stärkt Niere und Yin (vergl. Liu Wei Di Hunag Wan)

Hohlzahn 6 g, Ackerschachtelhalm 6 g, Mariendistel 10 g, Schafgarbe 2 g, Rosmarin 2 g, Süßholz 2 g
>    **Element:** Wasser
>    **Organ:** Niere (Yin)
>    **Zunge:** rot, trocken, kein Belag
>    **Puls:** schnell, schwach, tief

### 9.3.2 Yang tonisieren

Wirkung: stärkt Niere, Yang, Blut, Essenz

Dillsamen 6 g, Wacholderfrüchte 6 g, Zimtrinde 3 g, Wermut 1 g, Rosmarin 6 g, Petersilienwurzel 3 g, Ackerschachtelhalm 6 g
>    **Element:** Wasser
>    **Organ:** Niere (Yang)
>    **Zunge:** blass, geschwollen, feucht, ggf. weißer Belag
>    **Puls:** langsam, schwach

## 9.4 Kräuterrezeptur für Muster des Elementes Feuer (Herz/Shen)

Wirkung: Shen beruhigen, stärkt Yin, Blut

Mistel 8 g, Hohlzahn 10 g, Weißdornblüten 6 g, Melissenblätter 6 g, Ginseng 4 g, Passionsblume 6 g, Hopfen 4 g, Rose 4 g, Johanniskraut 2 g
>    **Element:** Feuer
>    **Organ:** Herz (Shen)
>    **Zunge:** rot, wenig Belag
>    **Puls:** schnell, schwach

## 9.5 Kräuterrezepturen für Muster des Elementes Metall (Lunge)

### 9.5.1 Lu-Wei-Qi stärken

Wirkung: stärkt Lunge, die Oberfläche und das Wei Qi

Salbeiblätter 6 g, Melissenblätter 4 g, Johanniskraut 4 g, Hopfenzapfen 4 g
>    **Element:** Metall
>    **Organ:** Lunge
>    **Zunge:** blass
>    **Puls:** schwach, tief

## 9.5.2 Äußere Wind-Kälte

**Wirkung: stärkt Lunge, Wei-Qi, vertreibt Wind und Kälte (Erkältung)**
Ingwer 6 g, Zimtrinde 6 g, Süßholz 4 g, Rote Pfingstrosenwurzel 4 g
> **Element:** Metall
> **Organ:** Lunge
> **Zunge:** dünner weißer Belag
> **Puls:** schwach, oberflächlich, gespannt

## 9.6 Kräuterrezeptur für das Muster der toxischen Hitze (Mastitis)

### 9.6.1 Hitze und toxische Hitze ausleiten

**Wirkung: Ausleiten von toxischer-Hitze (z. B. Mastitis, Zystitis)**
Erdrauch 6 g, Brennnessel 8 g, Enzianwurzel 4 g, Stiefmütterchen 8 g, Löwenzahn-wurzel 8 g, Ackerschachtelhalm 8 g
> **Zunge:** rot, gelber Belag
> **Puls:** schnell, gespannt

## 9.7 Kräuterrezeptur für Muster der Feuchten-Hitze

### 9.7.1 Feuchte-Hitze ausleiten

**Wirkung: Ausleiten von Feuchter-Hitze (z. B. Zystitis/Urethritis/Vaginitis)**
Bärentraubenblätter 8 g, Goldrute 8 g, Löwenzahnwurzel 4 g, Schafgarbe 4 g, Acker-schachtelhalm 6 g, Salbei 4 g, Rhabarberwurzel 4 g, Spitzwegerich 2 g, Süßholz 2 g
> **Zunge:** rot, gelber Belag
> **Puls:** schnell, gespannt

38-jährige Frau in der 8. SSW, 1. Grav., 0. Para, mit morgendlicher Übelkeit und Erbrechen. Sie ist antriebslos, müde, blass und wirkt depressiv.
- Zunge: blass
- Puls: schwach (mittlere Pulstaststelle)

Muster? Therapieauftrag? Therapiekonzept?

32-jährige Frau in der 14. SSW, 3. Grav., 2. Para, mit Übelkeit und Erbrechen seit der 5. SSW. Sie beklagt Druck- und Engegefühl im Thorax.
- Zunge: groß, gedunsen, Belag: klebrig
- Puls: schlüpfrig

Muster? Therapieauftrag? Therapiekonzept?

39-jährige Frau leidet seit der Geburt des 2. Kindes vor 1 Jahr an Schlafstörungen und depressiven Verstimmungen. Ihr ist schnell alles zu viel, sie ist müde und antriebslos. Nachts wacht sie oft auf, manchmal hat sie schlechte Träume. Sie klagt über Palpitationen, Hitzegefühl, Konzentrationsstörungen, Nachtschweiß und Trockenheit. Der Zyklus ist regelmäßig, die Menstruation kurz und schwach.
- Zunge: groß, gedunsen, Belag: klebrig
- Puls: schlüpfrig

Muster? Therapieauftrag? Therapiekonzept?

35-jährige Frau leidet seit der Geburt ihres Kindes vor 1 Jahr unter leichter Harninkontinenz. Sie hatte eine komplizierte Schwangerschaft, wurde eingeleitet, hatte eine Wehenschwäche, lange Geburtsdauer und wegen eines Geburtsstillstands wurde die Geburt vaginal operativ mit einem Forceps beendet, wobei es zu einem Dammriss III. Grades kam. Sie beschreibt Rückenschmerzen, Kälte- und Schwindelgefühl und gelegentlich Palpitationen.
- Zunge: blass
- Puls: schwach

Muster? Therapieauftrag? Therapiekonzept?

https://doi.org/10.1515/9783110704426-010

Fall 5

35-jährige Frau hat seit der Geburt ihres dritten Kindes vor 2 Jahren Harnwegsprobleme. Sie hat Schmerzen und ein Wundgefühl beim Wasserlassen, ohne dass eine Infektion nachgewiesen werden konnte. Nach dem Wasserlassen verspürt sie krampfartige Schmerzen. Der Harn ist öfters trüb. Sie beschreibt spontane, vaginale Schmerzen, die auch beim Geschlechtsverkehr auftreten. Sie hat eine depressive Stimmungslage und ist oft müde und erschöpft.

– Zunge: unauffällig, normale Farbe, Belag: klebrig
– Puls: saitenförmig

Muster? Therapieauftrag? Therapiekonzept?


Fall 6

31-jährige Frau hat seit 3 Jahren Kinderwunsch. Der Zyklus ist regelmäßig. Die Menstruation schwach und kurz. Das Blut ist hell und ohne Koagel. Sie hat oft dumpfe Scheitelkopfschmerzen mit Schwindel, Rückenschmerzen, ein allgemeines Kältegefühl, kalte Füße und einen Tinnitus. Ihre Gesichtsfarbe ist blass und stumpf.

– Zunge: gedunsen, blass
– Puls: schwach und rau

Muster? Therapieauftrag? Therapiekonzept?


Fall 7

36-jährige Frau versucht seit 3 Jahren schwanger zu werden. Hatte vor 1 Jahr einen Abort in der 20. SSW. Der Zyklus ist regelmäßig, die Menstruation stark und dauert 8 Tage. Das Menstrualblut ist hell, die Menstruation ohne Schmerzen, ihr ist oft schwindelig.

– Zunge: gedunsen, blass
– Puls: leer und schnell

Muster? Therapieauftrag? Therapiekonzept?


Fall 8

Erfolglose Kinderwunschpatientin seit 10 Jahren, 38 Jahre, Zyklus überwiegend regelmäßig, Menstruation kurz, keine Regelschmerzen, Menstrualblut dunkel und Koagel, Nachtschweiß, in der Zyklusmitte scharfer, stechender Schmerz, der durch Druck sich verbessert, bei Wärmeanwendung aber verstärkt.

– Zunge: purpurfarben
– Puls: schwach, proximal nicht tastbar

Muster? Therapieauftrag? Therapiekonzept?

46-jährige Patientin, seit 2 Jahren Menopause, klagt über Hitzewallungen, Nacht-schweiß, Depressionen, innere Unruhe, Stimmungsschwankungen, Schlafstörungen, kalte Füße, häufiger Harndrang
- Zunge: rot, gelber trockener Belag im hinteren Drittel
- Puls: tief, schnell, schwach an den proximalen Pulstaststellen

Muster? Therapieauftrag? Therapiekonzept?

50-jährige Patientin. Seit 2 Jahren in der Menopause. Jetzt treten zunehmende Wech-seljahresbeschwerden auf. Reizbarkeit, Rückenschmerzen, Nachtschweiß, Hitzewal-lungen, trockene Haut, Müdigkeit, trockene Schleimhäute, depressive Verstimmun-gen, Kopfschmerzen, Obstipation, häufiger Harndrang und kalte Füße.
- Zunge: rote Zungenränder
- Puls: schwach an den proximalen Pulstaststellen

Muster? Therapieauftrag? Therapiekonzept?

25-jährige Patientin, einseitige 4 cm große seit 6 Monaten bekannte Ovarialzyste, be-kannte Endometriose und 3 cm großes extramurales Myom. Sie beschreibt Druck-gefühl im Unterbauch, manchmal auch ziehenden Schmerz, insbesondere bei der Menstruation, Dysmenorrhoe, Menstruationsblutung wechselhaft schwach-stark, dunkles Blut mit Koageln, vaginaler gelblicher Ausfluss.
- Zunge: purpurfarben, gedunsen, Belag: klebrig
- Puls: tief, schwach insbesondere an den proximalen Pulstaststellen

Muster? Therapieauftrag? Therapiekonzept?

40-jährige Patientin. Seit 6 Jahren spontan aufgetretener Herpes genitalis. Mit jeder Menstruation erneute Beschwerdesymptomatik mit schmerzhaften Bläschen an den Labien und ausstrahlenden Schmerzen in die Innenseiten des Oberschenkels. Seit der Menarche leidet sie an chronisch rezidivierenden Harnwegsinfekten, mit Brennen bei der Miktion, dunkler Harn. Die Harnwegsinfekte wurden über vielen Jahre mit wechselnden Antibiotikatherapien behandelt, ohne dass eine wesentliche Verände-rung eingetreten ist. Als zusätzliche Symptome können erhoben werden: Müdigkeit, weiche Stühle, häufiger Harndrang mit hellem Urin, allgemeines Kältegefühl, Nacht-schweiß seit 3 Jahren, Rückenschmerzen, Nykturie.

- Zunge: rot
- Puls: oberflächlich, schwach

Muster? Therapieauftrag? Therapiekonzept?

## Fall 13

44-jährige Patientin klagt über andauernde Müdigkeit, Engegefühl im Thorax, Palpitationen, Schlafstörungen, Kopfschmerzen insbesondere während der Menstruation, PMS, Hitzegefühl bei gleichzeitig kalten Füßen und Händen. Manchmal würden sie ängstliche, panikartige Gefühle befallen, die verbunden sind mit einem aufsteigenden Druckgefühl, das ihr Angst bereitet.
- Zunge: dünn
- Puls: purpurfarben-bläulich

Muster? Therapieauftrag? Therapiekonzept?

## Fall 14

20-jährige Patientin leidet unter sehr starker Dysmenorrhoe. Der Schmerz tritt während der gesamten Zeit der Menstruation auf und ist extrem intensiv. Endometriose wurde ausgeschlossen. Wärmeanwendung verbessert die Beschwerden.
- Zunge: blass, purpurfarben
- Puls: gespannt

Muster? Therapieauftrag? Therapiekonzept?

## Fall 15

35-jährige Patientin hat vor vier Jahren ihr erstes Kind geboren. Seit der Geburt klagt sie über chronisch rezidivierende vaginale Candida-Infektionen mit starkem Juckreiz und weißlichem Ausfluss. Seit der Geburt hat sie auch oft Rückenschmerzen. Der Zyklus ist seit der Geburt 38 Tage, die Menstruation beginnt schleppend.
- Zunge: leichte Rötung, Belag: leicht gelblicher, dicker Belag
- Puls: schwach

Muster? Therapieauftrag? Therapiekonzept?

## Fall 16

33-jährige Frau, die seit der Geburt des einzigen Kindes vor 10 Jahren an depressiven Verstimmungen, chronischer Müdigkeit und Antriebslosigkeit sowie Depressionen leidet. Sie beschreibt laterale prämenstruelle Kopfschmerzen, PMS, das Menstrualblut ist dunkel und klumpig.

- Zunge: gedunsen, blass
- Puls: an den proximalen Pulstaststellen schwach

Muster? Therapieauftrag? Therapiekonzept?

Fall 17

25-jährige Patientin hat seit der Menarche sehr starke Regelblutungen. Der Zyklus ist deutlich verlängert bis zu 45 Tagen, die Menstruation ist stark und schmerzhaft. Das Blut ist von dunkler Farbe und weist Koagel auf. Seit mehreren Jahren bekommt Sie vor der Menstruation Akne. Durch die Pille, die die Akne beeinflussen sollte, wurde diese noch schlechter. In der Anamnese ergeben sich Nachtschweiß, Tinnitus und Obstipation während der Menstruation. Oft hat Sie Schwindelgefühle und Rücken-schmerzen.
- Zunge: rot, Belag: klebrig
- Puls: schwach, saitenförmig

Muster? Therapieauftrag? Therapiekonzept?

Fall 28

28-jährige Patientin hat seit einem Jahr auftretende starke Regelschmerzen, die sich auf das Hypogastrium konzentrieren, in das seitliche Abdomen und den Sakral-bereich ausstrahlen, der Schmerzcharakter ist dumpf. Der Zyklus hat regelmäßig eine Dauer von 29 Tagen. Das Menstrualblut ist dunkel, mit wenigen Koageln, die Mens-truation ist schmerzhaft. Sie beklagt ausgeprägtes prämenstruelles Brustspannen und extreme Reizbarkeit vor dem Eintritt der Menstruation. In der Anamnese be-schreibt Sie ein Reizdarmsyndrom mit wechselnder Obstipation und Diarrhoe und gelegentlichen Parästhesien der Extremitäten.
- Zunge: Ränder gerötet
- Puls: saitenförmig

Muster? Therapieauftrag? Therapiekonzept?

Fall 19

44-jährige Patientin mit seit 5 Jahren bekanntem 5 cm großem Myom, das größensta-bil ist. Die Monatsblutungen wurden in den letzten zwei Jahren häufiger, kommen jetzt alle 3 Wochen, sind zunehmend stark und schmerzhaft. Die Menstruation dauert bis zu 10 Tagen, teilweise auch noch länger. Das Blut ist hell mit kleinen Koa-geln. Sie klagt über Erschöpfung, Müdigkeit, Leistungsschwäche, sieht blass aus, spricht leise und wirkt deprimiert. Ihre Augen haben keinen Ausdruck.
- Zunge: gedunsen, blass
- Puls: schwach

Muster? Therapieauftrag? Therapiekonzept?

Fall 20

40-jährige Patientin neigt seit 7 Jahren zu ständiger Ödemneigung, die während der Menstruation sehr stark wird, besonders im Knöchelbereich. Sie hat in den letzten Jahren deutlich an Gewicht zugenommen (10 kg). Ihr Zyklus ist regelmäßig, die Menstruation ist schwach und dauert 3–4 Tage an, sie gibt Rückenschmerzen, allgemeines Kältegefühl, Schwindel, Nachtscheiß, Müdigkeit und Kurzatmigkeit an.

Wegen einer Zervixdysplasie hatte Sie vor 7 Jahren eine Kryotherapie.
- Zunge: gedunsen, blass
- Puls: tief, sehr schwach

Muster? Therapieauftrag? Therapiekonzept?

## 10.2 Lösungen

Fall 1
- **Muster:** Magen-Qi-Schwäche, Umkehr von Magen-Qi
- **Therapieauftrag:** Magen und Milz tonisieren, Magen-Qi regulieren
- **Therapiekonzept:**
  - Ma36: tonisiert Magen und Milz
  - MP6: tonisiert Milz
  - Pe6: reguliert Magen-Qi abwärts
  - Ren Mai12: reguliert und tonisiert Magen und Milz

Fall 2
- **Muster:** Schleim, Schwäche der Mitte, Umkehr von Magen-Qi
- **Therapieauftrag:** Schleim beseitigen, Mitte-Milz tonisieren, Magen-Qi regulieren
- **Therapiekonzept:**
  - Ma40: beseitigt Schleim, reguliert Magen
  - Ma36: tonisiert Magen und Milz
  - Pe6: reguliert Magen-Qi abwärts
  - Ren Mai12: reguliert und tonisiert Magen und Milz

Fall 3
- **Muster:** Blut-Mangel von Leber und Herz, Leber-Yin-Mangel
- **Therapieauftrag:** Yin und Blut stärken, Herz-Blut nähren, Shen beruhigen
- **Therapiekonzept:**
  - Ren Mai4: nährt Blut und Yin
  - MP6: tonisiert Milz (Blut) und Yin
  - Ma36: nährt Blut

- Le8: nährt Leber-Blut
- Ren Mai17: beruhigt den Geist
- Chin. Arzneimittelrezeptur: Yi Guan Jian

**Fall 4**
- **Muster:** Milz-Qi- und Nieren-Qi-Mangel
- **Therapieauftrag:** Mitte und Milz tonisieren, Qi tonisieren, Qi heben
- **Therapiekonzept:**
  - Ren Mai6: tonisiert und hebt Qi
  - MP6: tonisiert Milz und Qi
  - Ma36: tonisiert Milz und Qi
  - Du Mai20: hebt Qi
  - Bl20: tonisiert Milz und Qi
  - Bl21: tonisiert Magen und Milz-Qi
  - Chin. Arzneimittelrezeptur: Bu Zhong Yi Qi Tang

**Fall 5**
- **Muster:** Leber-Qi-Stagnation
- **Therapieauftrag:** Leber regulieren, Qi bewegen, Stagnation beseitigen
- **Therapiekonzept:**
  - Le3: bewegt Leber-Qi, beseitigt Stagnationen
  - Gb34: bewegt Leber-Qi, beseitigt Stagnationen
  - Pe6: bewegt Leber-Qi, beseitigt Stagnationen, reguliert den Geist
  - MP6: bewegt Leber-Qi, stärkt Niere
  - Ren Mai3: stärkt Blase, reguliert und bewegt Qi
  - Chin. Arzneimittelrezeptur: Bi Xie Feng Qing Yin

**Fall 6**
- **Muster:** Blut-Mangel, Nieren-Yang-Mangel
- **Therapieauftrag:** Blut nähren, Nieren Yang stärken, Niere tonisieren
- **Therapiekonzept:**
  - Ni7: tonisiert Nieren-Yang. Therapie: Moxa!
  - Bl23: tonisiert die Niere und das Nieren-Yang. Therapie: Moxa!
  - Du Mai4: tonisiert Yang und das Nieren-Yang
  - Ma36: tonisiert Milz und Blut
  - MP6: tonisiert Yin und Blut
  - Ren Mai4: tonisiert Yin und Blut
  - Bl20: tonisiert die Milz
  - Ni6: tonisiert Yin und Blut
  - Chin. Arzneimittelrezeptur: Yu Lin Zhu, You Gui Wan, Gui Pi Tang

- **Muster:** Qi- und Blut-Mangel
- **Therapieauftrag:** Qi tonisieren, Blut nähren
- **Therapiekonzept:**
  - Ma36: tonisiert Milz und Blut
  - MP6: tonisiert Yin und Blut
  - Ren Mai4: tonisiert Yin und Blut
  - Bl20: tonisiert die Milz
  - Ni6: tonisiert Yin und Blut
  - Chin. Arzneimittelrezeptur: Ba Zhen Tang

- **Muster:** Blut-Stase, Nieren-Schwäche
- **Therapieauftrag:** Blut bewegen, Niere tonisieren
- **Therapiekonzept:**
  - Le3: bewegt Qi und Blut, beseitigt Stagnationen
  - MP10: belebt Blut, beseitigt Blut-Stagnationen
  - Ma36: Qi stärken und bewegen
  - Di4: bewegt Qi, beseitigt Stagnationen
  - Bl23: tonisiert die Niere
  - Ni3: tonisiert Niere und Essenz
  - Ni9: tonisiert Niere
  - Chin. Arzneimittelrezeptur: Shao Fu Zhu Yu Tang

- **Muster:** Nieren-Yin-Mangel mit Leere-Hitze, Herz nähren
- **Therapieauftrag:** Niere tonisieren, Yin stärken, Leere-Hitze beseitigen, Shen beruhigen
- **Therapiekonzept:**
  - Lu7/Ni6: Ren Mai einschalten, Nieren-Yin nähren
  - Ren Mai17: Shen regulieren
  - Ren Mai4: Yin stärken
  - Bl23: tonisiert die Niere
  - Ni6: tonisiert Niere-Yin
  - MP6: nährt das Yin
  - He6: beseitigt Nachtschweiß
  - He7: beseitigt Leere-Hitze des Herzens
  - Chin. Arzneimittelrezeptur: Zou Gui Yin, Qi Ju Di Huang Wan, Er Xian Tang

Fall 10

- **Muster:** Nieren-Yin-Mangel, Nieren-Yang-Mangel, aufsteigendes Leber-Yang
- **Therapieauftrag:** Nieren-Yin tonisieren, Nieren-Yang stärken, Leere-Yang besänftigen, Shen beruhigen
- **Therapiekonzept:**
  - Lu7/Ni6: Ren Mai einschalten, Nieren-Yin
  - Ren Mai4: Yin stärken
  - Bl23: tonisiert die Niere
  - Ni3: tonisiert Niere-Yin und Nieren-Yang
  - MP6: nährt das Yin
  - Le2: reguliert aufsteigendes Leber-Yang
  - Pe7: beruhigt Shen
  - Chin. Arzneimittelrezeptur: Er Xian Tang

Fall 11

- **Muster:** Blut-Stase, Nässe-Hitze, Nieren-Schwäche
- **Therapieauftrag:** Nieren tonisieren, Nässe-Hitze ausleiten, Leberblut bewegen
- **Therapiekonzept:**
  - Ma29: beseitigt Nässe und Stagnationen
  - Ma40: beseitigt Schleim
  - MP9: beseitigt Nässe und Feuchtigkeit
  - MP10: bewegt Blut, beseitigt Blut-Stase
  - Ren Mai3: beseitigt Nässe und Feuchtigkeit, stärkt Niere
  - Chin. Arzneimittelrezeptur: Gui Zhi Fu Ling Wan, Si Miao San

Fall 12

- **Muster:** Nässe-Hitze, Nieren-Yin-Mangel, Nieren-Yang-Mangel, Milz-Yang-Mangel
- **Therapieauftrag:** Nieren-Yin und Nieren-Yang tonisieren, Nässe-Hitze ausleiten, Milz tonisieren
- **Therapiekonzept:**
  - Lu7/Ni6: Ren Mai und Yin stärken
  - Ma36: Milz stärken
  - MP6: Milz stärken
  - Bl20: Milz stärken
  - Bl23: Niere tonisieren
  - Ni3: tonisiert Nieren-Yin und Nieren-Yang
  - MP9: beseitigt Nässe und Feuchtigkeit
  - Bl34: beseitigt Nässe-Hitze im unteren Erwärmer
  - Ren Mai3: beseitigt Nässe und Feuchtigkeit, stärkt Niere
  - Chin. Arzneimittelrezeptur: Ba Wie Di Huang Wan, Zhi Bo Di Hunag Wan, Zhi Zi Chi Tang

9568999999999999999999

**Fall 13**
- **Muster:** rebellierendes Qi im Chong Mai, Blut-Mangel, Blut-Stase
- **Therapieauftrag:** Chong Mai regulieren, Blut stärken, Blut-Stase beseitigen
- **Therapiekonzept:**
  - MP4/Pe6: Chong Mai öffnen
  - Ren Mai4: tonisiert Blut im Chong Mai, reguliert Chong Mai
  - Ni13: stärkt Niere und Chong Mai
  - Ma36: stärkt Milz und Blut
  - MP6: reguliert Leber und tonisiert Niere und Milz, Yin (Blut)
  - Le3: reguliert rebellierendes Qi des Chong Mai
  - Di4: bewegt Qi, beseitigt Stagnationen
  - MP10: beseitigt Blut-Stase
  - Chin. Arzneimittelrezeptur: An Chong Tang

**Fall 14**
- **Muster:** Kälte und Stagnation im Chong Mai, Blut-Stase
- **Therapieauftrag:** Chong Mai regulieren, Blut-Stase beseitigen
- **Therapiekonzept:**
  - MP4/Pe6: Chong Mai öffnen
  - Ren Mai4: tonisiert Blut im Chong Mai, reguliert Chong Mai
  - Ni16: stärkt Chong Mai und vertreibt Kälte aus dem Uterus, Therapie: Moxa!
  - MP6: reguliert Chong Mai
  - Le3: bewegt Blut, beseitigt Stagnationen
  - Chin. Arzneimittelrezeptur: Wen Jing Tang, Shao Fu Zhu Yu Tang

**Fall 15**
- **Muster:** Nieren-Yin Mangel, Nässe
- **Therapieauftrag:** Nieren-Yin tonisieren, Nässe im unteren Erwärmer ausleiten
- **Therapiekonzept:**
  - Lu7/Ni6: Ren Mai öffnen
  - Ren Mai12: leitet Nässe im unteren Erwärmer aus
  - Ma28: leitet Nässe im unteren Erwärmer aus
  - Ren Mai3: leitet Nässe im unteren Erwärmer aus
  - MP9: leitet Nässe und Feuchtigkeit aus
  - Bl32: leitet Nässe im Genitalbereich aus
  - Ni6: tonisiert Ni-Yin
  - Bl23: tonisiert die Niere
  - Chin. Arzneimittelrezeptur: Zou Gui Wan

Fall 16

- **Muster:** Nieren-Yang-Mangel, aufsteigendes Leber-Yang, Ren Mai-Disharmonie
- **Therapieauftrag:** Ren Mai regulieren, Nieren-Yang tonisieren, Leber-Yang besänftigen
- **Therapiekonzept:**
  - Lu7/Ni6: Ren Mai öffnen
  - Ren Mai4: tonisiert Niere und reguliert Ren Mai
  - Pe6: reguliert aufsteigendes Leber-Yang
  - Le3: reguliert das Leber-Yang, beseitigt Stagnationen
  - Ni7: tonisiert Nieren-Yang
  - Bl23: tonisiert die Niere
  - Chin. Arzneimittelrezeptur: Di Hung Wan, You Gui Wan

Fall 17

- **Muster:** Blut-Stase, Nässe-Hitze, Nieren-Yin-Mangel
- **Therapieauftrag:** Blut-Stase beseitigen, Nässe-Hitze ausleiten, Nieren-Yin tonisieren
- **Therapiekonzept:**
  - Lu7/Ni6: Ren Mai öffnen
  - Ren Mai6: bewegt Qi im unteren Erwärmer, reguliert Ren Mai
  - Ni14: belebt Blut im Uterus
  - MP6: bewegt Blut, beseitigt Nässe
  - MP9: beseitigt Nässe
  - Di4: wirkt auf das Gesicht
  - Di11: beseitigt Nässe-Hitze
  - Chin. Arzneimittelrezeptur: Qin Jiao Si Wu tang

Fall 18

- **Muster:** Leber-Qi-Stagnation, Leber-Blut-Mangel
- **Therapieauftrag:** Leber-Qi bewegen, Stagnation beseitigen, Leberblut nähren
- **Therapiekonzept:**
  - Lu7/Ni6: Ren Mai öffnen
  - Ren Mai4: reguliert Ren Mai, nährt Blut, reguliert den Uterus
  - Le3: bewegt Leber-Qi, beseitigt Stagnationen
  - Di4: bewegt Qi, beseitigt Stagnationen
  - Pe6: bewegt Qi, reguliert Leber-Qi
  - Ma29: bewegt Qi und Blut, beseitigt Stagnationen
  - MP9: tonisiert Qi und Blut
  - Di4: wirkt auf das Gesicht
  - Di11: beseitigt Nässe-Hitze
  - Chin. Arzneimittelrezeptur: Xiao Yao San

- **Muster:** Kälte, Blut-Stase, Qi-Mangel, Schleim
- **Therapieauftrag:** Blut-Stase beseitigen, Qi stärken, Kälte und Schleim ausleiten
- **Therapiekonzept:** Lu7/Ni6: Ren Mai öffnen
    - Ren Mai12: tonisiert die Milz und löst Schleim
    - Ren Mai6: bewegt Qi im unteren Abdomen
    - Ma36: tonisiert Qi und Blut
    - MP6: tonisiert Qi und belebt Blut
    - Ma40: löst Schleim
    - Chin. Arzneimittelrezeptur: Gu Zhi Fu Ling Wan, Gui Pi Tang

- **Muster:** Nieren-Yang-Mangel, Nieren-Yin-Mangel
- **Therapieauftrag:** Niere tonisieren, Feuchtigkeit ausleiten
- **Therapiekonzept:**
    - Lu7/Ni6: Ren Mai öffnen
    - Ren Mai9: fördert Ausleitung von Feuchtigkeit
    - Ren Mai12: tonisiert die Milz
    - Ma36: tonisiert Milz
    - MP6: tonisiert Milz, beseitigt Nässe
    - MP9: beseitigt Nässe
    - Bl23: tonisiert Niere
    - Ni7: tonisiert Nieren-Yang
    - Bl22: fördert Ausleitung von Feuchtigkeit
    - Chin. Arzneimittelrezeptur: Ling Gui Zhu Gan Tang

# Literatur

[1]   Maciocia G. Grundlagen der chinesischen Medizin. 2. Auflage. München: Urban und Fischer Verlag. 2008.
[2]   Römer A. Akupunktur und TCM für die gynäkologische Praxis. 2. Auflage. Stuttgart: Hippokrates Verlag. 2003.
[3]   Römer A. Verbotene Akupunkturpunkte in der Schwangerschaft – überholte Tradition oder beachtenswerter Existenznachweis? Dt Ztschr f Akupunktur. 2013; 56: 3.
[4]   Maciocia G. Die Gynäkologie in der Praxis der Chinesischen Medizin. München: Urban und Fischer Verlag. 2000.
[5]   Becker S. Akupunktur in Schwangerschaft, Geburt und Wochenbett. Schiedlberg/Austria: BCOPA Verlag. 2013.
[6]   Betts D. Akupunktur für Schwangerschaft und Geburt. München: Urban und Fischer Verlag. 2010.
[7]   Hecker H-U. Steveling A. Peuker ET. Praxis-Lehrbuch Akupunktur. Stuttgart: Hippokrates Verlag. 2010
[8]   West Z. Akupunktur in der Schwangerschaft und bei der Geburt. Kötzting/Bayer. Wald: Verlag für Ganzheitliche Medizin Dr. Erich Wühr. 2005.
[9]   Römer A. Akupunktur für Hebammen, Geburtshelfer und Gynäkologen. 5. Auflage. Stuttgart: Hippokrates Verlag: 2013.
[10]  Römer A, et al. Veränderungen der Zervixreife und Geburtsdauer nach geburtsvorbereitender Akupunkturtherapie. Das Mannheimer Schema. Geburtsh Frauenkeilk. 2000; 60: 513–518.
[11]  Hecker H-U. Liebchen K. Aku-Taping. Stuttgart: Karl. F. Haug Verlag: 2012.
[12]  Römer A. Taping versus Akupunktur zur Geburtsvorbereitung nach dem Mannheimer Schema. Zwei Verfahren – gleiche Ergebnisse? Ergebnisse einer prospektiven, randomisiertkontrollierten Studie. Dt Ztschr f Akupunktur. 2016; 59: 10–14.
[13]  Hecker H-U. Hecker J. Aku-Taping für Frauen. Sanft – ganzheitlich – auf der Basis der traditionellen chinesischen Medizin. Stuttgart: Trias-Verlag. 2016.
[14]  Ploberger F. Das Große Buch der Westlichen Kräuter aus Sicht der Traditionellen Chinesischen Medizin. 2. Auflage. Schiedlberg/Austria: BCOPA Verlag. 2013.
[15]  Römer A, Weigel M, Zieger W. Akupunkturergebnisse aus der Praxis, Kongressband 1999. Stuttgart: Hippokrates Verlag. 2002; p. 151.


## Weiterführende Literatur

[16]  Focks C. Leitfaden Chinesische Medizin. München: Urban und Fischer Verlag. 2010.
[17]  Focks C. März U. Leitfaden Akupunktur. 2. Auflage. München: Urban und Fischer Verlag. 2014.
[18]  Gerhard I. Feige A. Geburtshilfe integrativ. München: Urban und Fischer Verlag. 2005.
[19]  Gerhard I. Feige A. Gynäkologie integrativ. München: Urban und Fischer Verlag München. 2006.
[20]  Marchment R. Gynäkologie in der chinesischen Medizin. München: Urban und Fischer Verlag. 2008.
[21]  Ross J. Akupunktur-Punktkombinationen. Medizinisch Literarische Verlagsgesellschaft Uelzen, 1998.

https://doi.org/10.1515/9783110704426-011

# Stichwortverzeichnis